吴述诊法研究·抓独法

吴雄志　著

辽宁科学技术出版社
·沈阳·

图书在版编目（CIP）数据

吴述诊法研究.抓独法 / 吴雄志著 . — 沈阳： 辽宁科学
技术出版社，2022.8（2025.1重印）
ISBN 978-7-5591 -2514-9

Ⅰ.①吴… Ⅱ.①吴… Ⅲ.① 中医诊断学 Ⅳ.① R241

中国版本图书馆 CIP 数据核字（2022）第 076084 号

出版发行：辽宁科学技术出版社
        （地址：沈阳市和平区十一纬路 25 号 邮编：110003）
印 刷 者：辽宁新华印务有限公司
经 销 者：各地新华书店
幅面尺寸：145mm×210mm
印　　张：8.5
字　　数：230 千字
插　　页：6
出版时间：2022 年 8 月第 1 版
印刷时间：2025 年 1 月第 4 次印刷
责任编辑：寿亚荷
封面设计：王艺晓
封面制作：刘冰宇
责任校对：刘　庶　赵淑新

书　　号：ISBN 978-7-5591-2514-9
定　　价：60.00 元

联系电话：024-23284370，13904057705
邮购热线：024-23284502

序

　　余不敏，自幼独来独往。弱冠夜读《素问》，见黄帝问岐伯曰："何谓神？"岐伯答曰："神乎神，耳不闻，目明心开而志先，慧然独悟，口弗能言，俱视独见，适若昏，昭然独明，若风吹云，故曰神。"余不禁黯然泪下。余少小近视，日不能见，夜不能见，日夜皆不能见。所幸眼瞎心明白，时时观自在，久乃慧然独悟，创抓独一术。呜呼，凡夫眼见为实，实则浑浑噩噩，视而不见。俱视独见者，无不志先而心开，心开而目明，目明而独见，正所谓心见为真，昭然独明也。余固无明，昏昏然序如斯。

云阳子
壬寅立夏写于海天阁镜心斋

目 录

第一章　抓独概论

《吴述伤寒杂病论研究》中抓独法仅作为概念讲得较为粗略，但本书会详细介绍如何具体使用抓独法来治疗疾病。纵观《伤寒论》，抓独法比较突出，如果重视抓独法，会将中医化繁为简。抓独法主要从概论、太阳病、少阳病、阳明病、太阴病、少阴病、厥阴病、劳复等讨论《伤寒论》及《金匮要略》的每一方、每一证。

抓独概论分为五部分：平脉辨证、抓独歌诀、脉证提纲、复合抓独、万法归宗。

【抓独源流】

平脉法：邪不空见，终必有奸……料度脏腑，独见若神。

伤寒中风，有柴胡证，但见一证便是，不必悉具。

张仲景：独处藏奸。

抓独法的源流可参见平脉法。《伤寒论》以平脉法、辨脉法、伤寒例为开篇，然后辨太阳病、辨少阳病、辨阳明病。《伤寒论·平脉法》讲"邪不空见，终必有奸……料度脏腑，独见若神"。"独见若神"是张仲景提出的，最早见于《素问·八正神明论》，"帝曰：何谓神？岐伯曰：请言神，神乎神，耳不闻，目明心开而志先，慧然独悟，口弗能言，俱视独见，适若昏，昭然独明，若风吹云，故曰神"。他把"昭然若揭，众视独见，神乎神"总结成"独见若神"，所以"独见若神"来源于《黄帝内经》。此外，《伤寒论》原文："伤寒中风，有柴胡证，但见一证便是，不必悉具。""但见一证便是，不必悉具"说明《伤寒论》中有许多独证。《伤寒论》讲独证和兼证，通常用特定词来表示。比如《伤寒论》的兼证用的是"或……或……"，小柴胡汤则有七个或然证。"但见一证便是，不必悉具"讲的就是独证，后面的"或"讲的是或然证，即兼证，也是张仲景讲的独处藏奸。

【抓独法与抓主证】

主证：主证加次证。主证反映病机，次证是或然证。

独证：反映基本病机的特殊症候，这些特殊症候往往是但见一证便是，不必悉具。

张仲景：独处藏奸。

抓独法和方证学派讲的抓主证是有区别的。如果看教材，就知道每一个证的构成是主证加次证，方证学派要求抓主证，主证反映病机；次证是或然证，可以出现，也可以不出现。主证和独证是两个概念，独证是反映基本病机的特殊症候，往往"但见一证便是，不必悉具"。主证是一系列症候的组合，比如少气懒言、乏力、脉搏无力，中医认为是气虚，这个是主证，不是独证。方证学派通过抓主证来辨气虚，我们抓的是独证。举例：气虚可以形成咳嗽，《伤寒论》讲了膀胱咳，咳而遗尿。咳而遗尿是独证；少气懒言、乏力、脉搏无力等是主证，这是方证学派抓的主证，我们要抓的是咳而遗尿，只要见到咳而遗尿这一独证，通常都伴有少气懒言、乏力、脉搏无力、舌淡多津等，所以独证和主证是两个不同的概念。若按照方证学派和传统院校教材，如果一咳嗽就把小便给咳出来，或者一打喷嚏小便就出来，是无法做出任何证型诊断和中医辨证的，它仅仅是一个症状。传统中医的辨证是症候群——症状、体征的综合；但抓独证抓住一个症状就能诊断。气虚导致膀胱蓄水，一个根本原因是膀胱不稳定，膀胱括约肌的张力减退，所以腹压一增高，小便就出来。脾主肌肉，气虚的人，肌肉张力减退，当腹压升高，一咳嗽或打喷嚏，小便就出来。当然，出来的是小便，所以还夹点饮——气虚夹饮，《伤寒论》叫膀胱蓄水。所以这种可以辨别症候的症状就叫独证。《伤寒论》和《金匮要略》大部分讲的都是独证，不是主证。

再比如，"发汗后，若下之，病仍不解，烦躁者，茯苓四逆汤主之"，烦躁就可以用茯苓四逆汤吗？那小柴胡汤、温胆汤、栀子豉汤和生姜半夏汤证会不会见到烦躁呢？但张仲景说"烦躁者，茯苓四逆汤主之"，因为他抓的是独证。发汗伤人阳气，阳虚"烦躁者，茯苓四逆汤主之"。以外感病为例，阳虚的人误用麻黄汤发汗，大汗伤阳气。发汗需要卫气，卫气根于阳气，阳气不足的人，卫气就不足。水生木，木生火，心火出于瞳孔，周行全身，这就是卫气的来源。所以发汗伤阳气，如果太少两感证误用麻黄汤发汗，麻黄是兴奋剂，人就会出现阳虚型烦躁。中医传统思维讲辨证论治，阳虚对应手脚冰凉，脉搏沉迟无力，但《伤寒论》里一条"烦躁者，茯苓四逆汤主之"已提出独证。由此可见，《伤寒论》绝大部分条文都在讲独证。

平脉辨证，先辨病（如辨太阳病），然后辨证（如太阳在经伤寒、太阳在经中风、太阳在腑蓄水、太阳在腑蓄血），只有讲到这个证的时候，才是主证，包含完整症状。比如讲四逆汤会把其辨证要点全部讲完，而四逆汤的各种变化体现独证，往往只有一句话，比如"烦躁者，茯苓四逆汤主之"。

一、平脉辨证

《伤寒论》最重要的特点是平脉辨证。"勤求古训，博采众方，撰用《素问》《九卷》《八十一难》《阴阳大论》《胎胪药录》，并《平脉辨证》，为《伤寒杂病论》合十六卷，虽未能尽愈诸病，庶可以见病知源，若能寻余所集，思过半矣。"读《伤寒论》首先要读序，这里提到的平脉辨证是《伤寒论》辨证的基本特点。大家一般认为平脉辨证就是我们后世指的辨证论治，其实不然，《伤寒论》讲的平脉辨证和现在的辨证论治是两个概念。平脉辨证第一是要平脉，《伤寒论》里的脉反映病机，所以要详细探讨脉所反映的病机。

平脉：脉，病机，有诸内；

辨证：证，临床表现，形诸外；

脉证合参：病机（内）—脉—证—症（外）。

以浮脉为例："阳浮而阴弱。阳浮者，热自发；阴弱者，汗自出。"此为浮脉形成的机理。《伤寒论》基本先讲脉，讲完脉的特征，再讲脉形成的机理，然后才是症状的组合，或者说独证。《伤寒论》中的脉阐释疾病发病机理，为"有诸内"；证是临床表现，即"形诸外"。脉证合参就是平脉辨证，以脉来解释病机，用证来解释临床表现，这与辨证论治的思路不同。所以，辨太阳病，首先辨病，再讲脉证并治，并治就是治疗，脉证就是平脉辨证。

《伤寒论》的条文，要求脉证合参，用证去证实机理，用机理去证实证。举例："伤寒，阳脉涩，阴脉弦，法当腹中急痛，先与小建中汤。不瘥者，小柴胡汤主之。"小建中汤证的脉可以表现为弦脉，随后又讲证，用证去合脉，里急、腹痛、腹肌紧张。弦脉是脉管收缩、张力增加，也就是血管壁的平滑肌收缩导致弦脉。这里弦脉对应其证——腹肌紧张、里急腹痛，用小建中汤。如果小建中汤不见效，说明是少阳病脉弦，该用小柴胡汤。因此，《伤寒论》的每一个脉都对应后面的证，是用来测证的，脉证相合才说明病机正确。触诊到沉弦脉，沉脉主里，弦脉主收引——寒性收引，所以会出现脉沉弦、腹痛、腹肌紧张，若小建中汤无效，说明此沉弦脉非寒性收引所导致，而是少阳肝气郁结所致，就该用小柴胡汤。

《伤寒论》不易读懂。首先，《伤寒论》里有一套治疗体系，涵盖很多道家的法术体系，不易懂，因为大家相信无神论。其次，我们与张仲景的思维方式有异。此外，必须用文言文的方式来阅读和思考《伤寒论》，文言文有其特殊的表达方式，前置、后置均有讲究。比如英语是前置性陈述，重要信息开门见山，而汉语表达的重要信息是后置性陈述，往往在多句话里最后一句话最关键。再举例："太阳之为病，脉浮，头项强痛而恶寒"，"而恶寒"是这句话的关键，所以"有一分恶寒，就有一分表证"，如果服用麻黄汤、桂枝汤、葛根汤，患者还怕冷，说明"发汗未彻，表未解"，再持续几天就容易转阳明病了，条文里都有体现。所以要用他的语言方式来理解他的表达，否则就不易读懂。

1. 茯苓类方

发汗，若下之，病仍不解，烦躁者，茯苓四逆汤主之。

病机　　　　　　　　　　独证　　专药对证

茯苓（四两）　人参（一两）　附子（一枚，生用，去皮，破八片）　甘草（二两，炙）　干姜（一两半）

上五味，以水五升，煮取三升，去滓，温服七合，日二服。

发汗：阳气，四逆 + 人参

　　　肾（水）- 肝（木）- 心（火）- 卫气

烦躁：茯苓

　　　麻黄（兴奋作用）

茯苓四逆汤是四逆汤加人参、茯苓，治疗阳虚烦躁。发汗耗人阳气，所以用四逆汤；耗气加人参。阳气，阳和气虽然有关系，但还是两回事，"阳气者，若天与日，失其所，则折寿而不彰，故天运当与日光明"，阳指的是太阳，气指的是天，所以此处为四逆汤加人参、茯苓。此病最初该用麻黄附子甘草汤，却误用麻黄汤，伤阳气后患者烦躁。麻黄有兴奋作用，人吃了后会出现张仲景讲的恍惚，这就是误用麻黄汤后导致烦躁，茯苓四逆汤中大剂量的茯苓起镇静作用。所以烦躁是独证；发汗是病机；茯苓是独药。凡是阳虚型的烦躁就可以用茯苓四逆汤。若典型阳虚的人出现烦躁、失眠，就可以用茯苓四逆汤。但还要鉴别一种情况，虚阳上越导致上焦有火，还得降火。茯苓四逆汤见效与否取决于茯苓剂量，所以此方叫茯苓四逆汤。重用茯苓，它可以镇静、止吐（镇静就可以止吐）、安眠、治疗心悸（心悸往往伴有自主神经系统的紊乱，用了镇静药之后，这种快速性心律失常导致的心悸就可以得到缓解）。

大剂量茯苓镇静：烦躁、失眠、心悸。

寒湿：茯苓四逆汤。

痰湿：温胆汤。

湿热：黄连温胆汤。

重用茯苓。

寒湿的人用茯苓四逆汤，痰湿的人用温胆汤，茯苓用至60~90克来增强镇静助眠的作用。如果温胆汤中茯苓用6克，镇静作用太弱，用60克，显效。痰湿用温胆汤，湿热用黄连温胆汤，仍可重用茯苓。再举例：小半夏汤中用生姜止呕，若患者伴有烦躁（烦躁可以加重呕吐），需要加强镇静作用，就可以加几十克茯苓来增强镇静作用以止呕；若患者烦躁如奔豚，用桂枝、大枣养心，再加几十克茯苓进去，就是苓桂术甘汤、苓桂枣甘汤的意思了。

发汗后，其人脐下悸者，欲作奔豚，茯苓桂枝甘草大枣汤主之。

（腹主动脉搏动／血管瘤）

茯苓（半斤）　甘草（炙，二两）　大枣（擘，十五枚）　桂枝（去皮，四两）

上四味，以甘澜水一斗，先煮茯苓，减二升，内诸药，煮取三升，去滓，温服一升，日三服。作甘澜水法：取水二斗，置大盆内，以勺扬之，水上有珠子五六千颗相逐，取用之。

豚在文言文中是猪的意思，即乳猪、还未长大的猪。发汗后的原因是麻黄，具有拟肾上腺素作用，使用后血管强烈收缩，消瘦以及腹主动脉瘤的患者能感觉到跳动，神经系统兴奋性增加，进而会出现精神症状，发作欲死，烦躁，所以应用大剂量茯苓来镇静。此方不叫桂苓枣甘汤，因为茯苓桂枝甘草大枣汤里重用茯苓至250克。所以张仲景治病的特点——**标本兼治，治病求标**，而非标本兼治，治病求本。虽然标本兼治，但特点是求标。例如厚朴生姜半夏甘草人参汤证，因为腹胀，厚朴30克为君药；气虚加小剂量的人参、甘草，《伤寒论》里的方就有这样的特点。若未读《伤寒论》，阳虚型烦躁重用四逆汤，再开几克茯苓对证是无效的。阳虚型烦躁，茯苓镇静安眠的最低剂量为30克，一般可以开到60~120克，就能快速镇静。每日2服，强调晚上必须要服1次，因为夜间发挥镇静作用。阅读本草类书籍，很多专家提到大剂量茯苓可以镇静，治疗心律失常、怔忡，还能安眠、止吐，这些经验都来自《伤寒论》。茯苓的苓以前是灵魂的灵，《灵枢》的灵，它能镇静，后来才变成这个苓。药材里面带木芯的是茯神，具有安眠作用。神、灵一样，茯神比茯苓好，区别只在是否带芯。张仲景的套路简单，平脉辨证和辨证论治是有区别的。

2. 厚朴生姜半夏甘草人参汤

发汗后，腹胀满者，厚朴生姜半夏甘草人参汤主之。

【太阴脾虚，外感发汗后腹胀满。麻黄抑制胃肠蠕动。】

厚朴（炙，去皮，半斤）　生姜（切，半斤）　半夏（洗，半升）　甘草（二两）　人参（一两）

上五味，以水一斗，煮取三升，去滓，温服一升，日三服。

再列举"发汗后"的一例，此条若用西医来解释就是使用肾上腺素（麻黄有拟肾上腺素样作用），发汗后，血液都走向体表要带走体温，肠道的血液减少，同时麻黄碱还抑制肠道蠕动。中医讲的是气，发汗耗阳和气，若兼有脾虚，阳气出表后气不够，也就是太阴气虚，胃肠蠕动减退就会出现腹胀满。所以气虚的人用了麻黄汤会因其耗气而出现腹胀满。正常人服用麻黄汤是不会腹胀满的。腹胀满用厚朴生姜半夏甘草人参汤主之。甘草、人参是对证的，辨证的；厚朴、生姜、半夏是抓独证的。不抓住病机，见到腹胀满就用厚朴生姜半夏甘草人参汤是无效的。如果是阳明腑实证，应用大承气汤。

3. 厚朴三物汤

痛而闭者，厚朴三物汤主之。

【腹痛便秘，欲便不能，促进肠道蠕动。】

厚朴（八两）　大黄（四两）　枳实（五枚）

上三味，以水一斗二升，先煮二味，取五升，内大黄，煮取三升。温服一升，以利为度。

腹满不减，减不足言，当下之。

这是一个实证，关键在"痛而闭"，解释为腹痛便秘、欲便不能，运用厚朴促进肠道蠕动，大黄来通便。一大便就腹部绞痛是厚朴三物汤的证。"腹满不减，减不足言，当下之。"腹满无法缓解，若矢气后腹部舒服症状减轻，证明是虚证。厚朴生姜半夏甘草人参汤证是个虚实夹杂的情况。此处腹满是持续的，为实证。

前面举例说明了张仲景的平脉辨证的特点，他切入疾病的方法是病（机）、证（型）、症（独）有机结合。例如茯苓四逆汤证要先辨病为少阴病；接着辨证为少阴寒化证，四逆汤是寒化证主方；然后再抓独证——烦躁。所以书中列举辨太阳病脉证并治、辨少阳病脉证并治、辨阳明病脉证并治……他辨完太阳病，再辨证——太阳中风，桂枝汤证就出来了，最后有喘加厚朴、杏仁，此为独证，这是一个病、证、症结合的套路，有别于传统的辨证论治。

所以，"一部《伤寒论》，全是抓独法"，《伤寒论》直截了当，学会套路直奔疾病而去。

4. 独证及其类型

独证是具有鉴别诊断意义并能指导选方用药的特殊症状与体征。

（1）反映病机：鉴别诊断。

（2）反映主要矛盾：指导治疗。

独证是具有鉴别诊断意义并能指导选方用药的特殊症状与体征，主要包含两个方面：第一，反映病机来做鉴别诊断，见到独证，即知病性是阳虚、瘀血、气虚还是痰湿；第二，反映疾病主要矛盾，即患者当下最痛苦、最迫切需要治疗的症状。假如是烦躁、失眠，用四逆汤加上120克茯苓先解决睡觉问题，其他症状如阳痿之类以后再说。

独证类型

（1）单一的症状或体征：大、小鱼际红。

（2）症状、体征的特殊组合：咳而遗尿、咳而脉沉（右寸）、屎虽硬，大便色黑反易。

（3）病机与症状的组合：阳虚烦躁、气虚腹胀。

独证有以下几种类型：第一，单一的症状或体征，凭借一个症状或体征就能诊断，比如大、小鱼际红，有少阳证。第二，症状、体征的组合，比如咳而遗尿——膀胱咳，这是五苓散证。"咳而脉沉者，泽漆汤主之"，咳嗽伴右寸脉沉实有力（肺癌的特殊脉象），泽漆汤是治疗肺癌的，若还兼弦象，"弦则为饮"，说明还有胸水。另外，"屎虽硬，大便色黑反易"，大便又硬，颜色还黑，但排便不困难，这3个症状组合起来是代表体内有瘀血。大便硬，说明它在肠道里面停留时间久，水分过多吸收，所以颜色变黑，应该是排便困难有便秘，如果排便不困难说明有瘀血。其他情况如大便又黑又好解——消化道出血，大便稀。这3个症状组合起来构成一个独证，看见它，你就知道有瘀血用下瘀血汤，但这3个症状一定要同时具备。如果大便又硬又黑且排便困难，则是便秘；如果大便是稀的、柏油样便、排便不困难，则是消化道出血，不可用下瘀血汤，否则会加重出血。第三，病机与症状的组合，如阳虚烦躁、气虚腹胀。阳虚是病机；烦躁是独证；气虚是病机；腹胀是独证。独证就是患者当前最需要治疗的不适，所以，独证往往是患者告知的，除非有一些独证，患者不好意思说，比如咳而遗尿的，需要具体问诊。

气化→抓独←方证
理　　　　　　方
病　　　　　　证

气化学派重理论，方证学派重实践；气化学派讲理、讲病，方证学派讲方、讲证，把气化和方证联系起来就是抓独法，因为条文已把病、证、症三者联系在一起，张仲景本人没有气化学派和方证学派之分。《吴述伤寒杂病论研究》一开始就讲气化的其中之一标本中气。学经方，先从方证入手，然后你会发现无法治病，主证和主方没法对照，这时再去学气化，最后你会发现方证和气化没有区别。所以，方证是术、气化是道。先学术，再学道，这叫由医入道。方证和气化一定要打通！

二、抓独歌诀

抓独歌诀首先要抓病。

1. 抓病法

（1）先经后病调其经，先病后经治其病

"先经后病调其经"，因月经引起的疾病，直接去调经，比如经期的发热、鼻衄、头痛等，直接调经；"先病后经治其病"，如果由严重贫血、结核，或者肿瘤等疾病引起的月经过多或紊乱，这些病调经无效，需要纠正贫血、治疗结核和肿瘤，这些病治好了，月经慢慢就能恢复，这是基本原则。

（2）先血后水治其血，先水后血治其水

《金匮要略》中讲到"血不利则为水"，如果是"先血后水治其血"，例如：若是肝癌引起腹水，应治肝癌；若是肝硬化引起腹水导致的上消化道出血，应治腹水，治疗腹水后门脉压一降低，就不再出血了。上消化道出血因为有腹水，腹压高，门脉压高，导致食管－胃底静脉曲张、破裂出血，此时急需降低腹压和门脉压，当腹压、门脉压降低的时候，腹水消了，肚子软了，出血也就停止了。肝硬化引起的上消化道出血，如果门脉压、腹压不能降低，出血是不好止的，这是大的原则。

（3）因实致虚治其实，因虚致实治其虚

【三阳肿瘤：下瘀血汤，桃核承气汤；三阴肿瘤：瓜蒌瞿麦丸】

举例说明：因实致虚，大部分肿瘤的治疗关键在攻邪，而不是扶正，当然攻邪要兼顾正气。因为肿瘤不消患者会死，不仅无法扶正，甚至扶正的药物如人参用得越多，越补，反而促进肿瘤加速生长。除非是消化道的肿瘤，像胃癌属于太阴病，扶正祛邪以扶正为主。我曾经治疗一个卵巢癌晚期的患者，用《金匮要略》的大黄䗪虫丸（颗粒剂）持续服用4~5年（肿瘤很稳定）。后来因为挂不上号，去找其他老专家，老专家说："晚期肿瘤患者消瘦，这么虚弱怎么能开

大黄䗪虫丸。"然后开的十全大补丸。两个月以后，患者腹胀如鼓，一个巨大的肿瘤在腹腔里面。八珍汤、十全大补丸促进肿瘤快速生长。大黄䗪虫丸治干血痨，只要兼顾虚实两端，虚弱体质可以用大黄䗪虫丸。

因虚致实要治其虚。肿瘤原发于太阴的就要考虑到因虚致实。原发于太阴病的肿瘤，比如胃癌，六君子汤都有效，但其他肿瘤用六君子汤无效，独独胃癌原发太阴，六君子汤有效，因为发生于消化道的肿瘤患者都有长期脾虚。其他肿瘤单纯温阳效果不佳，肿瘤温阳效果较好的药方是瓜蒌瞿麦丸，治疗泌尿、生殖系统肿瘤，因为它原发于少阴、因虚致实，发生泌尿、生殖系统肿瘤的人都有长期的肾虚，比如阳虚型的前列腺癌，它是由前列腺增生变成了前列腺癌，从典型肾虚发展到肿瘤的过程。胃癌是由慢性胃炎最后发展而来，由典型脾虚发展到肿瘤的过程，均为因虚致实，需要扶正。所以治疗肿瘤，大部分以攻邪为主，而原发三阴的肿瘤以扶正为主。

（4）痼病卒疾，先治卒疾，从痼病化

【胆结石患者外感：柴胡桂枝汤】

人得病，首先要分出是痼病还是卒疾。《伤寒杂病论》讲卒疾，《金匮要略》讲痼病。如果既有痼病又有卒疾，你要先治卒疾。举例：患有胆结石的人，吹风受凉后感冒，出现头痛、发热、流鼻涕，最有可能出现柴胡桂枝汤证。他的痼病就是小柴胡汤证，卒疾为桂枝汤证，所以痼病卒疾，你要先治卒疾，但卒疾会从痼病化。什么叫从痼病化？痼病就是他的体质。也有非柴胡桂枝汤证的，比如患者虽然有胆结石，感冒后应该表现为柴胡桂枝汤证，但是他又不慎严重受寒，也会表现出麻黄汤证，但是正常情况下，90% 的患者是柴胡桂枝汤证。一感冒发热就是柴胡桂枝汤证的人，没有胆道疾病就有肝病，可能是一个慢性肝炎、肝硬化的人。许多医案提到柴胡桂枝汤其效如神，患者吃了 3 剂药感冒就好了，他十有八九是个慢性肝病患者，如果不把肝炎、肝硬化诊断出来，10 年以后可能是肝癌。

把病、证、症相结合，痼病是少阳病，桂枝汤证是卒疾，患者如果没有胆道疾病很可能有肝脏疾病，而且肝脏疾病也可以合并胆道疾病。所以说，"痼病卒疾，先治卒疾，从痼病化"，一旦患者表现为特殊的症候，一定有特殊的原因。后面太阳病篇会讲太阳兼证，正常人得太阳病，或伤寒，或中风；太阳在经，要么麻黄汤，要么桂枝汤。感冒第一天就表现为柴胡桂枝汤证，因为他不感冒的时候是小柴胡汤证，要认识到有痼病至关重要，否则诊断会出问题。

（5）表里同病，先表后里，急则救里

表里同病先治表，若里虚明显，治表无效，急则救里。

（6）形气同病，调气为先，神气同病，调神为先

形气同病，调气为先。患者既有器质性疾病，又有功能性疾病时，先治功能性疾病。比如胃癌患者，担惊受怕睡不着，先治失眠，再治胃癌。何种情形调气无效？胃癌的患者，表现为高度的腹胀——皮革胃，巨大的肿瘤占位引起了腹胀，补气、行气的药对肿瘤压迫引起的症状无效，此时要先治疗肿瘤。如果患者既有器质性疾病还有其他症状，包括感冒、失眠、无法进食等，要先让患者能吃、能喝、能睡，消除其他症状，再来治器质性疾病。所以形气同病，调气为先。

神气同病，调神为先。神气同病的患者可能表现为少气懒言、乏力等各种不适，用补中益气汤调气无效，因为他可能是抑郁症。如果患者说"大夫，我就肚子胀"，首先明确是功能性疾病还是器质性疾病，同时考虑是否有胃癌，腹部触诊后如果因胃癌导致，先治疗肿瘤；还有可能是抑郁症，这种情况下用补气、行气的药是不能见到效果的，反而吃了甘麦大枣汤他可能就不胀了。抑郁症调气化是没有用的，一定要分清形、气、神，用西医逻辑就是区分开器质性疾病、功能性疾病和精神性疾病。太湖的中医诊断学已明确讲述如何使用中医手段区分这3类疾病。比如《金匮要略》中"咳而脉浮者，厚朴麻黄汤主之"，慢性支气管炎，肺气肿的患者感冒了，脉浮，用厚朴麻黄汤；"咳而脉沉者，泽漆汤主之"，咳嗽，脉沉

指的是寸脉和尺脉比,如果右手的寸脉沉于尺脉,右寸沉而有力,此人是肺癌;再沉弦,肺癌有胸水;若此寸脉沉且扎手说明肿瘤在进展。中医能诊断形、气、神,若不会中医诊断和切脉,就拍CT,做腹部彩超。

(7)直取其病,随证化裁

直取其病,随证化裁是基本原则,药方要针对疾病。举例:"咳而脉浮者,厚朴麻黄汤主之",一个咳嗽的患者,感冒了,表现为脉浮,那该从咳嗽还是从太阳病去治?卒病核心是辨六经为病,《伤寒杂病论》讲了辨证是六经为病,太阳病、少阳病、阳明病、太阴病、少阴病、厥阴病,但是对于一些器质性疾病(不仅仅慢性疾病),辨病不一定要辨六经,可以辨五脏,也就是五行立极。比如肺心病可以辨肺胀,《金匮要略》中提过肺胀。《伤寒论》和《金匮要略》最大的区别是:《伤寒论》辨的是六经气化,治疗功能性疾病,见效非常迅速;《金匮要略》辨的是五行立极,治疗器质性疾病非常迅速,所以《金匮要略》的处方很多大到二三十味,而《伤寒论》的处方很多都很小,如桂枝汤五味药、麻黄汤四味药。

2. 抓证法

具体辨证——发热。

(1)抓证总纲

无热恶寒发于阴,发热恶寒发于阳。

太阳恶寒并发热,少阳寒热来复往。

阳明但热不见寒,背寒即合太阴脏。

"无热恶寒发于阴",就是怕冷不发烧的发于阴;"发热恶寒发于阳"是阳病。但发热恶寒发于阳是一个大的原则,阳虚的人也可以发热,出现虚热上浮,而虚热上浮出现的热可以理解为发于阳,包括气虚的人发热也理解为发于阳。因为一旦发热,阳气必然出表,所以热还是在表,只不过是因阳虚所致,不需要用发表的药。举例说明:出表,"虚劳浮热汗出者,二加龙骨牡蛎汤主之",浮热汗出指一会儿潮热上来，发热汗出；一会儿退烧，手脚冰凉；一会儿又潮热汗出，退烧后手脚又冰凉。这就是阳气出表的过程。所以，浮热汗出就是发于阳，但是患者畏寒，虽然发于阳，本质是阳虚，发于阴。

"太阳恶寒并发热"，太阳病恶寒一定要发热。但麻黄汤中有一条"或已发热，或未发热"，说明麻黄汤证是可以未发热的。如果不治，是一定要发热的，未发热不是不发热。所以"太阳恶寒并发热"，说明有的患者可能第一天感冒不发烧，第二天就发烧了。"少阳寒热来复往"，就是往来寒热。

"阳明但热不见寒"，指阳明病一旦发烧，恶寒就没了。《伤寒论》中说阳明病恶寒必自罢，也就是说阳明病要发烧，发烧之前就可以恶寒，只不过阳明病的恶寒时间很短，不用吃药恶寒一会儿就消失。太阳病不吃药恶寒无法消失，除非传到阳明。恶寒出现的必然条件是：体温调定中枢上调，大脑要求人体升温，外周血管开始收缩导致出现怕冷，由于血管里的血液调控外周体温，因此肌肉通过寒战而增加产热，即为西医的发烧机理。如果阳明病一发热，恶寒就立刻消失了，而太阳病的恶寒是发烧兼有恶寒。阳明病的人第一天来看病，体温未升高时可能有恶寒，舌苔白色，不可误当太阳病！温病讲的白燥苔是实热证。《温病学》中介绍有一种苔，初始苔的颜色白，颗粒状，津液少，这是阳明病伴见恶寒的情况，体温升高后就变成典型的阳明病黄苔。所以温病初起也就那么很短的一点时间，可能会误诊！

附子汤：其背恶寒，加人参，去生姜。

白虎加人参汤：其背恶寒。

四逆加人参汤：其背恶寒。

"背寒即合太阴脏"，即阳明病的人若觉得背心凉，说明合并太阴脾虚——白虎加人参汤；至阳穴定位在太阴经，因此至阳穴发冷的人，一定太阴脾虚。举例：合并太阴脾虚的苓桂术甘汤用白术，背寒如巴掌大，合并太阴的虚证。所以，附子汤是真武汤加人参去生姜，其背恶寒；白虎加人参汤，其背恶寒；四逆加人参汤，其背恶寒，说明背心凉是气虚的一个独证。人参也不一定要加，若气虚夹痰饮加术，用苍术或白术除湿，也就是条文中讲的"背寒如巴掌大，苓桂术甘汤主之。"

太阳脉浮少阳弦，阳明在经大脉现。

沉而有力是腑实，无力而沉附子见。

太阳病为浮脉，少阳病为弦脉，阳明病为大脉。桡动脉一搭手就有，脉位很高的是太阳病；脉摸起来很宽的是阳明病；脉摸着很长，如按琴弦端直以长，压不断的是少阳病，这就是血管的长、宽、高。"沉而有力是腑实，无力而沉附子见"，沉脉主三阴。但若沉脉有力，便秘，是实证（拉不出大便脉就沉）；无力而沉才是虚证。所以摸到一个沉而有力的脉，第一判断为便秘，第二判断为肿瘤。

"太阳脉浮少阳弦"，浮脉不一定是太阳病，浮大无力的脉可能是小建中汤证。弦脉也不一定是少阳病，弦而无力的是厥阴病。"阳明在经大脉现"，大而无力，脉大为劳，那是小建中汤证。口诀是大方向，但是总有例外，抓独口诀需要背，但不能死背。脉大无力的用白虎汤可能会出问题！小建中汤证脉也大。明明是小建中汤证，误用麻黄汤发汗会导致心慌。

太阴浮大缓无力，少阴沉迟并微细。

微细欲绝是厥阴，弦而无力即肝虚。

补充上一条，太阴脉是浮大缓无力的脉，太阴病可见浮脉或大脉，但一定是没有力气的；"少阴沉迟并微细"，区别少阴的沉迟脉和阳明腑实证的沉迟脉就看脉有没有力气。"微细欲绝是厥阴"，太阴病的脉没有力气，少阴病和太阴病相比更没力，厥阴病的脉摸不清楚。"弦而无力即肝虚"，厥阴病有两种脉：一种是极其无力，患者严重阳虚；一种是脉弦无力，需要和少阳病相鉴别。"弦而无力是肝虚"出自《伤寒论·平脉法》中"东方肝脉，其形何似？师曰：肝者木也，名厥阴，其脉微弦濡弱而长，是肝脉也。有力是少阳，无力是厥阴"，弦而无力的脉是厥阴病。

太阴手足自温之，少阴厥阴四逆始。

若有少阳阳气闭，疏肝泻火皆可治。

太阴病的特点：手足自温。《伤寒论》中原文"太阴之为病，手足自温"；"少阴厥阴四逆始"，病到少阴、厥阴，手脚才开始冰凉；"若有少阳阳气闭，疏肝泻火皆可治"，如果少阳阳气郁闭，阳气不达于四末，也可出现手脚冰凉，可以疏肝或泻火。太阴病手脚是温的，比如患者一吃西瓜或者吃冰糕肚子就不舒服，开干姜就是理中丸；再摸手脚冰凉，加附子就是附子理中丸，病到少阴；脉再弦而无力，加丁香就是丁附理中丸，病到厥阴。"若有少阳阳气闭，疏肝泻火皆可治"，四逆散证条文中讲到四逆散治手脚冰凉。肝气郁结，阳气闭阻也会出现手脚冰凉，所以大家知道开四逆散，但是不开四逆散也能治。我的老师段光周教授治过一个患者，他在四川用了很多"扶阳派"大夫的药，患者手脚冰凉，炎炎夏日还裹着棉袄，还说天太冷，用了很多附子都无效。段光周教授一搭脉，脉弦而有力，舌质红，苔黄腻，说用龙胆泻肝汤。他一周两次门诊，每次3剂药，复诊时患者已经不穿棉袄了。《伤寒论》告诉我们用四逆散却没说可以用龙胆泻肝汤。所以必须明白患者疾病的机理，四逆散证是肝气郁结，龙胆泻肝汤证是夹有湿热，两者都是阳气闭郁体内。单用四逆散肯定无效，因为患者是湿热闭阻阳气，湿热要祛除。四逆散仅仅是调气、理气的处方，但两证的机理一样。《伤寒论》的方子扩展不能只局限于条文，方证是根据条文去选方用药，只用方证就容易锁死在《伤寒论》的条文中。而气化令人明白发病机理，从而使人从条文中走出来。两者各有优点，所以一定要学方证才有落脚之处，懂气化才有飞天之地，要提升水平就要学气化，要脚踏实地就要学方证。太湖学堂的宗旨是8个字：仰望星空，脚踏实地。学气化可以仰望星空，学方证才能脚踏实地！

自利不渴属太阴，渴是少阴不化津。

厥阴消渴兼久利，龙雷火升夜半饮。

"自利不渴属太阴"，太阴病的一个特点是津液分泌增加，所以太阴病便溏、不口渴。理中丸里有抑制腺体分泌的干姜，如果这个人口干，便秘，大便干结，用完干姜以后大便会更干，因为不对症！理中丸用干姜解决的太阴病一定是自利不渴，唾液分泌增加，大便稀溏。口咽干燥，除了理中丸还有小建中汤！学习要灵活，张仲景讲太阴病患者绝大多数是自利不渴，但《金匮要略》还有补充。口咽干燥，要用建中汤，是太阴病形体酸削消瘦，面白皮细、小白脸的这类人。"渴是少阴不化津"，少阴病的一个特点是口渴。肾主蒸腾水液，肾不化津，所以肾阴虚和肾阳虚的人，都容易口渴；"厥阴消渴兼久利"，厥阴病的口渴表现为消渴，同时伴有长期便溏，或者稍微吃一点通便药、西瓜或冰激凌，就会腹泻几天，这是厥阴病的特点。何谓"龙雷火升夜半饮"？中医讲龙火、雷火晚上会被肾水潜伏在丹田，厥阴病就会收不住，到了晚上龙雷之火就要往上奔，后半夜一点以后起来要喝水。厥阴病的龙雷之火潜伏时间短，所以容易引起失眠。举例：六经化生，老年人就是厥阴当令，通常都会夜间起床，老了阴不恋阳，睡眠时间缩短，所以夜间就起来活动。老年厥阴当令，阴不恋阳，再发展就是阴阳离决，所以要谨守阴阳。《黄帝内经·上古天真论》中提到人有天数、天寿、材力，天数指"七七、八八"之数，是所有人的自然规律。人都要走完生、长、壮、老、已的过程，这是生物节律定下来的，西医称为生物钟，生物节律是大的规律，改变不了。生物节律的产生源自材力，即出生时的先天之精总数。肾精分为先天之精与后天之精，能补的是后天之精。人一旦出现早恋，出现的都是后天之精，所以心神一动摇，阴茎一勃起，再怎么收都是后天之精。炼丹家就告诉你，"先天之精从虚无中来"，一般人的先天之精有定数，《黄帝内经》称为"材力"。随着材力的消耗，人就随着"七七、八八"之数往前走，"七七、八八"之后还能活多久由天寿决定。上寿120岁，中寿80岁，下寿60岁，没有活到 60 岁的人，称为没有度世；没有活到"二七、二八"，即未成年称为夭；没有活到 60 岁，称为折。"七七、八八"之后厥阴当令是自然规律，如果二三十岁时就厥阴当令，肯定是病态的。"龙雷火升夜半饮"，若会诊时走进患者的房间，看到床头桌上有水瓶和杯子，你就知道他夜里起床喝水，80% 是厥阴病。

腹满而吐是太阴，欲吐不吐少阴经。

吐而冲逆属厥阴，痛烦胸满吐涎清。

"腹满而吐是太阴"，腹满而吐指消化不良，呕吐伴有腹胀，这是太阴病；"欲吐不吐少阴经"是恶心，一定要注意恶心的患者多为少阴阳虚的人，所以称为恶"心"；"吐而冲逆属厥阴"，厥阴病的特点是错杂，冲逆上腹，呕吐伴有气机上逆。心烦、心悸、胸满、头痛、吐清口水，这些气机上逆的症状都是厥阴寒气上逆所致。

劳宫汗出为桂枝，反此阳明腑气实。

手心为桂手背附，表里浮沉虚实知。

手心出汗是桂枝证，虚劳的患者感冒后会表现为桂枝汤证，没有感冒就是太阴虚劳，建中汤证。《伤寒论》中有原文，一般的感冒用桂枝汤，严重一点的太阴虚劳，用小建中汤。"劳宫汗出为桂枝"，手心汗多是桂枝证，不一定用桂枝汤，但可用桂枝。桂枝药理作用大部分和西药阿托品一样，能止汗，如果手心出汗太多，西医大夫会告诉你，"没治，要控制情绪"。如果患者真的很多汗，用阿托品、654-2，就相当于桂枝的药理作用。劳宫是虚劳的宫，劳宫穴的位置就是候虚劳。《黄帝内经》中讲过舍，神不守舍，人体的皮囊就像一个房子，房子里住着一个人，那就是你的神。女性怀孕时身体里住了两个人，摸孕妇的脉就能摸出来，所以孕妇是滑脉、动脉。

"劳宫汗出为桂枝"，摸到劳宫穴或手心有汗，就是桂枝证；但是"反此阳明腑气实"，说明阳明腑实证也会手心有汗，注意鉴别。《伤寒论》原文"桂枝汤时发热自汗出""阳明病，手足濈濈然汗出者"。"劳宫汗出为桂枝"也有区别，有时汗多有时汗少。

浮热汗出的汗多，阳气出表，手心汗就会冒出来，"时发热自汗出"，热一退手心的汗就会少，比出表时少一点，但比正常人多。

以下几种情况患者劳宫穴位置非常干，不出汗。第一种情况就是六味地黄丸证，津液不足是常见症状；还有瘀血，中医讲的肌肤甲错，唇口干燥。因为口唇比较敏感，需要津液，如果肌肤甲错表现在口唇，就容易出现唇口干燥。肌肤甲错一般看腿，手上的表现要观察手的尺侧可能是干的。经常洗手的人、有洁癖的人手干，皮肤油脂都洗掉了，这些需要鉴别。

"手心为桂手背附，表里浮沉虚实知"，摸到患者手心有汗，是桂枝证；摸到患者手背冰凉，是附子证。脉证加以区别，桂枝证是浮脉，附子证是沉脉；桂枝证是虚脉，大黄证是实脉；用浮、沉、虚、实就可以鉴别这些证型。注意大原则，手背凉可以是附子证，也可以用四逆散。举例：一个风湿性疾病的患者首诊，手心汗多，手背冰凉，开桂枝加附子汤。次周复诊，症状相同，学生说："老师，桂枝加附子汤"，我问原因，学生答手心汗，手背凉。首先，该患者是卵巢癌而非骨关节疾病；其次，手背凉，前面提过"少阴厥阴四逆始"，手背凉不仅牵涉少阴还有可能是厥阴，厥阴是吴茱萸证，桂枝加吴茱萸就是温经汤。她是厥阴病，所以"手心为桂手背附"，要灵活理解条文，不可死记。此患者上次治疗目标是风湿性疾病，复诊是女性生殖系统疾病。手背凉是附子证，另外尺肤诊触诊手腕尺侧可判断是否阳虚，此处是手部最凉的地方，同时若脚凉也可判断阳虚，一般住院查房时会摸疑难患者的脚。脚趾是体温最低的地方，"寒从脚上生"，但最易摸的是手指，手部尺侧神门穴附近的皮肤体温比指头还低；指温受环境影响会变，但尺侧皮温较稳定。所以习惯性触诊尺侧，诊断更直接，若尺侧都无法判断，摸脚最准。

举例：肺癌患者，手心汗出开桂枝；大小鱼际红开黄芩，又咳就用泽漆，"咳而脉沉"，桂枝加黄芩加泽漆就是泽漆汤。大小鱼际红得明显说明肝不藏血，肝炎、肝硬化患者会见到大小鱼际红，正常人也会有。肺癌患者出现肝不藏血首先考虑木火刑金，必须问诊咳痰有无血；一般大小鱼际红且颜色鲜艳的，咳痰中都带血，木火刑金。症状和体征可以相互印证，只不过张仲景用脉诊来印证症状，称为脉证并治。脉作为诊查手段特别容易反映病机。

三阳抓独取少阳，三阴独取少阴经。

前者为开后者合，咽喉便是截断形。

抓独时，三阳经的病独取少阳；三阴经的病独取少阴。如果病在三阳，无法明确在哪条经，可先用少阳病的方，从小柴胡汤去化裁；兼有太阳病，加荆芥、防风；兼有阳明病、便秘，加大黄，发烧加石膏，从少阳论治。

"三阴独取少阴经"，在无法辨别疾病具体是三阴的哪条经时，可以先从少阴入手。手脚冰凉是少阴，往后是厥阴，不见手脚凉在太阴；当你辨证不清楚时，就从少阴和少阳去看，前面是开，太阳和太阴；后面是合，阳明和厥阴，六经开合都有症状的（参照《吴述伤寒杂病论研究》）。比如阳明的合就表现为排便困难，那就是合，它本身是应该出的；太阳的开，可表现为脉浮。

"前者为开后者合"，前者后者是指少阳之前后，和少阴之前后。"前者为开"指的是太阳、太阴，"后者合"指的是阳明、厥阴。"咽喉便是截断形"，谨记咽喉是疾病传变的关键，见喉证马上截断！太阳病一到咽喉即现少阳证，"少阳之为病，口苦、咽干、目眩"，少阳不截入阳明，然后始发热转为肺炎，麻杏石甘汤证；或陷入少阴，表现为肾病和心内膜炎；里病转出也会通过咽喉，狼疮患者咽痛，过两天红斑就会显现。当狼疮患者主诉咽痛未感冒，几日后红斑即出，疾病转出、转入均从少阳。儿童感冒后扁桃体肿大，一直不好，过几天全身水肿——病毒性心肌炎、急性肾小球肾炎，此为少阳病陷入少阴（少阴心和少阴肾），传少阴心可能是葛根黄芩黄连汤证，感冒引发心肌炎。所以，不论外感还是内伤伏邪，首要抓住咽喉——"咽喉便是截断形"。一旦错过，疾病就可能发生传变。

（2）抓六经脉证

太阳

浮为太阳多恶寒，缓风紧寒无力虚。

咳而遗尿是蓄水，色黑反易为血蓄。

时热时汗皆桂枝，时腹自痛是里虚。

"浮为太阳多恶寒"，太阳病的两个独证是脉浮和恶寒。"有一分脉浮便有一分表证"，服药后浮脉未去则表证未解，需继续发汗。服用荆防败毒散后仍脉浮，说明要继续服用荆防败毒散，或处方剂量不够；若脉浮而无力，说明荆防败毒散用错了，应该用人参败毒散。"有一分恶寒就有一分表证"，服药后患者还恶寒，表证就没解。脉证并治，脉和证是相对的。"缓风紧寒无力虚"，缓者为风，紧者为寒，无力为虚，用荆防败毒散时加人参。"咳而遗尿是蓄水"，一咳嗽小便即出是膀胱蓄水的独证。"色黑反易为血蓄"，如果大便色黑、易排出还成型，说明有瘀血。"时热时汗皆桂枝"，一会儿发热，一会儿出汗，暂无他病，时发热自汗出，都是桂枝汤证。"时腹自痛是里虚"，病出表是桂枝汤证，在里是建中汤证，表现为时腹自痛，时腹自痛指的是空腹痛、夜间痛、饥饿痛，存在时间规律，到点不吃饭就痛，指向十二指肠球炎、十二指肠球部溃疡。十二指肠球炎、十二指肠球部溃疡在感冒后常表现为桂枝汤证，平时是小建中汤证，因为桂枝汤证就是太阴脾虚之人发生的感冒。

如果是太阳膀胱蓄水证，那就涉及一个处方——茵陈五苓散。中医治疗黄疸最常见3个方：第一个，茵陈蒿汤，用大黄去下；第二个，茵陈五苓散去利水；此外还有栀子柏皮汤、茵陈术附汤等，最常见的证型是茵陈五苓散和茵陈蒿汤，这两个方的区别一个是湿重，表现为脉缓、苔白、黄疸颜色晦暗；一个是热重，表现为脉数、苔黄、黄疸颜色鲜明。如果一个慢性肝炎、肝硬化的患者表现为黄疸颜色晦暗，说明它是胆汁淤积性黄疸，西医讲的直接胆红素升高。外科做胆汁引流，直接胆红素升高引流的胆汁是暗黄色，间接胆红素升高时胆汁是亮黄色。直接胆红素能兴奋迷走神经、减少脉搏次数，中医讲脉缓。从西医病理基础看，茵陈蒿汤主要治疗以间接胆红素升高为主的，也就是中医讲的阳黄、热重的；而茵陈五苓散治疗胆汁淤积性黄疸效果比较明显。胆红素的代谢走大便或小便，所以二便都是黄色的。黄疸治疗的大体原则是降低胆红素的生成，可用栀子柏皮汤抗炎，减少胆红素的生成。如果胆红素已经产生，只有两条排出通路，或从大便，或从小便，所以用茵陈蒿汤或茵陈五苓散。

中医讲阴黄之人（湿重）表现为脉缓、苔白，特点为胆汁淤积，也就是直接胆红素淤积未伴有感染；而阳黄之人（热重）表现为脉数、苔黄，也就是肝细胞性黄疸，以间接胆红素升高为主。如果湿重的人伴有感染，说明已化热，体温增加1℃，脉搏增加10次，脉则不缓。

慢性乙肝患者黄疸证型客观化研究：

中医分为阴黄与阳黄，阳黄分湿重与热重，湿重表现脉缓，苔白，黄疸颜色晦暗；热重表现脉数，苔黄，黄疸颜色鲜明。西医分胆汁淤积性黄疸与肝细胞性黄疸。胆汁淤积性黄疸：迷走神经兴奋，脉搏变缓；肝细胞性黄疸分湿重与热重。湿重等于胆汁淤积性黄疸；热重等于肝细胞性黄疸。

附：慢性乙肝患者黄疸证型客观化研究（表1）

表1 黄疸颜色、舌苔颜色与脉率

| 组别 | 例数 | 黄疸颜色［例（%）］ | | | 舌色［例（%）］ | | 苔色［例（%）］ | | 脉率 |
		鲜明	暗黄	红	正常	淡	黄	白	（次/分）
A	38	4（10.5）	34（89.5）	19（50）	10（26.3）	9（23.7）	5（13.2）	33（86.8）	63.68±6.38
B	23	16（69.6）	7（30.4）***	20（87.0）	0（0）	3（13.0）**	20（87.0）	3（13.0）***	77.74±11.42***
C	34	12（35.3）	22（64.7）*Δ	19（55.9）	11（32.4）	4（11.7）**	29（85.3）	5（14.7）***	82.41±12.01***

注：与A组比较，*$P<0.05$，**$P<0.01$，*** $P<0.001$；与B组比较，$\Delta P<0.05$。

A：DBIL/IBIL ≥ 1，不伴感染（**胆汁淤积性黄疸**）-湿重-脉缓，苔白。

B：DBIL/IBIL < 1（**肝细胞性黄疸**）-热重-脉数，苔黄。

C：DBIL/IBIL ≥ 1，继发感染（**胆汁淤积性黄疸**）- 热重 - 脉数，苔黄。

表 1 是淤胆的患者，脉搏 63 次 / 分，正常人是 77 次 / 分，但合并感染以后，脉搏是 82 次 / 分，脉搏不数，大于 90 次 / 分才叫脉数，但此脉率对于该患者来讲已是数脉，他平时是 50 次 / 分，现在跳 80 次 / 分，所以很多阳虚外感的人都是数脉，摸脉只有 80 次 / 分，但他平时才 40~50 次 / 分，那么 80 次 / 分对他来说就是数脉，要灵活掌握，不能照搬教材标准！所以，湿重是直接胆红素升高，表现为脉缓、苔白、不伴感染；热重是间接胆红素升高，表现为脉数、苔黄，还包括直接胆红素升高伴有感染，称为湿郁化热。

举例说明：湿郁化热，彩图 1 中第一张舌象是白腻苔，为茵陈五苓散证；第二张舌象是肝细胞性黄疸的患者，间接胆红素升高为茵陈蒿汤证，"苔黄未下者，下之黄自去"，即中医讲的阳黄；第一张舌象的患者合并感染后会变为黄苔，中医称为湿郁化热；合并尿路感染表现为黑苔，都是化热的表现。比如肝炎的患者来就诊，表现为肝细胞性黄疸、间接胆红素很高，舌苔黄，说明已合并感染，得让患者赶快去验血，这就是抓独，马上知晓茵陈五苓散中的桂枝不能用，若用桂枝要加石膏、滑石、寒水石，因为已经化热。一个胆汁淤积性黄疸的患者来就诊，直接胆红素升高，脉搏 80~90 次 / 分，立刻要意识到已经合并细菌感染，化热了，这就是抓独！

重症肝炎、肝衰竭患者，继发细菌感染要用抗生素，而且要 3 代头孢、4 代头孢。重症肝病的感染有一个特点，40%~60% 的重症肝病、肝衰竭患者的感染是找不到依据的，可以血象不高，可以没有发烧，也可以找不到感染源。患者肝衰竭后，其免疫功能抑制，少阳病特点是正邪相争，患者的正气在肝衰竭时被抑制，所以找不到感染指征。使用抗感染药物后患者缓过来，再用茵陈四苓汤加减。胆汁淤积性黄疸患者应该表现为脉缓、苔白，只要见到舌上罩着一点黄苔，摸脉不缓则为数脉（此数脉非教科书所说大于 90 次 / 分），因为淤胆患者脉搏次数很慢，只有 60 多次 / 分，若患者脉搏等同正常人，甚至更快即是数脉，说明合并感染，这就是抓独！

蓄水证有两个独证，一为膀胱咳；一为水浸入胃，苓桂姜草汤。抓独就是抓住它的病机，独证就会出来。张仲景写《伤寒论》，要么用脉来体现病机，要么直接点出病机，还有以治疗来表现病机。比如直接讲病机的"水气入胃"；患者说："大夫，我胃里哗哗响。"或患者就诊查体时，按胃部有振水声；又或患者做 B 超检查胃里全是水，不假思索，必开苓桂姜草汤，水浸入胃，所以把苓桂术甘汤中的白术换生姜。患者说症状两月有余，再问大便稀否？答说大便稀；"不尔，必作利也"。

蓄血

桃核承气汤：热结膀胱，其人如狂，血自下，下者愈。

抵当汤：水蛭。

水蛭素：抑制血小板生成。

桃核承气汤和抵当汤均治疗蓄血证。《伤寒论》讲桃核承气汤是"其人如狂"，像发狂但还没有狂，桃核承气汤擅长抗凝血，当凝血系统紊乱出现高凝状态，可用桃核承气汤；抵当汤是"其人已狂"，抵当汤中的水蛭含有水蛭素能抗血小板，血小板升高选抵当汤。"如狂、狂，还是狂而未狂"，临床上不易区别。

少阳

脉弦少阳半表里，口苦咽干一证备。

弦而有力属少阳，无力而弦厥阴具。

"口苦咽干一证备"，说明少阳病的特点是口苦咽干，口苦和咽喉不适但见一证便是。有咽喉症状不一定是少阳病，"一阴一阳结谓之喉痹"，六经病均能引起咽喉病变，但咽喉部的症状最常见于少阳病和少阴病。少阳病和少阴病分别用小柴胡汤加细辛和麻黄附子细辛汤加黄芩。更像少阴病时用麻附辛加黄芩，脉弦更像少阳病时用小柴胡汤加细辛，这两个常用验方效果很好。有时分不清楚，但只要大方向正确,再把处方化裁一下即可。麻黄附子细辛汤加黄芩,出自三黄汤。小柴胡汤加细辛出自小柴胡的加减法,它们都是有出处的。少阳病的独证即大小鱼际处发红,也就是西医讲的肝掌,主要见于肝硬化,因雌激素灭活障碍导致的毛细血管扩张。不止肝硬化,其他情况也可见大小鱼际红。只要见到大小鱼际红就一定有少阳病;大小鱼际为青紫色则是厥阴病。

阳明

大脉即是阳明病,日晡潮热是在经。

大而无力是虚劳,细涩夜热与失精。

手心汗出燥屎成,噫气胸痹是阳明。

"大脉即是阳明病",脉大、血管扩张不一定是阳明病,因"大而无力是虚劳"。"日晡潮热是在经",阳明在经的特点是日落前潮热,阳明经欲解主时在日晡,即下午。大脉对应细脉,"细涩夜热与失精",是晚上发烧、阴虚导致潮热。《素问·上古天真论》里的"材力"是精,"材力"有限,水满则溢、不满不要倒。"手心汗出燥屎成",有别于桂枝证的阳明腑实证。"噫气胸痹是阳明",打个饱嗝、气往上一冲或吃饱饭都会出现心绞痛的统统是阳明病!因为消化不好的人,饭后血液跑到肠道容易导致冠状动脉缺血,所以此类伴有噫气、腹胀、打饱嗝就心绞痛发作的均属阳明病,用橘枳姜汤,方中有枳实、陈皮、生姜,特点是剂量要大,6克陈皮不够。

结肠用药法(阑门-魄门):

升结肠:引力-动力(阳气),大黄附子汤。

结肠肝曲:大柴胡汤。

横结肠:附子泻心汤,痞。

降结肠:小承气汤。

乙状结肠:大承气汤 / 芍药汤。

阳明病抓独还有叩诊法,少腹急结时,你一摸即知腹肌紧张且伴有固定性浊音(非移动性浊音)。移动性浊音是腹水的表现,非移动性浊音则要首先排除肿瘤，叩诊时在肠道部位出现固定性浊音不是大便就是肿瘤！固定性浊音在升结肠出现，是阳虚，用大黄附子汤；在横结肠出现是寒热错杂，用附子泻心汤；在降结肠出现是热证，用小承气汤；在乙状结肠出现，用大承气汤。因为食物、大便均由上而下，而升结肠部位的大便从下往上，需要阳气，所以"胁下偏痛，大黄附子汤主之"；心下痞，用附子泻心汤。横结肠在胃的下面，在心下的位置，胃下端的幽门部位压着横结肠；大便到降结肠时水分还未完全吸收，所以大便不燥，用小承气汤；大便在乙状结肠时水分最后被完全吸收，大便久留就燥，用大承气汤。这也是抓独法，因为一叩就可诊断，无须四诊。若明白升结肠部位的病机是阳虚，结合阑尾炎的发病部位，即知慢性阑尾炎用薏苡附子败酱散。

少阴

少阴阳微与阴细，咽痛干呕但欲寐。

附子但向腰间求，人参还是背中虚。

浮缓即是桂枝证，沉迟附子温阳气。

少阴的脉表现为"脉微细"，微为阳微，细为阴细，少阴的脉微是阳虚，少阴的脉细是阴虚。脉细不一定是阴虚，阳虚寒凝也可以表现为脉细。这是大原则，患者受寒后也可表现为细脉，但脉细由于阴虚的较多。"咽痛干呕但欲寐"，第一，咽痛，"一阴一阳结谓之喉痹"，不是少阳就是少阴，所以少阴有咽痛篇，很多条文中有少阴咽痛证；第二，干呕、恶心；第三，但欲寐，就是想睡觉，但少阴病的"但欲寐"既可表现为嗜睡，又可表现为失眠。另外，少阴的"但欲寐"和太阴的"困顿"本质不同，太阴病的"困顿"为补中益气汤证，"头重如举，多卧少起"。区别在于太阴病的"困顿"睡一觉就恢复，少阴病的"但欲寐"睡后不能恢复。比如，一个中气下陷的人，下午听课一定会打瞌睡，因为中气下陷的人久坐后中气上不去，必须躺平，所以中气下陷的特点是如果不睡午觉，下午就困顿、发烧，还头痛。太阴中气下陷的人，让他睡完午觉，下午又可以生龙活虎地做事；而少阴病的人则不行，他睡了觉还会浑浑噩噩的。中气下陷还可以表现为颈椎病（加味葛根汤可以治疗颈椎病），中气下陷型的颈椎病患者用补中益气汤也可缓解，还可表现为听课久了就犯病。

"附子但向腰间求，人参还是背中虚"，指用附子时要看腰，腰痛是附子的一个独证；腰痛不一定用附子，阴虚或四逆散证也会出现腰痛。举例：腰痛是附子的独证，临床上常会出现腰不痛的患者服用金匮肾气丸后出现腰痛，称为"药达病所"。讲奇经八脉时，每一条经有一个穴位，服药后到了穴位会有反应，扎针、推拿按摩、查体时都会有反应。腰不痛的人服用金匮肾气丸后出现腰痛，继续吃药就能慢慢缓解。"人参还是背中虚"对应"其背恶寒"。

少阴

表脉反沉麻附甘，阳气虚弱多两感。

反热即向细辛求，但寒不热病缠绵。

"表脉反沉麻附甘"，若有表证但脉不浮是太少两感证，用麻黄附子甘草汤。"阳气虚弱多两感"，阳虚患者多太少两感证，"阳虚之人自带三分表证"，他不感冒都带有表证，容易合并过敏性荨麻疹、过敏性鼻炎等。"反热即向细辛求"是标本法，"太阳之上，寒气治之，中见少阴热化"，感冒就恶寒，中见少阴热化，少阴热气一出来就会发热。如果少阴热气太过，就会化热变成阳明病或温病。既然是少阴阳虚就不应该发热，所以叫作反发热，用细辛解少阴热，方用麻黄附子细辛汤。"但寒不热病缠绵"，如果太少两感证感冒后不发热反而病势缠绵，容易形成伏邪，说明此人体质弱，免疫功能有障碍。

少阴

气化：瞳孔，划痕症。

形质：痰咸。

少阴病其他抓独的办法，一是看瞳孔，一是看划痕症。看瞳孔就是看眼睛的眼神，炯炯有神的人瞳孔是扩大的，但欲寐的人瞳孔是缩小的，前者是交感神经兴奋，后者是迷走神经兴奋。交感神经兴奋，瞳孔是扩张的，当人激动的时候就是交感神经兴奋。迷走神经兴奋时，瞳孔就是缩小的。所以，如果你看一个人目光炯炯，他阳气足，体质偏热；如果眼神很迷离，阳气不够，偏阳虚。还有一个是看划痕症。当手在皮肤上划过会出现一道线，如果这道线快速变得很红，说明此人体质偏热；如果这道线是白线时间长，那此人体质偏寒。当然划痕也受环境温度的影响，如果是冬天，或者体温较低的时候白线时间较长。

另一个少阴独证是痰咸。若患者咳嗽且告诉你痰是咸的，应立刻想到金水六君煎，肾虚痰泛，这就是独证。当然不是非得用金水六君煎，痰咸只说明少阴肾精亏虚，肾虚可以表现为阴虚或阳虚，阴虚的人在金水六君煎基础上加养阴的药，阳虚的人加温阳的药。

厥阴

阳不入阴是少阴，早醒渴痒入厥阴。

错杂冲逆与胜复，宁失其方勿失经。

"阳不入阴是少阴"，阳入于阴则心肾相交，如果心阳不能够下潜于肾是少阴病，心肾不交，比如子时（23点到1点）不睡觉。"早醒渴痒入厥阴"，后半夜的瘙痒、早醒、口干等都是厥阴病，再比如小孩后半夜起来挠屁股也是厥阴病，小孩多发生寄生虫感染，即"早醒渴痒入厥阴"。"错杂冲逆与胜复"，表现为寒热错杂、气机上逆、厥热胜复的都是厥阴病。"宁失其方勿失经"，就是讲你可能会失方，比如说真武汤是针对少阴寒化夹饮证的功能性疾病，而瓜蒌瞿麦丸是针对器质性疾病，两个都是少阴寒化夹饮，一个肾癌患者你可能不知道开瓜蒌瞿麦丸，因为你不是肾病科或者肿瘤科医生，但若能辨出少阴夹饮开真武汤，这是失方没有失经，如果你连真武汤也辨不出来，知道少阴阳虚开了四逆汤也可以。但四逆汤的效果不如真武汤,因为没照顾到夹饮,起码四逆汤的大方向是对的,多少有点效,但如果是瓜蒌瞿麦丸证却开了白虎汤,明明少阴阳虚却开 1000 克石膏,这就麻烦了。

三、脉证提纲

宁失其方,勿失其经!讲六经为病,脉证提纲就是要告诉大家如何才能不失经。失方说明水平有问题;失经服药后对患者有负面影响。脉证提纲是辨病提纲,也是抓独总纲。六经病证归一,首先辨六经病,是太阳病、少阳病、阳明病,还是太阴病、少阴病、厥阴病;再辨形质病、气化病、神志病。真武汤和瓜蒌瞿麦丸的区别在于是调气化还是治疗功能性疾病,比如肾炎、肾病水肿,开瓜蒌瞿麦丸说明你知道它是肿瘤。辨完病还要辨证,三阳是在经、在腑,三阴是寒化、热化,这是一个大的原则,无论辨它的气化、形质、神志,还是在经在腑,寒化热化,前提先辨六经病,脉证提纲是取病的大方向(彩图 2)。

太阳之为病,脉浮,头项强痛而恶寒。【病】

(1)太阳病,发热、汗出、恶风、脉缓者,名为中风。【证】

(2)太阳病,或已发热,或未发热,必恶寒。体痛,呕逆,脉阴阳俱紧者,名为伤寒。【证】

(3)太阳病,发热而渴,不恶寒者,为温病。【证】

脉证提纲主要讲脉、病、证,脉与证去合参,先辨病,后辨证。"太阳之为病,脉浮,头项强痛而恶寒"是辨病,接着开始辨证,"太阳病,发热、汗出、恶风、脉缓者,名为中风",这是太阳中风证;"太阳病,或已发热,或未发热,必恶寒。体痛,呕逆,脉阴阳俱紧者,名为伤寒",这是伤寒证;"太阳病,发热而渴,不恶寒者,为温病",这是温病;太阳在经分为 3 个证:伤寒、中风和温病。"太阳之为病,脉浮,头项强痛而恶寒"是第一步,错了就会失经。比如感冒,无法辨别太阳病、少阳病、阳明病,太湖验方——六合汤,小柴胡汤加荆芥、防风，加竹叶、石膏，太阳、少阳、阳明都有了，气虚加太子参，还有点夹湿加滑石，阳虚的可以再来3克细辛，这就是六合汤，治感冒，很多人都有效，无法辨证时，80%~90%的感冒都有效。这只是一种取巧的办法，不是所有病都这么来，都这么来中医就学坏了。

1. 六经脉法

太阳之为病，脉浮，头项强痛而恶寒。

伤寒三日，阳明脉大。

伤寒脉弦细，头痛发热者，属少阳。

伤寒脉浮而缓，手足自温者，系在太阴。

少阴之为病，脉微细，但欲寐也。

当归四逆汤和厥阴死证：脉细欲绝，欲绝之脉。平脉法：东方肝脉，其形何以？师曰："肝者木也，名厥阴，其脉微弦濡弱而长，是肝脉也。"

六经有其独特的脉。"太阳之为病，脉浮，头项强痛而恶寒"；"伤寒三日，阳明脉大"；"伤寒脉弦细，头痛发热者，属少阳"，太阳脉浮，阳明脉大，少阳脉弦，这一条定出来，脉的长、宽、高就定出来了。"伤寒三日，阳明脉大"，糖尿病患者如果脉大且符合大热、大渴、大汗，就可以用白虎汤；但很多糖尿病患者的脉搏无力，就用白虎加人参汤；若摸到尺脉再不够，加地黄、牛膝，玉女煎的套路就出来了，还是用石膏、知母。大方向一出来，就可以定药。曾用白虎加参汤治疗一个多汗症，他没有外感；不一定非得要感冒、咳嗽或者并发细菌感染后，才能用白虎汤，太局限了。

"伤寒脉浮而缓，手足自温者，系在太阴"，太阴脉的特点是脉缓。首先脉缓，不快不慢即为缓，比迟脉稍快，比正常脉稍慢就是缓，这说的是脉的至数；其次是脉力，脉既不弱、又非有力的脉，就是缓脉，感觉比正常的脉，脉力要差一些；太阴病脉缓因脾主气，太阴气虚则脉力不够（参照《吴述诊法研究·脉学》）。因脉力取决于心脏收缩，心肌收缩力不够、搏出量不够（脾主肌肉），所以他的脉比正常人的脉缓，力气不够，这是太阴病的一个特点。太阴病脉的特点：可浮、可大、可缓、可虚，核心是无力。

"少阴之为病，脉微细，但欲寐也"，少阴病的脉可以表现为微脉或细脉，但一定要注意少阴病的脉比太阴病的脉更没力！搭一般的脉，至数很清晰不需要体会。微脉就是你一搭上去，要用一点神去体会和感觉，那就是微脉。需要仔细去体会至数才清晰的，是微细欲绝的厥阴病。借此可知三阴是递进关系，脉是越来越没有力气的。三阳是传变关系，长、宽、高，三阴是递进关系，脉不仅无力，并且越来越没有力气。

厥阴病脉的特点是微细欲绝，既可以微而欲绝，又可以细而欲绝。微为阳微，细为阴细，细是阴虚，也可以是阳虚有寒。少阳病是弦脉，如果供血不够，血管一收缩，张力增加就细了，弦而兼细是偏阴虚的体质。少阳病的核心脉是弦脉，可以细，也可以不细，实证表现为弦脉；兼有滋水清肝饮这类证可表现为细脉。厥阴病还有个脉——微弦脉，即弦而无力的脉。

六经病的脉是有效辨病的武器，把脉研究清楚再辨病就有大方向，细脉可以是少阴病或少阳病；大脉可以是阳明病或太阴病；浮脉可以是太阳病或太阴病，鉴别的关键是要想清楚机理。

2. 太阳病脉证提纲

（1）太阳之为病，脉浮、头项强痛而恶寒。【先辨病，后辨证】

（2）太阳病，发热，汗出，恶风，脉缓者，名为中风。【虚】

（3）太阳病，或已发热，或未发热，必恶寒，体痛，呕逆，脉阴阳俱紧者，名为伤寒。【实】

（4）太阳病，发热而渴，不恶寒者，为温病。

"太阳之为病，脉浮、头项强痛而恶寒"，这是辨病。太阳病的特点是脉浮，脉浮后面是可以断句的，按照文言文的文法，脉浮后面可以用一个逗号的，这是太阳病的一个独证，"有一分脉浮，就有一分表证"。脉浮对应的独证是恶寒，"有一分恶寒，就有一分表证"。还有一个独证——头项强痛，头项强痛可以理解为头痛项强，也就是说头痛和项强的人可以从太阳病去治，项强就是葛根汤证（项背强几几），但是，必须伴见恶寒，因为头痛项强不见得一定是太阳病。比如颈椎病，大家都知道用葛根汤，但是，薛生白《湿热病篇》中有个湿热入于经络脉遂方，也是治疗颈椎病的，有苍耳子、地龙、秦艽这些药物，这是个热证。所以，见到头痛、项强，伴有恶寒就可以从太阳去治，此为核心，头痛项强见于兼夹证，最核心的两个独证脉浮和恶寒。

"太阳病，发热，汗出，恶风，脉缓者，名为中风"，太阳中风的独证是汗出。无汗用麻黄，有汗用桂枝。桂枝汤可表现为脉数，体温增加1℃，脉搏增加10次，没发烧或者发过烧以后，脉缓，只要一发烧（如38℃、39℃、40℃），脉搏次数就增加。桂枝汤证一般很少有高热，37～38℃比较多，《伤寒杂病论》中也记载桂枝汤可表现为浮数脉，所以汗出是它的独证。当然并不是一见汗出就用桂枝汤，大热、大渴、大汗——白虎汤，麻杏石甘汤"汗出无大热"，所以不能教条。

"太阳病，或已发热，或未发热，必恶寒，体痛，呕逆，脉阴阳俱紧者，名为伤寒"，伤寒的核心是脉紧，这是伤寒的独证，发热不是独证，可以发热或不发热。

"太阳病，发热而渴，不恶寒者，为温病"，发烧，口干，不恶寒，构成了诊断温病的一个基本规律。渴与发热有关，单纯发热带走大量水分，所以会渴是温病的一个特点。在《伤寒杂病论》中，温病列在太阳病篇里，为太阳三证之一，虽然书中的处方没有对温病阐述过多，但是，大的规律也在《伤寒杂病论》里讲了，后世将它发展了一下。

3. 少阳病脉证提纲

少阳之为病，口苦，咽干，目眩也。

口苦：独证。胆汁反流，胆红素升高（比基础胆红素高）

咽干：太阳在头，少阳在喉，阳明在胃。

继发细菌感染。

"少阳之为病，口苦，咽干，目眩也"，口苦是少阳独证，唯见口苦即是少阳病，一定可以用黄芩。口苦的原因不外乎以下几种：第一，胆汁反流，如果患有胆汁反流性胃炎，胃食管反流病，晚上睡觉躺平后，胆汁反流会刺激舌根，早上少阳当令，所以这种口苦是晨起明显；第二，胆红素升高，黄疸的患者都口苦；第三，胆红素升高而没有黄疸的，人体的胆红素含量差异很大，大部分人的胆红素很低，但只要胆红素升高就有口苦，并不一定达到西医诊断黄疸的标准，胆红素比自己基础胆红素水平升高就会出现口苦，还是少阳病，所以它是少阳病的一个独证。但少阳病的独证不一定要用小柴胡汤，茵陈蒿汤也可用于少阳病，因为有茵陈；茵陈五苓散也可见少阳病，因为有茵陈；小柴胡汤、大柴胡汤、柴胡桂枝汤、柴胡桂姜汤都可以……不见得少阳病就一定要用小柴胡汤。还有一个独证是咽干，"太阳在头，少阳在喉，阳明在胃"，太阳病表现为头疼、流清鼻涕等；少阳病表现为咽喉干燥，咽喉疼；阳明在胃，指的是胃家，继发细菌、真菌感染，所以经常表现为"汗出而喘，无大热"，"胃家实是也"。

伤寒，脉弦细，头痛发热者，属少阳。

谵语属胃，胃和则愈，传阳明腑实故也。

弦脉：浮在太阳，大在阳明，弦在少阳。

血管张力：弦、细、有力，肾素－血管紧张素活化。

"伤寒，脉弦细，头痛发热者，属少阳"。这条讲少阳病特殊的脉。

服柴胡汤已，渴者属阳明，以法治之。

【以三焦为液道，服柴胡汤，渴此小柴胡汤或然证，反渴者，此传阳明。阳明病，大热、大渴、大汗、脉洪大也。小柴胡汤喜呕，便是胃气不和。如少阳不解，化燥而渴，即转阳明。】

"**服柴胡汤已，渴者属阳明，以法治之**"。说的是三焦为液道，渴是小柴胡汤的一个或然证，用完柴胡汤不应该渴，反而觉得渴的人，是传阳明了，大热、大渴、大汗、脉洪大，这是阳明病的特点，所以这个口渴是化燥转阳明。少阳三焦是为液道，服完柴胡汤之后，叫作上焦得通，津液得下，胃气因和，应该不渴。"渴者属阳明"，这是脉证提纲的补充条文。六经为病的脉证提纲下有补充条文，补充条文亦需了解。

少阳中风，两耳无所闻、目赤、胸中满而烦者，不可吐下，吐下则悸而惊。【两耳无所闻，此属少阳。若是一耳无所闻，多耳局部病变。】

"**少阳中风，两耳无所闻、目赤、胸中满而烦者，不可吐下，吐下则悸而惊**"。两耳无所闻，这个就合并少阳。如果是一耳无所闻，多是耳局部病变；两耳无所闻，往往是全身病变。患者耳鸣，首先问是单侧还是双侧，判断是全身还是局部的病变。因为感冒后，经常会合并咽鼓管炎，会导致重听、觉得耳不通、耳痛，这些都常见。目赤，只要见到眼睛红就可清少阳热，首先考虑两个药：黄芩配菊花，在上焦把柴胡换成菊花，40 克菊花、10 克黄芩，基本方就确定了；如果有寒，就加桂枝、干姜、人参等；如果有阴虚，就加生地、熟地、芍药、山茱萸，就是杞菊地黄丸、侯氏黑散这些方的套路。抓独就是抓住独证，药就敢去，但是还要抓住其他的，用了 40 克菊花、10 克黄芩去清少阳热，不表示这个方就对了，阳虚虚热上浮的还要加附子；气虚的要加干姜、人参、桂枝，那就是侯氏黑散的架子；肾阴虚的要加地黄、山药、枣皮之类的，就成了杞菊地黄丸。

"**寸口脉弦者，即胁下拘急而痛，其人啬啬恶寒也**"。西医查体中的肝脏触诊，摸着是肌紧张的，胁下能够摸着肝脏。还有一个是墨菲征阳性，胆囊穴有压痛感；或者拿手去捶他的肝区、脾区，比较一下看肝区有没有疼痛。

4. 阳明病脉证提纲

（1）阳明之为病，胃家实（一作寒）是也。【胃家指阳明胃与大肠】

（2）伤寒三日，阳明脉大。

（3）伤寒转系阳明者，其人濈然微汗出也。

"阳明之为病，胃家实是也"。胃家指的是胃与大肠，所以叫胃家。

"伤寒转系阳明者，其人濈然微汗出也"。阳明病大热、大渴、大汗、脉洪大，初转阳明，濈然微汗出，因为体温还没有完全升起来。

阳明病机：

（1）问曰：何缘得阳明病。答曰：太阳病，若发汗、若下、若利小便，此亡津液，胃中干燥，因转属阳明。不更衣，内实大便难者，此名阳明也。

（2）阳明病，本自汗出，医更重发汗，病已差，尚微烦不了了者，此大便必硬故也。以亡津液，胃中干燥，故令大便硬。当问其小便日几行，若本小便日三四行，今日再行，故知大便不久。今为小便数少，以津液当还入胃中，故知不久必大便也。

（3）本太阳病，初得病时，发其汗，汗先出不彻，因转属阳明也。伤寒发热，无汗，呕不能食，而反汗出濈濈然者，是转属阳明也。【太阳病汗出不彻，因转阳明】

（4）问曰：病有得之一日，不发热而恶寒者，何也？答曰：虽得之一日，恶寒将自罢，即汗出而恶热也。

"问曰：何缘得阳明病。答曰：太阳病，若发汗、若下、若利小便，此亡津液，胃中干燥，因转属阳明。不更衣，内实大便难者，此名阳明也"。阳明病的一个特点是亡津液，发烧导致体液丢失。大汗，中医叫作亡津液，亡津液之后易形成便秘。体液丢失会导致肠道水分过度吸收来补充水分，再加上感染的时候交感神经兴奋，肠道蠕动功能减退。所以，承气汤用厚朴就是因为交感神经兴奋，抑制了肠道蠕动，加上水分丢失，肠道水分过度吸收，大便变干，所以用大黄来刺激肠道分泌肠液，通大便。如果水分丢失的严重就"增水行舟"，用增液承气汤；气虚加上感染兴奋交感神经，肠道蠕动功能严重受到抑制，用新加黄龙汤，里面加人参，促进肠道蠕动。

"本太阳病，初得病时，发其汗，汗先出不彻，因转属阳明也"。病转阳明的一个原因是亡津液，另一重要原因是治疗导致的，也就是汗出不彻。

"问曰：病有得之一日，不发热而恶寒者，何也？答曰：虽得之一日，恶寒将自罢，即汗出而恶热也"。阳明病的患者初发第一天来看病，因为初发可以有恶寒，而此恶寒无须给药，"恶寒将自罢"，注意与伤寒相鉴别。此为温病讲的白燥苔，刚刚开始的时候，苔面的水分少，苔的颜色白，呈颗粒状，隔天就成黄苔了。

5. 太阴病脉证提纲

太阴之为病，腹满而吐，食不下，自利益甚，时腹自痛。若下之，必胸下结硬。

腹满而吐，食不下：消化不良。

自利益甚（便溏）：吸收不良。

时腹自痛：十二指肠。

忌下：大黄抑制胃蠕动。

"太阴之为病，腹满而吐，食不下，自利益甚，时腹自痛。若下之，必胸下结硬"。太阴病的脉证提纲已经告知消化不良、吸收不良和十二指肠球炎的症状。"腹满而吐，食不下"是消化不良；"自利益甚"，便溏、腹泻是吸收不良；"时腹自痛"是伴有十二指肠炎、十二指肠球部溃疡；"若下之，必胸下结硬"，太阴病忌下。大黄能抑制胃肠道蠕动，下之后导致胃肠道的蠕动功能减退，所以习惯性便秘常常是由于吃大黄造成的，越吃越秘；承气汤中用厚朴去配大黄，但是吃多了会形成习惯性便秘。如果用大黄去下，正常人没问题，脾虚之人吃了大黄就胸下结硬形成痞证。太阴脾虚之人，使用大黄要格外慎重！如太阴病的桂枝加大黄汤，在太阴病篇会专门讲到。

自利不渴者，属太阴，以其脏有寒故也，当温之。

伤寒脉浮而缓，手足自温者，系在太阴。

外证：手足自温（四肢苦烦热，交感虚性亢奋，桂枝解热）

脉：浮、大、缓、虚、无力。

太阴为病，脉弱，心肌力减退。

太阴中风，四肢烦疼。

脾主肌肉，故四肢烦疼。区别少阴：骨痛。

"自利不渴者，属太阴，以其脏有寒故也，当温之"。"自利不渴"是太阴病的一个特点，太阴病也可以渴；"以其脏有寒故也，当温之"，用干姜的人一定是自利不渴，干姜可以抑制腺体分泌，大便干的用干姜更干；若口渴再用干姜更渴说明辨证失误。

"伤寒脉浮而缓，手足自温者，系在太阴"。脉浮而缓，手足自温的是太阴病，浮缓脉是太阴病的一个特点。用三阴虚证的原方治感冒——小建中汤治疗太阴脾虚的感冒，见原文。另一个经典方炙甘草汤治疗少阴心阳虚的人发生外感，源自《伤寒杂病论》。太阴病的外证——手足自温、四肢苦烦热、手心汗出，均是交感神经系统的活力升高所致（虚性亢进），并呈现波浪式地升高；阳明腑实或阳明在经等实证则为斜线上升式地升高，用桂枝解热治疗外证。浮、大、缓、虚之脉，就是一个无力的脉。太阴外证的四肢烦疼，不同于少阴病，少阴病是骨头痛，太阴病是肌肉痛。关节炎多考虑为少阴病，肌肉痛的多考虑为太阴病。

6. 少阴病脉证提纲

少阴之为病，脉微细，但欲寐也。

微为阳微，心输出量降低，搏动减低，所以脉微。

细为阴细，血容量降低，所以脉细。

寒性收引，脉细欲绝，此属厥阴。

但欲寐：副交感神经兴奋。

脉细，也可以是寒性收引导致的。人的副交感神经兴奋会出现瞌睡、困顿。少阴病的脉表现为微、细、沉、迟。微、沉、迟，可以不用鉴别。少阴阳虚的人，肾上腺素水平低，所以脉沉；肾上腺素可以增强心肌收缩，所以少阴阳虚的收缩力减退，脉微；同时肾上腺素能增加心率，肾上腺素低就会出现脉迟，所以微、沉、迟在少阴阳虚的人身上都可以见到。区别太阴病，太阴病的无力脉是脾虚，ATP也就是能量代谢低下，心肌收缩力减低，所以表现为脉搏没有力气；而少阴病的脉微、沉、迟，是因为肾上腺素分泌水平低（肾上腺素也就是中医讲的阳气），它的脉搏就更加没有力气，心脏收缩力更低。

"少阴病，欲吐不吐，心烦但欲寐，五六日自利而渴者，属少阴也，虚故饮水自救。若小便色白者，少阴病形悉具。小便白者，以下焦虚有寒，不能制水，故令色白也"。说了一个独证，少阴病的渴，口干，小便一定是白的，这才是阳虚。

7. 厥阴病脉证提纲

厥阴之为病，消渴，气上撞心，心中疼热，饥而不欲食，食则吐蛔，下之利不止。

消渴：夜渴。

气上撞心：多后半夜心绞痛，即西医不稳定型心绞痛。

心中疼热：烧心，再如左金丸用黄连、吴茱萸；温病晚期心中疼热，欲食冷食；老年人胸中灼热，饥而不欲食，喜食冷饮。

吐蛔：蛔虫钻胆。

下利：吴茱萸、乌梅。

"厥阴之为病，消渴，气上撞心，心中疼热，饥而不欲食，食则吐蛔，下之利不止"。消渴，后半夜渴；"气上撞心"，多为后半夜的疼痛，西医的不稳定型心绞痛；还有"心中疼热"，烧心就是心中疼热，温病晚期也可表现为心中疼热，欲吃冷的、想吃冰糕的预后往往不良，以及"老年人胸中灼热，饥而不欲食，喜食冷饮"，预后也不好；"饥而不欲食，食则吐蛔"，是蛔虫病；"下之利不止"，下利有个方是戊己丸，戊己丸的适应证和乌梅丸一样，戊己丸治标，乌梅丸治本，但治疗口渴戊己丸不如乌梅丸，因为戊己丸用芍药，乌梅丸用乌梅，望梅止渴；还有一点，戊己丸不如乌梅丸，区别在吴茱萸和花椒，花椒能促进唾液腺的分泌，川菜用花椒令人垂涎，而吴茱萸能抑制腺体分泌，所以对口渴这一证，戊己丸不如乌梅丸，其他证都可以替代。乌梅亦可配吴茱萸，《金匮要略》中有一个通治诸感处方，用韭菜籽来温阳、吴茱萸配乌梅治疗厥阴阳虚，虽然吴茱萸能配乌梅，但二者搭配不能治口渴。

8. 六经为病欲解时

讲六经为病欲解时，时间可用来抓独！晨起口苦说明是少阳，通常此人晚上有反流；后半夜的咳、瘙痒、老年性瘙痒，可以考虑厥阴；21点到凌晨3点空腹痛是太阴病；日晡潮热是阳明病；从9点到15点，太阳当令，此为太阳病感冒症状最严重的时候。六经为病欲解时，能辅助诊断（彩图3）。

六经化生图（彩图4）也能辅助诊断。"二七、二八"之前太阳病很多，小孩主要是呼吸道感染这些疾病；"二七、二八"到"四七、四八"，首先想到少阳病，长痤疮是由于激素水平的变化；"四七、四八"到"六七、六八"，阳明病多，所以外感病死的人，一是虚弱的人死得多，一是青壮年死得多，都在此年龄段，比如急性重型肝炎；"六七、六八"到"七七、八八"，三阴当令；"七七、八八"之后，首先想到体质大多数是厥阴病，老年性皮肤瘙痒，马上想到厥阴病，厥阴风木，直接用乌梅丸，利用其疏风散寒的作用。老年性阴道炎也要想到厥阴病，可用乌梅丸，但乌梅丸偏温、不偏补，因为老年性阴道炎激素水平分泌低，还要填补少阴肾精，提高激素水平。所以，六经化生图也可指导治疗，但一定要灵活，一成不变容易出问题。

厥阴方

《太平惠民和剂局方》	《伤寒论》方
白芍	乌梅
黄连	黄连、黄柏
吴茱萸	蜀椒、细辛、干姜、附子
治标	人参、当归扶正（慢性病治本）
反酸、腹泻	气上冲胸，心中疼热，下之利不止（反酸、烧心）

乌梅丸	温脾丸
乌梅（利）	大黄（秘）
黄连、黄柏	黄连、黄柏
蜀椒	吴茱萸
干姜、桂枝、附子、细辛	干姜、桂心、附子、细辛
当归	当归
人参（补气）	麦芽、神曲（消导）

　　在六经为病脉证提纲的基础上，可把后世各家的方都融合到六经体系之中，用六经辨证的方法去治疗。比如戊己丸就被整合了进去。众所周知乌梅丸治腹泻，大便干的把乌梅换大黄即是《千金翼方》的温脾丸，温脾丸和乌梅丸的区别就在大黄和乌梅，然后加了神曲、麦芽等消导的药。便干，消化不好，不用能增强饱腹感的人参，即为温脾丸。对比下的记忆和应用——温脾丸和乌梅丸可以一个药都不变，就把乌梅变成大黄即可，一个治腹泻，一个治便秘。温脾丸的适应证是"厥阴之为病，消渴，气上撞心，心中疼热，饥而不欲食，食则吐蛔"，整个厥阴病一系列的症状就顺下来了。

温脾汤	大黄附子汤
大黄	大黄
附子	附子

人参、甘草、干姜　　　　　细辛

脾虚　　　　　　　　　　　发热、疼痛

再举例：《备急千金要方》的温脾汤，温脾汤和大黄附子汤的区别是一个用人参、甘草、干姜（脾虚），一个用细辛（发热、疼痛，以细辛来解热镇痛）。

温脾汤　　　　　　　　　　茯苓四逆汤

大黄　　　　　　　　　　　茯苓

附子　　　　　　　　　　　附子

人参、甘草、干姜　　　　　人参、甘草、干姜

便秘　　　　　　　　　　　烦躁

温脾汤和茯苓四逆汤的区别是一个用大黄，一个用茯苓；一个便秘，一个烦躁，就是它们的独证。见到少阴阳虚者，就应该想到便秘用温脾汤，烦躁用茯苓四逆汤。这样，《备急千金要方》的方子也被整合进去了。

四、复合抓独

很多时候用抓独法去治疗一些病可能无效，因为许多疾病是复合病机，仅抓住其中一个病机是徒劳的（彩图5）。

举例：感冒患者脉浮、自汗出，开桂枝汤，但同时脉弦，就需要加小柴胡汤，合并就是柴胡桂枝汤证。如果抓独仅抓出桂枝证但没抓出柴胡证，治疗照样是无效的。

再举例："咳而遗尿"，膀胱咳是五苓散证，或者又现舌淡、苔白、多津，像支原体肺炎的患者，女性常常会把小便咳出来，而男性尿道长往往不会出现这种情况，但用五苓散仍然无效，因为中医讲"三焦为液道"，患者还有弦脉，应该是五苓散加小柴胡汤，也就是柴苓汤证，但仅抓五苓散证还是无效，这就是复合病机的抓独。

另一例，患者嗓子不舒服，不论在少阴经还是少阳经，都可以考虑用半夏，因咽喉不舒服是使用半夏的一个特殊指征，尤其是痰

湿型的咽喉不适。若咽喉不适，同时伴有手心潮，用桂枝就是半夏散及汤；如果大小鱼际还红，有少阳证用黄芩，就不是半夏散及汤，而是六物黄芩汤（寒热错杂导致的咽喉不适）。因此，**抓独有一个递进的过程，如果只抓住了病机的一端是没有效果的。**

再如某肿瘤患者，术后肿瘤切净，但手术导致声带麻痹，声音很沙哑、嗓子不舒服——半夏；然后一摸手心都是汗——桂枝；大小鱼际红——黄芩；做完手术，耗伤气血——人参、大枣，这是六物黄芩汤。抓独的好处是当能清楚识别所有独证的时候，你开的经方是"斗"出来的，"斗"出来后即知六物黄芩汤，每一味药都有其存在的价值。

一位患者手心潮用桂枝，手背凉用附子，桂枝加附子汤。但另一患者手背凉应用吴茱萸，因为患者有个独证——唇口干燥，得考虑是个妇科的问题，再加上生殖系统疾病，应该是温经汤，所以用桂枝加附子汤就错了。抓独需要反复训练到骨髓里，看病就简单、直接、有效，甚至可以把张仲景的100多个方给拆掉，一味药一味药去"斗"，"斗"出来的也是那100多个方。

五、万法归宗

时方讲一套、经方讲一套、气化讲一套、方证讲一套、温病讲一套、伤寒讲一套，各家学说各讲一套，变成中医的套路太多、太深，此时就不知道该用哪一个套路。太湖有一门课叫"医学一统"，说明方法之间、各个模型之间都是相通的，因为六经辨证是人体的生理病理模型，放之四海而皆准，一句话概括——"举一心为宗，照万法如镜"，不必把界限分得太清楚。

黄疸病例：患者，男，64岁。因"发现结肠癌肝肺转移、肝门区、腹膜后腹主动脉旁多发淋巴结转移1个月余"，2015年12月1日入院，患者身目发黄、食欲不振、厌油腻，均是肝脏病的特点。乏力，时有胃脘部不舒，口不渴，不欲饮，小便黄，大便前干后溏，舌质淡润，苔白稍黄，脉弦缓。患者于 2015 年 11 月 27 日在天津市某医院行胆管支架术（因癌症肝转移压迫胆道形成淤胆），入院时肝功能示：总胆红素 202.2 微摩尔／升，结合胆红素 172.6 微摩尔／升，游离胆红素 29.6 微摩尔／升。

抛开辨证论治，换个方法来思考，大家看看患者的舌和手（彩图 6），我们用茵陈五苓散加减治疗——茵陈 30 克，桂枝 10 克，白术 10 克，茯苓 10 克，猪苓 10 克，泽泻 10 克，川芎 10 克，白芍 10 克，败酱草 30 克，猫爪草 30 克，醋鳖甲 30 克，半枝莲 20 克，党参 30 克，滑石 30 克，石膏 15 克，生薏苡仁 30 克，白花蛇舌草 20 克。开了 15 剂，服药半个月后，食欲正常，乏力减轻，身目黄疸减退，复查肝功能，总胆红素 84 微摩尔／升，结合胆红素 39.5 微摩尔／升。

此为典型的茵陈五苓散证，舌苔变黄加滑石、石膏。现从各个方面来说明为何是茵陈五苓散证。

第一，脉。脉缓是桂枝证，脉弦在少阳。少阳的用药特点：有湿用茵陈，无湿用柴胡。甘露消毒丹和小柴胡汤的区别是甘露消毒丹治夹湿，小柴胡汤不夹湿。同时考虑到患者有黄疸，茵陈是黄疸的专药，茵陈配桂枝——茵陈五苓散。

第二，抓独。舌边肿胀在少阳，用柴胡或者茵陈，因患者苔腻有湿，用茵陈不用柴胡，同时苔腻多津是五苓散证——茵陈五苓散。少阳夹湿要么开茵陈五苓散，要么开甘露消毒丹，甘露消毒丹偏于改善消化道的症状，而茵陈五苓散更偏重于退黄，这就是专方专药，张仲景在他的方子里非常强调"一病有一方，一病有一药"。再去抓独，手心潮——桂枝，大小鱼际红——少阳，脸上冒油汗——少阳夹湿，用茵陈，还是茵陈五苓散。

第三，望诊。皮肤黄——茵陈（退黄），颜色晦暗——湿重于热，湿重于热的黄疸用茵陈五苓散。

第四，问诊。大便先干后溏——五苓散，黄疸——茵陈。还是茵陈五苓散。

第五，触诊。肝区有叩痛（肝大在少阳，是柴胡证或者茵陈证），病在少阳，有黄疸，专药就是茵陈；摸着手心潮，用桂枝，仍然是茵陈五苓散。

第六，抓独。手心潮用桂枝，大小鱼际潮红在少阳，脸上冒油，少阳夹湿用茵陈，还是茵陈五苓散。

第七，汇通。直接胆红素升高，提示淤胆（湿重于热）用茵陈，还是茵陈五苓散。

所以，茵陈是辨病，五苓散是辨证，病、证、症要有机结合。黄疸，从辨病的角度来讲，专药就是茵陈，茵陈退黄（因有湿的人小便不利，而茵陈本身具有保肝利胆退黄的作用，所以是黄疸的专药）。从辨证的角度，湿重的用五苓散、热重的用茵陈蒿汤、寒湿的用茵陈术附汤；需要根据不同的情况进行选择。茵陈五苓散中五苓散利尿，因为胆红素的排泄一个是大便，一个是小便。茵陈蒿汤是以大便为通路，通过大便阻断胆红素肠肝循环；茵陈五苓散是以小便为通路，促进胆红素的排出。热重的容易阳明腑实，所以热重的一般从大便去祛湿，湿重的多从小便祛湿。湿郁化热又可以加石膏、滑石、寒水石。

小结：

黄疸案

（1）辨脉。脉缓：桂枝；脉弦：少阳；黄疸用茵陈——茵陈五苓散。

（2）辨舌。舌边肿：少阳；苔腻：茵陈；多津：五苓散——茵陈五苓散。

（3）望诊。黄疸：茵陈；晦暗：湿重，五苓散——茵陈五苓散。

（4）问诊。大便先干后溏：五苓散；黄疸：茵陈——茵陈五苓散。

（5）触诊。肝区叩痛、肝大：少阳；黄疸：茵陈；手心潮：桂枝——茵陈五苓散。

（6）抓独。手心潮：桂枝；鱼际潮红：少阳；脸冒油汗：夹湿用茵陈——茵陈五苓散。

（7）汇通。淤胆：湿重，五苓散；胆红素升高；茵陈——茵陈五苓散。

茵陈：辨病截断；五苓散：辨证抓独。抓独截断病证结合。

讲阳明病时可能不会着重讲栀子柏皮汤，栀子柏皮汤与茵陈蒿汤、茵陈五苓散的区别在哪里？《伤寒论》中"阳明在经"，讲过两个代表药：其中一味药是白虎汤中的石膏，治疗"大热，大渴，大汗，脉洪大"，也就是全身炎症反应综合征，炎症所导致的全身反应；另一味药是栀子，它治疗的红、肿、热、痛，是炎症的局部反应，比如胃食管反流病——栀子豉汤，拿胃镜看里面的红肿热痛看得很清楚。发生在体表局部的炎症，用栀子外敷也有效。肝脏的红肿热痛可用栀子柏皮汤，但是肝脏没有痛觉神经，只有在侵犯肝包膜时才会痛，而一般的炎症不侵犯肝包膜，所以常常没有痛。栀子柏皮汤具有强烈抗炎作用，方中黄柏以皮治皮，也能退黄、抗炎，但如果要使胆红素从大便排出，就用茵陈蒿汤——热重，实则阳明；若想将胆红素从小便中排出，就用茵陈五苓散——湿重，虚则太阴。茵陈蒿汤证治疗不当容易转化为重症肝炎，出现热病神昏、晕厥、重症肝炎、肝衰竭死亡；茵陈五苓散证的患者容易转化为慢性肝炎，转化为太阴病。一个有余，一个不足；一个偏热，一个偏湿，它们之间是有区别的。

这就说明了一个问题，不论用传统的四诊（望、闻、问、切），还是太湖的抓独法，甚至用中西汇通的理论，辨出的方都是茵陈五苓散，说明各家都是通的！举茵陈五苓散的例子，同时还要告诉大家两点：一是要万法归宗；二是诊断的时候，要注意先证后诊，以诊测证，也就是脉证合参。这是张仲景平脉辨证的思想，以脉来测证，用证来证脉，它们之间是相互证实和对应的关系。

再举一例，某男性患者，来治失眠、疲乏、脱发，你要怎么去看这个病？鼻梁附近发青——少阳；皮肤油腻——肝经湿热；尺脉弦数——湿热下注，这就是柴妙饮证。他不是来治疗失眠、疲乏、脱发，而是来治早泄或者泌尿、生殖系统感染的，因为尺脉弦数，《伤寒论》有原文"弦则为泄"，此人有早泄；"数则为热"，泌尿、生殖系统有感染，可能是普通感染或是特殊感染（性病）；如果脉弦数滑，《金匮要略》原文"少阴脉滑而数者，阴中即生疮"，说明他的生殖器生疮了，除了得癌症生疮之外，那就是阴下疳——生殖器疱疹，即性病。《伤寒杂病论》都是有原文的，脉诊学透了，这些情况都会第一时间想到。所以，他实际上是因为早泄、交感神经虚性亢进，导致失眠、脱发、疲乏。再看第二例患者，十二指肠球炎、十二指肠球部溃疡，小建中汤证，其特点是面白皮细。太阴脾虚之人特征性的形体表现——面白、皮细、脑袋又小又圆，《金匮要略》讲到这类人时提到"面色薄、形体瘦削"，大家看到这类人第一眼，就知道是小建中汤证。这位患者来找我，因为腹胀很严重没给他开小建中汤，开的是厚朴生姜半夏甘草人参汤，开了一周的药，第一剂服完之后就减轻了，但是服完3剂之后，腹胀却还没有完全得到缓解，大家知道为什么吗？开始以实为主，后面以虚为主，这药开一周肯定开错了，应该开3天，急性病3天换方；复诊开小建中汤，让他去做胃镜，提示就是十二指肠球炎，他的体质就决定了临床表现，无须很详细地辨证，但是要抓住独证，厚朴生姜半夏甘草人参汤一上去，就能减轻腹胀。如果不抓独证，教科书最经典的就是香砂六君子汤，脾虚，虚胀，六君子汤加木香、砂仁，效果很慢；厚朴生姜半夏甘草人参汤，要用准剂量，喝1剂汤药，半小时后腹胀就会减轻，它们是有区别的。

【概论补充】

1. 独证规律

前边介绍了抓独的源流，抓独法的核心（平脉辨证），独证的定义及类型，独证还有5个基本规律，这些规律是抓独证的大方向，方便快速地抓到一些独证。第一，六经为病，脉证提纲，能把病直接定在哪一条经。第二，六经化生，"妇人年五十所……温经汤主之"，50岁就是"七七"之后，容易表现为温经汤证。第三，六经为病欲解时，半夜起来喝水，这是欲解时对应的表现。第四，标本出入。第五，传变有兆。

2. 标本出入

（1）太少两感

"太阳之上，寒气治之，中见少阴热化；少阴之上，热气治之，中见太阳寒化"。以下讲麻黄附子甘草汤证。

少阴病，得之二三日，麻黄附子甘草汤微发汗。以二三日无证，故微发汗也。

麻黄二两，去节 甘草二两，炙 附子一枚（炮，去皮，破八片）。

上三味，以水七升，先煮麻黄一两沸，去上沫，内诸药，煮取三升，去滓，温服一升，日三服。

二三日无证——可以无里证或无表证。举例：一人感冒了两三天，只表现为鼻塞不舒服，浑浑噩噩的，无明显发烧等不舒服的症状，一般都是太少两感证，太少两感证的人可表现为轻微受风就有点鼻塞不舒服，即麻黄附子甘草汤证，表证不明显叫作"阳虚之人常夹三分表证"，这是第一。第二，必须没有里证，没有下利便溏，用麻黄附子甘草汤微发汗。二三日无证因伤寒三日发生传变，往三阴传。

水之为病，其脉沉小，属少阴。浮者为风，无水虚胀者为气。水，发其汗即已。脉沉者，宜麻黄附子汤。浮者，宜杏子汤。

麻黄三两，甘草二两，附子一枚，炮。

上三味，以水七升，先煮麻黄，去上沫，内诸药，煮取二升半。温服八分，日三服。

"水之为病，其脉沉小，属少阴"，治肾病综合征、肾炎要发表，它的独证不是脉浮。因为太少两感证的一个特点为沉脉，本身水肿时桡动脉搏动脉位就低，所以，不能用浮脉做太少两感证的独证。

太少两感证的水肿，独证是目如卧蚕。只要眼皮肿，就需要发表，也就是说，肾炎、肾病综合征的患者，是否还需要发表，靠上眼睑而非浮脉。"腰以上肿当发汗，腰以下肿利小便"，说明腰以上肿就看他的眼睑，如果他的上眼睑还表现为目如卧蚕，只要有一点肿，表就没发透，要发表，要用大剂量的麻黄（不去节），就是麻黄附子汤。麻黄附子汤和麻黄附子甘草汤有什么区别？第一重用麻黄，第二麻黄不去节，这两个区别都说明要强烈的发表，所以，治疗肾病综合征，生麻黄可以开至30克以加强发表的作用。

少阴病，始得之，反发热脉沉者，麻黄附子细辛汤主之。

麻黄二两，去节　细辛二两　附子一枚（炮，去皮，破八片）。

上三味，以水一斗，先煮麻黄，减二升，去上沫，内诸药，煮取三升，去滓，温服一升，日三服。

太少两感证的特点是可以不发热，"少阴病，始得之，反发热脉沉者，麻黄附子细辛汤主之"，这里有两个反证，若少阴病脉沉，是正常的，不是反，若太阳病脉沉者，就是反。麻黄附子细辛汤，可以说是少阴病，也可以说是太阳病，不外乎太阳病兼少阴、少阴病兼太阳，少阴是其痼疾，太阳是其新感。从太阳病的角度讲，脉应该浮，脉沉就是反沉；从少阴病的角度讲，脉应该沉，发热就是反发热，因为少阴阳虚之人不应该发热，感冒之后反发热，用麻黄附子细辛汤。

（2）太阴阳明同病

伤寒若吐若下后，七八日不解，热结在里，表里俱热，时时恶风、大渴、舌上干燥而烦、欲饮水数升者，白虎加人参汤主之。

伤寒无大热、口燥渴、心烦、背微恶寒者，白虎加人参汤主之。

知母六两　石膏一斤，碎绵裹　甘草炙，二两　粳米六合　人参三两。

上五味，以水一斗，煮米熟汤成，去滓，温服一升，日三服。

再讲一个表里两经、标本出入的例子；上两条说了一个独证，白虎汤证若背上怕冷加人参。白虎汤证应该是不怕冷的，刚开始怕冷是还没发热，医生一般看不见白虎汤证怕冷，因为他怕冷的时候还在家（怕冷一般就几个小时），还未就诊，这是温病，易被误诊为伤寒，初起病时舌苔是白焦苔未黄，初起病的怕冷也不用吃药，很快就会发烧，也就是"恶寒必自罢"，所以白虎汤证是不怕冷的。但是不是证实"恶寒自罢"之后就不怕冷了呢？未必，兼气虚的患者还会觉得背心凉，要加人参，这是白虎加人参汤的独证。

此为标本出入，太阴阳明同病，太阴病是痼疾，阳明病是新感，就是一个气虚的人发炎了。在开白虎汤的时候，若还出现独证（背怕冷、怕风），要思考白虎汤行不行，不行就加人参。

（3）少阳与厥阴

再举例：患者口苦、黄疸等，在少阳开小柴胡汤，但此人已经口苦、黄疸十年有余，疾病伤了形质，要在小柴胡汤的基础上加点鳖甲软坚散结，加点土鳖虫、桃仁、凌霄花以活血化瘀。这是鳖甲煎丸，厥阴病的方。鳖甲煎丸中有干姜、人参，托邪之后炎症可以急性活跃，就表现为口苦，苔腻不想吃东西，赶紧服甘露消毒丹，开胃、退黄，接着再用鳖甲煎丸。这是一个标本出入的问题，和大黄䗪虫丸、黄芩汤的应用是一样的道理。这里讲到少阳、厥阴，前面讲到了太阴、阳明与太阳、少阴，均为标本两经的关系。

3. 传变有兆

六经传变有征兆，抓住征兆就能考虑开药。

阳毒之为病，面赤斑斑如锦纹，咽喉痛，唾脓血。五日可治，七日不可治，升麻鳖甲汤主之。

阴毒之为病，面目青，身痛如被杖，咽喉痛，五日可治，七日不可治，升麻鳖甲汤去雄黄蜀椒主之。

升麻二两，当归一两，蜀椒炒（去汗）一两，甘草二两，鳖甲手指大一片（炙），雄黄半两（研）。

上六味，以水四升，煮取一升，顿服之。老少再服，取汗。《肘

后方》《千金方》：阳毒用升麻汤，无鳖甲，有桂；阴毒用甘草汤，无雄黄。

阳毒典型的表现是红斑狼疮，"面赤斑斑如锦纹"，红斑狼疮一旦出现咽喉痛，就要急性发作，今天表现为咽喉痛但没有感冒，两三天以后皮疹、盘状红斑就显现，这是疾病转出少阳的独证，用升麻鳖甲汤加黄芩、牡丹皮这些药物，服药后就不会急性发作。以及肾小球肾炎合并扁桃体炎的小孩，嗓子一痛过两天就要肿，这也是疾病转出少阳的独证。阳毒和阴毒不一样，因为阳毒"面赤斑斑如锦纹"，阴毒"面目青，身痛如被仗"，这两个独证是用来辨别阴和阳的，而两者都可见咽喉痛，用来辨别急性发作。

伤寒一日，太阳受之。脉若静者，为不传，颇欲吐，若躁烦，脉数急者，为传也。

汗出、热退、脉静、身凉。

太阳传经有两个独证，烦躁和脉数。太阳病发汗之后，应汗出、热退、脉静、身凉。若汗出热不退，脉还数，摸着浑身还烫，这不是太阳病，而是温病的气分有热，属于《伤寒论》中的阳明病，所以太阳传阳明的特点表现为数脉。太阳病脉可以数，因为发热，体温增加1℃，脉搏增加10次。解表后还表现为脉数，就代表病传阳明，这是其一；其二，如果太阳病兼烦躁首先考虑患者容易传阳明。

肺胀，咳而上气，烦躁而喘，脉浮者，心下有水，小青龙加石膏汤主之。

麻黄、芍药、桂枝、细辛、甘草、干姜各三两，五味子、半夏各半升，石膏二两。

上九味，以水一斗，先煮麻黄，去上沫，内诸药，煮取三升。强人服一升，羸者减之，日三服，小儿服四合。

小青龙汤证烦躁加石膏，因阳明病的特点是交感神经兴奋，患者易发烦。阳明病的发烦，是由于急性炎症反应导致的交感神经兴奋，而非少阳病的默默不欲饮食或者脾气不好，阳明病的发烦，随着体温一退，烦躁就没了。这种烦躁因疾病而起，不是脾气不好、情绪的问题。

服桂枝汤，大汗出后，大烦渴不解，脉洪大者，白虎加人参汤主之。

【服桂枝汤转阳明者，白虎加人参汤主之。服麻黄汤，转阳明者，白虎汤（麻杏石甘汤）主之。以桂枝汤本气虚外感故也。】

脉：高动力循环。

舌：白。

症：恶寒。

人参—党参—太子参。

太阴病的特点脉浮、大、缓、虚，一定是没有力气的脉；注意无力不是白虎加人参汤必须见到的独证，因白虎汤证表现为大热、大渴、大汗、脉洪大，高动力循环，心脏收缩力增强，从而把无力的脉给中和了。白虎加人参汤证的患者本身气虚，所以用桂枝汤，而气虚的人发炎就表现为白虎加人参汤证，人参是痼疾，白虎汤是新感。人参的痼疾决定了患者的脉搏无力、气虚，而新感白虎汤证的脉是一个有力的、洪大的脉，洪大的脉和无力的脉一中和，无力的脉就摸不到了。感染后交感神经兴奋导致心脏收缩力增强，把更多的血液射向外周，呈现出一个洪大的脉。所以白虎加人参汤证的患者发烧时，摸不到无力的脉，但是烧退以后，他的脉还是无力的。这时要舍掉脉，但舍掉脉不代表脉证不合，必须明白背后的机理，一个无力的脉加一个有力的脉，就无法表现出无力的脉。

关键是苔，白虎汤证大热、大渴、大汗、脉洪大，应该是一个黄苔，但白虎加人参汤证常常表现为白苔。患者气虚，中性粒细胞吞噬细菌的功能降低，中性粒细胞不能吞噬细菌导致它不能够变成脓细胞，所以表现为白苔。如果它能够变成脓细胞，脓细胞就是黄色的，舌苔就会被染黄。这里你就会知道患者的免疫功能有障碍，明明表现为大热、大渴、大汗、脉洪大的急性炎症反应综合征，但不见黄苔。因此加人参，拿不准就不加人参；加人参后有个弊端，人参能提高免疫应答，大热、大渴、大汗等炎症反应有可能会加重，但是患者免疫功能有障碍，同时又有炎症，需要加人参以清除病原微生物，若怕加人参后作用过强，可把人参换生晒参、党参，党参的副作用是吃了容易饱，还可把党参改成50克太子参，就彻底安全了，但见效就越来越缓。所以，需要医生根据病情的轻重缓急和患者气虚的不同程度来进行调整。患者如果还觉得背心有点怕冷，说明这个白虎汤证要加人参，这才是它的独证。

伤寒解后，虚羸少气，气逆欲吐，竹叶石膏汤主之。

竹叶二把　石膏一斤　半夏半升(洗) 麦门冬一斤(去心) 　人参二两　甘草二两（炙） 粳米半斤。

上七味，以水一斗，煮取六升，去滓，纳粳米，煮米熟，汤成去米，温服一升，日三服。

竹叶石膏汤比白虎加人参汤作用更完善，在白虎加人参汤的基础上用石膏，不用知母，因为热已退，余热未清，所以竹叶石膏汤退烧效果不强；用一点人参来扶正，因为炎症会抑制免疫应答，持续的炎症会导致免疫系统功能障碍，如果担心提高免疫的作用强了，人参换成太子参会温和一些；炎症抑制维生素的吸收会导致口唇糜烂，用大剂量的竹叶能够补充B族维生素，也退点热。若无口唇糜烂，30克竹叶可减为15克或9克，剂量可以调整；炎症会导致水分的丢失，加麦门冬，若细脉明显、口干唾液少，配生地、玄参；炎症会兴奋交感神经抑制胃肠道的蠕动，加点半夏；胃胀加厚朴；炎症会导致皮质激素的紊乱，加点甘草，还能改善食欲；炎症代谢时患者不想吃东西，营养代谢低，用粳米的米汤，相当于西医输两瓶葡萄糖，补充一下营养，竹叶石膏汤就是这一类似的处方。明白背后的机理就能随意变化。

伤寒三日，三阳为尽，三阴当受邪。其人反能食而不呕，此为三阴不受邪也。

【能食，不传三阴】

抓独法分析竹叶石膏汤，它的独证是少气、欲吐。即感冒后期或者急性热病后期，患者表现为乏力、纳差、恶心，用此方。少气、欲吐源自"伤寒三日，三阳为尽，三阴当受邪。其人反能食而不呕，此为三阴不受邪也"，这句话寓意着患者感冒了，首先问感冒几日，想不想进食，想吃就说明病还在三阳，一点食欲都没有说明病有传变。比如，你要用荆防败毒散，一问患者已经外感5天且毫无食欲，舌苔并不厚腻（如果夹湿，也会不想吃），此时荆防败毒散就要变成人参败毒散，病传三阴后，荆防败毒散的效果不好，要加人参——人参败毒散。

抓独法讲的是气化和方证，是彼此相连的桥梁；通过抓独法就能打通气化和方证。独证既反映病机又反映主要矛盾，病机是气化，主要矛盾是方证，抓独就是打通方证和气化的桥梁。

第二章　太阳主证

太阳病分为太阳主证、太阳兼证以及太阳类证，太阳兼证讲有痼疾的患者得了太阳病，该怎么处理；太阳类证疑似太阳证，但其实不是太阳病；太阳主证讲太阳在经、在腑的具体证型，鉴于主证是最基本的证型，所以先讲主证。

一、脉证提纲

太阳之为病，脉浮、头项强痛而恶寒。

太阳病，发热、汗出、恶风、脉缓者，名为中风。

太阳病，或已发热，或未发热，必恶寒、体痛、呕逆、脉阴阳俱紧者，名为伤寒。

太阳病，发热而渴，不恶寒者，为温病。

前文已讲解，不再赘述。

强调：任何一条经，必须先理解脉证提纲，才能够宁失其方勿失经。

【太阳在经】

二、桂枝汤证

太阳病，头痛、发热、汗出、恶风，桂枝汤主之。

桂枝（三两，去皮）　芍药（三两）　甘草（二两，炙）　生姜（三两，切）　大枣（十二枚，擘）。

上五味，㕮咀三味，以水七升，微火煮取三升，去滓，适寒温，服一升。服已须臾，啜热稀粥一升余，以助药力，温覆令一时许，遍身漐漐微似有汗者益佳，不可令如水流漓，病必不除。若一服汗出病瘥，停后服，不必尽剂。若不汗，更服，依前法。又不汗，后服小促其间。半日许令三服尽。若病重者，一日一夜服，周时观之，服一剂尽，病证犹在者，更作服；若汗不出，乃服至二三剂。

禁生冷、黏滑、肉面、五辛、酒酪、臭恶等物。【消化功能减退】

此条能鉴别诊断的是汗出，无汗用麻黄，有汗用桂枝。许多医家将恶风作为鉴别诊断的依据，但要严格区别恶风和恶寒，有时很困难。风一吹带走体温，人会感觉冷，寒也会让人感觉冷，两者之间可能在程度上有点区别，但在实际操作中是不好鉴别的。真正能够鉴别的是汗出。汗出有程度不同，如果一个人汗特别多，患者往诊室一坐，就能看到他脸上都是汗，这就是汗多，甚至能达到漏汗的程度；汗少点的人去摸，搭脉的时候就摸到胳膊整体都很润；再少点的人，就是手心冒汗。手心冒汗也不一定就很轻，全身冒汗的手心也会冒汗；若全身不冒汗，胳膊摸着也不潮，单纯手心冒汗就叫轻。手心的汗腺发达，一旦汗腺分泌增加，就能在手心感觉得到（当然汗腺最发达的地方是腋窝和脚心，但看腋窝和脚心不方便，除此之外就是手心）。另外，太阴虚劳易出汗，手心的地方也叫劳宫，以此穴来定桂枝证。

伤寒发汗已解，半日许复烦，脉浮数者，可更发汗，宜桂枝汤。

此条核心是脉数，烦是因为马上要发烧。《伤寒论》中讲外感病中的烦有两个重要原因（少阳证除外），一个是化热要烦，到阳明病；另一个是还未发热，体温上升之前会烦。化热烦，举一个最佳的例子：小青龙汤，烦者，加石膏。化热要发烧，发烧之前交感神经会兴奋，交感神经兴奋就会烦，同理发烧烦，均因由热导致交感神经兴奋，从而脉搏变数。所以，桂枝汤证不一定是浮缓脉！不发烧的时候脉缓，发烧之后脉就可以数，缓脉不是桂枝汤的绝对独证，是相对独证！

太阳病，外证未解，脉浮弱者，当以汗解，宜桂枝汤。

桂枝汤证还有一个脉：弱，浮而无力的脉可用桂枝汤。桂枝汤证的脉为浮、弱、缓、数，4个脉均可见。浮脉是太阳病的脉，可缓、可数，还可弱。弱就是没有力气，所以说桂枝汤证是太阴脾虚的人感冒。桂枝证最重要的是抓汗出——手心汗出。

桂枝本为解肌，若其人脉浮紧、发热、汗不出者，不可与之也。常须识此，勿令误也。

桂枝汤的特点是解肌，若理解"桂枝本为解肌"，即知葛根汤是桂枝汤加麻黄、葛根，而非麻黄汤加葛根。葛根汤"项背强几几"需要解肌，明白其能解肌，即知可治疗多种与肌肉相关的疾病。

患者脏无他病，时发热自汗出而不愈者，此卫气不和也，先其时发汗则愈，宜桂枝汤。

所谓"脏无他病"，指的是单纯出现"时发热自汗出"用桂枝汤。此为一个时间节律性疾病，表现为每日定点发热汗出，所以桂枝汤可用来治疗更年期综合征。但只用桂枝汤治疗更年期综合征不够，更年期综合征是雌激素水平低了、存在少阴病，应该在桂枝汤的基础上加一点补肾的药。桂枝汤能治疗更年期综合征在于它可缓解"时发热自汗出"的症状，但要从根本治疗，还要补充激素、补肾，道理是通的。

服用桂枝汤要戒食生冷、黏滑、肉面、五辛、酒酪、恶臭，因为消化功能减退——太阴脾虚。太阴脾虚之人感冒后，内源性的肾上腺素分泌增加，抑制其胃肠道的蠕动，人就更没有食欲。感冒后特别不想进食的人一般都有太阴脾虚，或者夹湿。

谨记感冒后需要与桂枝汤证相鉴别，若感冒后表现为突出的乏力和厌油，首先要想到柴胡桂枝汤，患者可能有无黄疸型肝炎，但这种情况常常会漏诊。无黄疸型肝炎，要么用柴胡桂枝汤治愈，要么几天之后出现黄疸，黄疸之后才发现这是茵陈五苓散证，原来并不是一个单纯的感冒，而是肝炎。如果用柴胡桂枝汤几天或者十几天，患者症状缓解，就以为他好了，其实一部分人已经转化为慢性肝炎，因为无黄疸型肝炎常常表现为"见肝之病，知肝传脾"，容易转化为慢性肝炎，那患者就会被误诊误治，但医生却不知道！所以，作为一名中医医生，要真正达到一定的诊疗水平，而非仅仅缓解症状。

桂枝加厚朴杏子汤证

太阳病下之微喘者，表未解故也，桂枝加厚朴杏子汤主之。

桂枝（三两，去皮）　甘草（二两，炙）　生姜（三两，切）　芍药（三两）　大枣（十二枚，擘）　厚朴（二两，炙，去皮）　杏仁（五十枚，去皮尖）。

上七味，以水七升，微火煮取三升，去滓，温服一升，覆取微似汗。

【厚朴、杏子，宣肺通便，治桂枝汤证不大便者。】

桂枝汤证兼有喘的，可以用桂枝加厚朴杏子汤。脾虚的人服用大黄后会抑制胃肠道的蠕动，导致支气管收缩，因为大黄影响交感、副交感神经系统，导致其出现腹胀、纳差、消化不良、便秘，从而使得脾虚的人出现气紧，这也是误用大黄后出现的副作用。为什么一定要讲下之，不讲气虚？因为桂枝汤本身治气虚，一个桂枝汤证的人，若用了下药就特别容易出现气紧，此为大黄的副作用。那为何要下呢？因为桂枝汤证合并便秘就可以用桂枝加厚朴杏子汤，若力量不够，加大芍药剂量即是桂枝加芍药汤；如果大便已经成形了，但是硬，导致排便困难，可加大黄，那就是桂枝加大黄汤；下完之后，再换成桂枝加芍药汤或者桂枝加厚朴杏子汤，这些都是套路。所谓下之微喘，是指没有照顾到脾虚的方面，单纯用小承气汤一类的方子去下是不对的！

【表里先后】

伤寒不大便六七日，头痛有热者，与承气汤；其小便清者，知不在里，仍在表也，当须发汗；若头痛者必衄，宜桂枝汤。

【虽不大便，小便清者，知不在里，阳明热病，必尿黄；不大便、尿黄而头痛有热者，此属阳明。】

感染可以化热，它有一个独证，"小便清者，知不在里，仍在表也"；如果感染化热了，尿一定是黄的！化热之后，水分丢失，尿液会浓缩，同时尿胆红素的含量相对增多,尿就黄,黄色来自尿胆红素、尿胆原。小便清即尿不黄,再有便秘就可以用桂枝汤,从此条可知桂枝汤能治便秘;如力量弱,加厚朴、杏仁;再觉得不够,加芍药,因此,桂枝汤既能治腹泻,还能治便秘。所以,患者便秘,但小便清者,不可以用承气汤!

吐利止而身痛不休者,当消息和解其外,宜桂枝汤小和之。

发汗后,身疼痛,脉沉迟者,桂枝加芍药生姜各一两人参三两新加汤主之。【IFN 身痛】

病毒感染后人体会分泌干扰素,而干扰素会引起流感样症候群。流感样症候群的一个典型表现就是"一身疼痛",可以用桂枝汤;若病情严重且伴有脉沉迟,桂枝加芍药生姜人参新加汤主之,加芍药止痛,人参补气。外感病合并身疼痛的患者,很多都有脾虚。麻黄汤证也可以出现身疼痛,但临床上常见普通感冒引起周身肌肉酸痛的患者大部分都有脾虚。如果感冒好了,一身不疼痛了可以平时服用小建中汤补脾,轻者用桂枝汤小和之。急则治标,缓则治本,太阳病治完了再去治他的太阴病。

三、麻黄汤证

太阳病,头痛、发热、身疼、腰痛、骨节疼痛、恶风、无汗而喘者,麻黄汤主之。

麻黄(三两,去节) 桂枝(二两,去皮) 甘草(一两,炙)杏仁(七十个,去皮尖)。

上四味,以水九升,先煮麻黄,减二升,去上沫,内诸药,煮取二升半,去滓,温服八合,覆取微似汗,不须啜粥。余如桂枝法将息。【胃肠抑制:下利清谷,不可攻表;汗出必胀满。】

麻黄汤证的特点是无汗,或兼有气紧。麻黄碱是平喘药,可以扩张支气管。误用麻黄汤则有严重的副作用,"下利清谷,不可攻表;汗出必胀满","下利清谷"说明患者脾虚,误用麻黄汤攻表、发汗后腹胀不吃东西，抑制了胃肠道的蠕动，用厚朴生姜半夏甘草人参汤。

太阳之为病，脉浮，头项强痛而恶寒。

头项强痛是麻黄的一个独证；麻黄定位在风府穴，只要见头项强痛就可考虑用麻黄。由头项强痛就可以延伸出其他的独证，麻黄证的人喜欢戴帽子，一风吹后脑勺就痛，这种人往往有颈椎或是寰枢关节的问题，感冒后就会表现为头项强痛。因此麻黄证，可以用麻黄汤，也可以用葛根汤；还能针刺风池、风府穴；做推拿、熏蒸来发汗，发汗后就会很舒服，这就是麻黄证。此外，桂枝证的特点（面白皮细）符合太阳病的虚证，而麻黄证的特点是毛孔粗大。中国北方气候寒冷，很多人毛孔粗大，相对北方体质壮实的人多，而南方人纤瘦很多。麻黄证和桂枝证的体征完全相反。举例：有些女性的皮肤毛孔粗大，显得皮厚，那是麻黄证，想美容可开葛根汤，因葛根汤能收缩毛孔，毛孔收缩后皮肤就美了。

太阳病，脉浮紧，发热，身无汗，自衄者愈。伤寒脉浮紧，不发汗，因致衄者，麻黄汤主之。

此条讲到麻黄汤的另一个独证——**流鼻血**。感冒后毛细血管充血，会导致毛细血管脆性大的人流鼻血，这种人平时就爱流鼻血，而麻黄碱可以收缩血管，西医用麻黄碱滴鼻，中医用麻黄汤。若风寒外感后见到流鼻血，首先应该想到麻黄汤，专药是麻黄，利用麻黄来收缩血管。

脉浮紧者，法当身疼痛，宜以汗解之。假令尺中迟者，不可发汗。何以知然，以荣气不足，血少故也。

此条说的是桂枝加芍药生姜人参新加汤证。

【虚人感寒】

《古今录验》续命汤

治中风痱，身体不能自收持，口不能言，冒昧不知痛处，或拘

急不得转侧。（姚云：与大续命同，兼治妇人产后去血者，及老人小儿）

麻黄、桂枝、当归、人参、石膏、干姜、甘草各三两，芎䓖一两，杏仁四十枚。

上九味，以水一斗，煮取四升，温服一升，当小汗，薄覆脊，凭几坐，汗出则愈。不汗更服，无所禁，勿当风。并治但伏不得卧，咳逆上气，面目水肿。

【麻、杏、桂、甘发表，归、芎养血为营，人参、干姜扶正为卫，提高免疫，石膏退热，防止继发感染。

免疫低下型感冒

治妇人产后去血者，以妇人产后失血，外感需有当归、川芎养血，人参、干姜扶正，以产后忌凉也。】

《古今录验》续命汤，记载于《金匮要略》中，前面提到虚人感冒可用桂枝汤，若产妇、老人、儿童此类虚人受严重风寒用桂枝汤无效就可考虑续命汤。虚人外感，麻黄汤加当归、川芎、人参、干姜，防止化热加石膏，即太湖课上讲的截断法。《伤寒论》中有两个典型方治疗虚人外感伤寒，即桂枝汤和续命汤。小建中汤也能治虚人感冒，脾虚证的人适用；炙甘草汤也可治虚人感冒，适用于心脏有病，脉结代的虚人外感。最经典的当数桂枝汤和续命汤，但桂枝汤发表作用不强，若严重虚弱的人外感，须在麻黄汤的基础上进行加减，也就是续命汤。续命汤可再拓展，假如患者还阳虚，加附子，预防因加附子、麻黄之后心悸，添一点地黄或芍药。续命汤加附子之后，麻黄附子甘草汤就包含在其中，只不过续命汤配伍比麻黄附子甘草汤更完善，前者温补皆有，后者急则温之。若阳虚不去石膏，量小一点即可。所以，续命汤的独证就是虚证，虚证外感需要用麻黄汤发表，记住一个方——续命汤。

【麻黄汤禁忌】

麻黄汤禁忌有一些独证，需要大家注意。

（1）淋家，不可发汗；发汗必便血。

【淋证初起，多疑似太阳证。西医所谓急性肾盂肾炎或慢性肾盂肾炎急性发作，多见恶寒发热等感染中毒症状。此太阳类证，何以区别太阳？轻者肾区叩痛也，重则腰痛，知非太阳，不可发汗。】

此条说的是尿路感染，它可出现太阳病的类证，但不是太阳病。肾盂肾炎初起，患者常表现为恶寒发热，临床容易误当成太阳病，发汗后效果不佳，控制不住需要抗感染。

（2）淋之为病，小便如粟状，小腹弦急，痛引脐中。

【小腹弦急，痛引脐中者，此西医尿路结石。】

此条指的是尿路结石，也不能发表，因结石活动会损伤尿道黏膜，可引起类似的太阳表证，出现恶寒发热，不能发表！

（3）太阳中暍，发热恶寒，身重而疼痛，其脉弦细芤迟。小便已，洒洒然毛耸，手足逆冷，小有劳，身即热，口开，前板齿燥。若发其汗，则其恶寒甚；加温针，则发热甚；数下之，则淋甚。

【小便已，洒洒然毛耸，此属淋家。】

"小便已，洒洒然毛耸"，也属淋家，不能发汗。

（4）疮家，虽身疼痛，不可发汗；汗出则痉。

【疮家，虽身疼痛，恶寒发热等感染中毒症状，此太阳类证，不可发汗。】

（5）诸浮数脉，应当发热，而反洒淅恶寒，若有痛处，当发其痈。

【痈证初起，多有表证，不可发表，此后世仙方活命饮证】

疮家亦禁发汗，因化脓性感染可表现为身疼痛、恶寒发热等太阳类证，它不是太阳病，禁止发汗。痈证和疮是一类的，痈证初起也有表证，不可发表，用仙方活命饮！痈证初起出现的恶寒发热不是麻黄汤发汗能解决的。

（6）汗家，重发汗，必恍惚心乱，小便已阴疼，与禹余粮丸。（方本阙）【清心寡欲】

汗家用麻黄必恍惚心乱，小便之后觉得生殖器有点痛，这些症状均可出现。"汗家"本身已多汗，服麻黄后心跳加速，即恍惚心乱。麻黄可用来制作兴奋剂，麻黄附子甘草汤就相当于中医的兴奋剂，它能提高人的性欲，加快心率。

四、桂枝麻黄各半汤证

太阳病，得之八九日，如疟状，发热恶寒，热多寒少，其人不呕，清便欲自可，一日二三度发。脉微缓者，为欲愈也；脉微而恶寒者，此阴阳俱虚，不可发汗、更下、更吐也；面色反有热色者，未欲解也，以其不能得小汗出，身必痒，宜桂枝麻黄各半汤。

【发热恶寒，热多寒少，须知有无化热，清便自可，知未化热，化热尿黄。一日二三度发，此时发热，需桂枝法。面红身痒，桂枝麻黄各半汤。】

桂枝（一两十六铢，去皮） 芍药（一两） 生姜（一两，切） 甘草（一两，炙） 麻黄（一两，去节） 大枣（四枚，擘） 杏仁（二十四枚，汤浸去皮尖及两仁者）。

上七味，以水五升，先煮麻黄一二沸，去上沫，内诸药，煮取一升八合，去滓，温服六合。【本云桂枝汤三合，麻黄汤三合，并为六合，顿服，将息如上法。】

核心是**身必痒**，感冒后出现身痒就可考虑用桂枝麻黄各半汤。同时，它可以有两个兼证：一个是热多；一个是面色反有热色。记住一点——**清便**，之前也讲过，"小便清者，知不在里，仍在表者，当须发汗"，所以，此处的"面色反有热色"不是阳明病的面色热，"热多寒少"也非阳明病的发热不恶寒。桂枝麻黄各半汤又是一个抗过敏的方，西医治感冒用解热镇痛药加抗过敏药来拮抗组胺的释放，因组胺释放可引起面色红、局部皮温升高，所以桂枝麻黄各半汤就是一个典型的治疗过敏性疾病兼有表证的方。身必痒的"必"字引出了独证，《伤寒论》书中用"而""必""反"这些字，都表示后面是个独证，所以，不论怎样描述，抓住这类词后面的独证就抓住了用方的核心。

五、桂枝二麻黄一汤证

服桂枝汤，大汗出，脉洪大者，与桂枝汤，如前法。如形似疟，一日再发者，汗出必解，宜桂枝二麻黄一汤。

【汗出，脉大，既可见于白虎证，又可见于桂枝证，《金匮要略》虚劳篇桂枝加龙牡脉大为劳，故桂枝汤重用之。形似疟，一日再发，体温中枢紊乱。】

桂枝（一两十七铢，去皮） 芍药（一两六铢） 麻黄（十六铢，去节） 生姜（一两六铢，切） 杏仁（十六个，去皮尖） 甘草（一两二铢，炙） 大枣（五枚，擘）。

上七味，以水五升，先煮麻黄一二沸，去上沫，内诸药，煮取二升，去滓，温服一升，日再服。本云桂枝汤二分，麻黄汤一分，合为二升，分再服。今合为一方，将息如前法。

从"汗出必解"可知此条的前半部分是有汗的，后半部分是无汗的。为什么"大汗出，脉洪大者，反与桂枝汤"？因为患者的体温要上升，病未解且未转阳明，而脉大是由于体温增加、患者发热所致，等同西医讲的高动力循环。后面讲"若形似疟，一日再发者，汗出必解，宜桂枝二麻黄一汤"，桂枝二麻黄一汤治的是一日再发，即一天发烧两次以上，且无汗。

六、桂枝二越婢一汤证

太阳病，发热恶寒，热多寒少，脉微弱者，此无阳也。不可发汗，宜桂枝二越婢一汤。

【发热恶寒，热多寒少，此有化热，热多故与石膏。以桂枝汤

扶正解表，越婢汤解表清里。脉微弱者，气虚合桂枝汤，此与白虎加参汤同，唯在表。】

桂枝（去皮）　芍药　麻黄　甘草（各十八铢，炙）　大枣（四枚，擘）　生姜（一两二铢，切）　石膏（二十四铢，碎，绵裹）。

上七味，以水五升，煮麻黄一二沸，去上沫，内诸药，煮取二升，去滓，温服一升。

【本云当裁为越婢汤、桂枝汤，合之饮一升；今合为一方，桂枝汤二分，越婢汤一分。】

患者有化热但脉微弱，说明是虚证，用桂枝二越婢一汤。结合前面讲过的太阳病虚证的感冒，总结一下：第一类是桂枝汤、建中汤、炙甘草汤；第二类是续命汤；第三类是桂枝二越婢一汤。桂枝二越婢一汤和续命汤的区别是桂枝二越婢一汤"热多寒少"，化热了，所以去掉干姜、人参一类的药物，两者之间的区别就是一寒一温的问题。

【太阳在腑——蓄水证】

七、五苓散证

太阳病，发汗后，大汗出、胃中干、烦躁不得眠，欲得饮水者，少少与饮之，令胃气和则愈；若脉浮【发表】、小便不利【利尿】、微热【解热】、消渴者【止渴】，五苓散主之。

猪苓（十八铢，去皮）　泽泻（一两六铢）　白术（十八铢）　茯苓（十八铢）　桂枝（半两，去皮）。

上五味，捣为散，以白饮和服方寸匕，日三服，多饮煖水，汗出愈，如法将息。

这里提到几个证：第一，脉浮，说明五苓散有发表的作用；第二，小便不利，有利尿的作用；第三，微热，有解热的作用；第四，消渴，有止渴的作用。所以，五苓散可用来治疗糖尿病。说到微热，感冒到后期，总是有低烧的，结合之前讲过的，针对此类微热有两个方，第一个方是桂枝汤，感冒后期体温调节中枢紊乱，会出现"时发热自汗出"；第二个方是五苓散，"微热"，五苓散有解热作用，其中桂枝主要起解热作用，茯苓、猪苓、泽泻、白术除湿。

中风，发热六七日不解而烦，有表里证，渴欲饮水，水入则吐者，名曰水逆，五苓散主之。

发汗后，水药不得入口，为逆。若更发汗，必吐下不止。

【凡呕吐清稀水液者，名水逆，多水入则吐。有表里证，表证发热，里证烦渴呕吐。】

谨记：若患者表现为水入即吐，吐下清稀水液者，都是水逆，均可用五苓散。举例：有些小孩一咳嗽就呕吐，吐出的都是黏液、涎液、胃液，此为饮咳，五苓散证，儿科常见。再比如，化疗后的患者易呕吐，吐出来的都是水，并且无法进食，饮水也吐，也是五苓散证。五苓散所治的呕吐有个特点：夹饮，所吐之物都是清稀黏液等。小青龙汤所治的咳嗽特点也是夹饮，所以吐出来的痰是白色泡沫痰，西医讲慢性支气管炎迁延期，中医讲的咳痰清稀如水。

太阳病，寸缓、关浮、尺弱，其人发热汗出，复恶寒，不呕，但心下痞者，此以医下之也。如其不下者，病患不恶寒而渴者，此转属阳明也。小便数者，大便必硬，不更衣十日，无所苦也。渴欲饮水，少少与之，但以法救之。渴者，宜五苓散。

【此便秘，数日不便而不苦，多先干后溏，宜五苓散。肠蠕动及吸收减退。】

此处讲五苓散的另一个独证——便秘，"大便必硬，不更衣十日，无所苦也"。"无所苦"就是无便意、便意减退，有的人几天不排大便都不觉得不舒服，而正常人一天不排大便都觉得难受。五苓散证的便秘有个特点，**大便先干后溏**，这是它的独证之一。先干后溏因大便在乙状结肠停留过久，前边部分水分过度吸收，同时肠蠕动减退，吸收也减退，所以需要用桂枝来促进肠蠕动，用茯苓、猪苓、白术促进水分的吸收，大便就会恢复正常。

本已下之，故心下痞；与泻心汤，痞不解。其人渴而口燥烦、小便不利者，五苓散主之。

【饮停于胃作痞，渴者五苓散，胃蠕动减退。】

饮停于胃会出现痞，用五苓散。对比茯苓甘草汤，"水渍入胃"。鉴别五苓散和茯苓甘草汤，两者条文不同，五苓散强调下法之后引起的心下痞还兼有口渴，而茯苓甘草汤中的生姜能抑制腺体分泌，不能缓解口渴。实际临床应用，两方对"饮停于胃"均有效。

太阳病，小便利者，以饮水多，必心下悸；小便少者，必苦里急也。

【痰饮素盛之人，得太阳病，饮水多，水停心下，即胃中停饮不去，与茯苓甘草汤。重订：伤寒厥而心下悸，宜先治水，当服茯苓甘草汤，却治其厥，不尔，水渍入胃，必作利也。水分代谢：小便少者，必苦里急，下利也。】

五苓散能治疗心悸。痰饮素盛之人，得太阳病，饮水多，水停心下，即胃中停饮不去，与茯苓甘草汤；茯苓甘草汤就是茯苓桂枝生姜甘草汤。"伤寒厥而心下悸，宜先治水，当服茯苓甘草汤，却治其厥，不尔，水渍入胃，必作利也"，与五苓散是同一个证。心下悸的特点都是水渍入胃，不外乎兼不兼口渴的问题，而且水渍入胃还可以导致痞。我个人认为没必要去区分它们，两个方剂随便选，茯苓甘草汤证中多了大便稀，方中的生姜能抑制腺体分泌、浓缩大便，就这一点和五苓散有些区别，而五苓散证的大便特点是先干后溏。

未持脉时，病患手叉自冒心。师因教试令咳，而不咳者，此必两耳聋无所闻也。所以然者，以重发汗，虚故如此。发汗后，饮水多必喘；以水灌之亦喘。

【此即《黄帝内经》所谓膀胱咳，咳而遗尿。又支原体肺炎。】

此处讲膀胱咳，"叉手自冒心"是个桂枝证，用桂枝甘草汤；为什么要"教试令咳"？因为要咳一下看看咳的时候小便会不会出来；而"不咳者，此必耳聋无所闻"，耳部淋巴液回流不畅导致咽鼓管发炎，患者听不见。淋巴液是水，说明病患有饮邪，导致局部出现问题，患者听不见和淋巴液回流不畅有关，不是耳聋。大家感冒之后有过重听吗？就是这样的原理，需要用五苓散。这也是《黄帝内经》中讲的膀胱咳，咳而遗尿，此证多见于支原体肺炎，尤其是女性，因为男性尿道长，一般咳不出来。

假令瘦人，脐下有悸，吐涎沫而癫眩，此水也，五苓散主之。【腹主动脉】

腹主动脉就在脐下搏动，瘦人直接可以摸到；而前胸贴后背消瘦的人，肉眼都看得见腹主动脉搏动，若有腹主动脉瘤会更明显。说明**腹主动脉搏动**或者**腹主动脉瘤**，称为"瘦人，脐下悸"，就是它的独证。若看到患者的腹主动脉搏动，说明他一定很消瘦。太阴脾虚的人有胖有瘦，理中丸证的人就胖得多，桂枝汤证的人就瘦得多（面色白、皮肤细嫩）。五苓散证有9个症——"渴、呕、咳、悸、痞、秘、热、利、小便不利"，重点是抓独证。

八、茯苓桂枝甘草大枣汤证

发汗后，其人脐下悸者，欲作奔豚，茯苓桂枝甘草大枣汤主之。【腹主动脉搏动/血管瘤】参茯苓四逆汤

茯苓（半斤） 桂枝（四两，去皮） 甘草（二两，炙） 大枣（十五枚，擘）。

上四味，以甘澜水一斗，先煮茯苓，减二升，内诸药，煮取三升，去滓，温服一升，日三服。

作甘澜水法：取水二斗，置大盆内，以杓扬之，水上有珠子五六千颗相逐，取用之。

用麻黄发汗后神经系统兴奋性增加，患者出现脐下悸，即腹主动脉搏动有血管瘤的，欲作奔豚，用茯苓桂枝甘草大枣汤。茯苓半斤（250克），取其强力的镇静作用来降低神经系统的兴奋性。这与五苓散证是一样的，如果两方实在不能区分，可以都用，但两者存在区别：

五苓散证的患者更为消瘦，肉眼都可看得见腹主动脉搏动，甚至把手放在腹部、下腹部一按，马上就冲击手，这就是他搏动的腹主动脉。

九、茯苓桂枝白术甘草汤证

伤寒，若吐、若下后，心下逆满、气上冲胸、起则头眩、脉沉紧，发汗则动经，身为振振摇者，茯苓桂枝白术甘草汤主之。

茯苓（四两）　桂枝（三两，去皮）　白术　甘草（各二两，炙）。

上四味，以水六升，煮取三升，去滓，分温三服。

同样能起到镇静平冲的作用。

【太阳在腑——蓄血证】

十、桃核承气汤证

太阳病不解，热结膀胱，其人如狂，血自下，下者愈，其外不解者，尚未可攻，当先解其外；外解已，但少腹急结者，乃可攻之，宜桃核承气汤。

【血自下，尿血也，外感而尿血者，多见西医出血热。】

桃仁（五十个，去皮尖）　大黄（四两）　桂枝（二两，去皮）甘草（二两，炙）　芒硝（二两）。

上五味，以水七升，煮取二升半，去滓，内芒硝，更上火微沸，下火。先食，温服五合，日三服，当微利。

此处提到桃核承气汤的两个独证，第一，其人如狂；第二，少腹急结。如果没有少腹急结，用大黄去下，是有问题的。

十一、抵当汤证

太阳病，六七日表证仍在，脉微而沉，反不结胸；其人发狂者，以热在下焦，少腹当硬满，小便自利者，下血乃愈。所以然者，以太阳随经，瘀热在里故也。抵当汤主之。

【水蛭抗血小板】

【少腹当硬满：膀胱肿瘤；小便自利：没有梗阻；下血乃愈：排出坏死物。】

水蛭（熬）　虻虫（去翅足，熬，各三十个）　桃仁（二十个，去皮尖）　大黄（三两，酒洗）。

上四味，以水五升，煮取三升，去滓。温服一升，不下，更服。

记住这个方的特点是脉沉，脉微而沉，刚搭手去摸，脉没有力气，再一按脉挺好，就是一个沉脉，即沉取有力的意思，用抵当汤。沉取有力就是用大黄的脉，"沉而有力是腑实，无力而沉附子见"。患者有瘀血，在大黄的基础上加水蛭、虻虫、桃仁，前面讲过水蛭有抗血小板的作用。"少腹当硬满，小便自利者，下血乃愈"，讲了一个非常特殊的证，比如"少腹当硬满"可见膀胱肿瘤，能够摸得到肿瘤，小便自利说明膀胱肿瘤无梗阻，"下血乃愈"说明用抵当汤后可排出坏死的肿瘤组织，作用强。如果病在盆腔生殖系统，比如在宫颈的肿瘤明显表现为瘀血的，也可用抵当汤，但要排除梗阻，若有梗阻再用抵当汤，肿瘤组织进一步剥脱就会加重梗阻。

吴门验方化血煎，就是抵当汤去虻虫，加海藻、甘草利水（因为化血煎常用来治疗卵巢囊肿这类疾病，卵巢癌、卵巢囊肿中有积液，所以要加些利水的药物）；加黄芪以防破气；加皂角刺破膜、抗纤维化，因为这类肿瘤都有包膜，肿瘤被纤维组织包裹起来，用皂角刺来抗纤维化、破膜之后，其余药物才能进去发挥作用；又怕水蛭等药物破血太过，患者服用后手足乏力，所以加黄芪；若便秘加大黄。化血煎和抵当汤没有区别，只是考虑问题更复杂，抵当汤更加单刀直入。若以抵当汤来治疗无梗阻型的膀胱肿瘤或宫颈肿瘤就不存在破膜的问题，它可以直接使肿瘤组织脱落、坏死，抵当汤两三剂药吃下去，肿瘤坏死一脱落，就需要糜粥自养了，开始要养患者的精气神了。若有梗阻会很麻烦，肿瘤长在膀胱口，坏死脱落之后出不来，就得靠西医治疗，需要膀胱造瘘或者手术切除，因为中医不能解决所有疾病，西医也不能治疗所有疾病。如果肿瘤长在膀胱口且没有发生梗阻，小便还能出来，也可用活血化瘀药，但不能用这么刚猛的药物，因为抵当汤可以导致肿瘤剥脱坏死并与周围组织分离。

太阳病，身黄，脉沉结，少腹硬，小便不利者，为无血也；小便自利，其人如狂者，血证谛也，抵当汤主之。

【爆发性肝衰竭可见此证。抵当汤，其人如狂而少腹硬满，此瘀热在下而血不得降，血之与气并走于上而为躁狂、脑瘤、脑血管病变等，当下其血，故云下血乃愈。】

这条讲了鉴别的依据。

【妇人妊娠病——桂枝茯苓丸证】

妇人宿有癥病，经断未及三月，而得漏下不止，胎动在脐上者，为癥痼害。妊娠六月动者，前三月经水利时，胎也。下血者，后断三月衃也。所以血不止者，其不去故也，当下其癥，桂枝茯苓丸主之。

桂枝　茯苓　牡丹皮（去心）　桃仁（去皮尖，熬）　芍药（各等分）。

上五味，末之，炼蜜和丸，如兔屎大。每日食前服一丸，不知，加至三丸。

"癥"就是桂枝茯苓丸的独证，描述的就是子宫肌瘤，它是治疗子宫肌瘤的方。治疗子宫肌瘤要用桂枝茯苓丸，因脾主肌肉，就要加桂枝、茯苓；瘤子又长在血室里面，在血分，所以用桃仁、牡丹皮、芍药。子宫肌瘤受雌激素的影响，因雌激素作用引起的子宫肌瘤已兼有少阴病，若用桂枝茯苓丸（标）不见效，加90克地黄（本）拮抗一下雌激素，疗效就会大大增加。

【血室蓄血——大黄甘遂汤证】

妇人少腹满如敦状，小便微难而不渴，生后者，此为水与血俱结在室也，大黄甘遂汤主之。

大黄（四两）　甘遂（二两）　阿胶（二两）。

上三味，以水三升，煮取一升，顿服之，其血当下。

【血室蓄血，此在子宫，多见西医所谓子宫癌等症。水与血俱结在血室，故用甘遂下水，阿胶养血，大黄下之。此症又多腹水，宜大黄甘遂汤。验之临床，卵巢癌腹水者多血性腹水，其脉多芤，故用阿胶。血结血室者，可与下瘀血汤；若为水与血俱结在血室，大黄甘遂汤主之。】

独证就是"水血俱结"。此处描述的是一位女性，因严重的腹胀、腹水压迫膀胱，导致小便不利。"水与血俱结在室也"，即是血性腹水！女性出现血性腹水最常见的病是卵巢癌，卵巢癌晚期形成了血性腹水。所以，这种情况你不用去辨是什么证，当务之急是治疗她的腹水，先用大黄、甘遂、阿胶把腹水消下去。阿胶能止血，甘遂可利尿，大黄通泄，相当于腹膜透析，使得水走肠间，腹水就会消。如果是虚证用了下法以后再加点党参、白术补一补，先排水再扶正。若是实证可以来回用。辨证不辨证，要视患者的具体情况而定。若按现代人的写作方式，得这么写：妇人少腹满如敦状，小便微难而不渴，生后者，此为水与血俱结在室也。实者，大黄甘遂汤主之；虚者，另有其方。张仲景的思维告诉你此病就可以用大黄甘遂汤，不管患者有多虚，她一定有实，因为有肿瘤。抓住"水血俱结"，做B超检查就会知道，血性腹水就是癌症，不管虚实，先把腹水从二便排出来，用大黄就相当于腹膜透析。如果患者是虚证，比如合并低蛋白血症，可以静脉补充白蛋白，或者用中医的补气药，先抓住主要矛盾。"生后者"指的是卵巢癌一般多见于产后的妇女，未生育的女性很少发生卵巢癌。

【妇人产后病——枳实芍药散证】

产后腹痛，烦满不得卧，枳实芍药散主之。

【枳实收缩子宫，促进瘀血排出，促进产妇子宫复旧。】

枳实（烧令黑，勿太过）　芍药（等分）。

上二味，杵为散，服方寸匕，日三服，并主痈脓，以麦粥下之。

枳实芍药散有两味药，一味枳实，一味芍药，芍药止痛，枳实治满。产后腹痛、胀是由于恶露未排，用枳实芍药散收缩子宫、促进子宫复旧，此为中医促进子宫复旧的一个方法。不用枳实芍药散也可用西医的治疗方法：压迫子宫。但患者腹部疼痛，还要用手去挤，会使产妇痛得掉眼泪。枳实芍药散中枳实就是一味强力收缩子宫的药物，也能治疗宫颈下垂；治疗宫颈下垂的一个常用方——补中益气汤加枳实，也能治疗胃下垂等。抓独法看枳实芍药散，独证就是满；用枳实促进恶露的排出，因腹满会影响子宫的收缩。

【太阳主证小结】

前文基本上已把太阳主证的独证都抓出来了。

首先看脉证提纲，太阳病的核心是"有一分脉浮，就有一分表证"，吃完药脉还浮，说明表未解。还有"有一分恶寒，就有一分表证"，脉证可以合参。若太阳病的患者吃完药还是恶寒，但是脉不浮，因为此人有阳虚（虚故也），用芍药甘草附子汤！恶寒，脉又不浮，这并不矛盾，阳虚本身就会怕冷。为什么见于发汗后？发汗伤阳气。所以要平脉辨证，脉证合参，因为脉反应病机，病机没有了，症状却出现了，说明出现了新的病机。

"太阳病，发热、汗出、恶风、脉缓者，名为中风"。总结中风的特点：第一，发热，时发热自汗出，体温调节紊乱；第二，汗出，汗出是其最本质的鉴别诊断。恶风、恶寒不易区分，弱不禁风的人都是桂枝证，进一下空调房，或洗澡之前脱衣服的那段时间就感冒了。这就是弱不禁风，此类人都是桂枝证。若用桂枝汤后效果不好，加玉屏风散；卫气根于肾阳，单独的补脾还不够，因为三阴是递进关系，再加淫羊藿；气血相因，血能载气，还不够，加鸡血藤，这是我们的一个验方，专门治疗弱不禁风的人，但不针对林黛玉这类人，林黛玉这类人更偏阴虚。治疗弱不禁风的这类人，就用桂枝汤合玉屏风散加淫羊藿、鸡血藤，气、血、脾、肾都考虑到了，比较完整，若觉得还不够，加一个特异性提高免疫功能的药物——油松节，就是松树疙瘩。吹了风就感冒的一定是桂枝证吗？还有好多是麻黄证、葛根汤证，所以需要区别。

"伤寒，或已发热，或未发热"，都可以，"必恶寒"是表证的特点。"体痛，呕逆，脉阴阳俱紧者，名为伤寒"。所以它的独证是紧脉，"发热而渴，不恶寒者为温病"。

太阳在经，桂枝汤的独证特点是汗出、恶风。脉可以数、可以缓、可以弱，因本身是虚证，发热时脉就会数，平时脉就缓。特点是汗出，还有时发热自汗出。喘者加厚朴、杏仁，不仅可以治喘证，还能通大便，桂枝加厚朴杏子汤是一个通便的方，此方稍微变化一下就是一个专门通大便的方，和麻子仁丸最相近，它主要把促进胃肠道蠕动的桂枝换成了脂肪油，麻子仁中就含有脂肪油，再加大黄直接通腑，只不过一个偏实，一个偏虚。

桂枝证传不传里的关键不在于发不发热，而在于小便清不清，如果患者尿黄、几天不解大便，那就是阳明腑实证，用小便清不清来鉴别患者的发热是寒是温。

此外，桂枝证还有一个特点，可出现**身痛**，因为脾主肌肉，"桂枝本为解肌，常须识此，勿令误也"。麻黄汤的特点是无汗，还有一个特点是喘，但桂枝汤证也会出现喘，所以这二者之间最直接、最容易鉴别的是麻黄汤无汗、桂枝汤有汗。同时注意麻黄的副作用：抑制胃肠道的蠕动，"下利清谷，不可攻表，汗出必胀"。

麻黄证的一个特点是头项强痛，但记住麻黄证不仅有**头项强痛**、**毛孔粗大**，还有一个特点是可以使用麻黄的，"**肤黄湿在表，面浮即可汗**"，就是患者皮肤黄，且没有轮廓，说明她的脸是水肿的，多见于中老年女性，可以用麻黄发表（用完麻黄后会出现两个反应：

出汗或利尿），发表以后，水从小便而去，这种人的体型就会变瘦。有些青年女性的肥胖也可用麻黄汤，此类肥胖就没有轮廓，而且皮肤黄。若不明白什么是没有轮廓，举例：大家去看石窟，可以对比唐代的造像和宋代的造像。唐代的造像，杨玉环的就胖，但因为她是少数民族人，会跳舞，所以臀很大，腿部肌肉发达，那是丰腴，这样的就不能用麻黄汤来减肥，效果不好；而宋代的造像是仿唐，全是肥肉，肉没有轮廓，看不到线条。所以同样是体重75千克的女人，有的女人很有线条和张力，用麻黄汤就减不了体型；而有的女人体重一样，用指头按一下，都觉得会有坑，身体没有轮廓，可用麻黄汤利小便，她的体型就会瘦下去。中医里称为"虚浮"的人可用麻黄汤，丰腴不同于虚浮，丰腴的人很有张力，所以即便体重重一点儿，胳膊、腿粗一点儿，显得轮廓粗一点儿，看着仍很舒服。这需要大家有意识地来训练自己，从患者一进诊室就能够定下方向来。见得多但见的时候没有想就叫视而不见，经过训练后，你就能够做到《黄帝内经》讲的"众视独见"；抓独法就是训练大家众视独见，而非视而不见！

麻黄汤证还有一个特点——**流鼻血**。感冒后流鼻血的患者首先想到可用麻黄汤。虚人也能用麻黄汤，李东垣的办法，不外乎在麻黄汤的基础上针对虚证进行化裁，加人参、芍药之类一样有效，因为靠麻黄来收缩血管，西医就用麻黄碱滴鼻。但不能用桂枝汤，它不收缩血管。患者现在流鼻血，就得解决流鼻血同时治感冒，那是麻黄汤，虚人就在麻黄汤的基础上化裁。

虚人感冒需要发表的——续命汤，即在麻黄汤的基础上加了当归、川芎、人参、干姜，还有一味截断的药物——石膏。因为虚人感冒不易好，时间一长就容易继发感染，所以用石膏，发表的作用强于桂枝汤。后文提及合病的还有一个虚人感冒方，它又不同于续命汤了。

麻黄汤的禁忌就不再赘述，太阳类证不是太阳病，不可用麻黄汤！主要包括"淋家""疮家""汗家"。

桂枝麻黄各半汤的独证是**痒**，相当于抗过敏药。患者出现发热、面色红，你还需要关注一下小便的颜色，因为太阳病也发热，阳明病也发热，太阳病在发热的时候可以脉大，阳明病也脉大，怎么区别？尿，**"清便自可"**，这是区别太阳病和阳明病的一个独证。

桂枝二麻黄一汤，**"形似疟"**说明不是疟疾，疟疾用此方无效，它只不过是一天发两次烧而已，伴无汗，就是桂枝二麻黄一汤。它和麻黄汤的区别就是它的发烧是一日再发。

桂枝二越婢一汤，**"热多寒少，脉微弱者"**，说的是虚人感冒已化热，所以用越婢汤的石膏，但有发热恶寒，说明表证还未解，需要解表！它与续命汤的区别是续命汤是没化热的，石膏起截断作用，一旦化热，干姜、人参就不能再用了。

太阳在经讲了麻黄汤、桂枝汤的特点以及各种变证的特点。

太阳在腑蓄水证：

五苓散的独证有以下几条。第一，脉浮，说明五苓散能解表。举例：淋雨之后生病分两种，若淋雨受了寒，还是可以用麻黄汤或者麻杏薏甘汤这类似的处方；如果受了湿，五苓散就可以解表。关键要抓住机理，如果弄不清楚感冒是受了寒还是受了湿，怎么治？五苓散的基础上加麻黄汤或者荆防败毒散。麻黄汤如果不敢用，荆防败毒散是安全的，与五苓散合在一起。还有颗粒剂，直接取荆防败毒颗粒和五苓散颗粒混在一起，也有效，荆防败毒颗粒其实就增强了五苓散桂枝的解表作用。所以下了水或者淋雨感冒的，如果用荆防败毒散不见效，就得思考会不会是五苓散证。第二，**"小便不利，微热"**，说明五苓散能够解热、利尿。外感发热可用五苓散治，有些内伤发热也可用五苓散治。谨记五苓散治的热是低热，患者体温一般不超过 38.5℃。若烧到 40℃用五苓散是绝对不行的，控制不住，不是五苓散的适应证。第三，**"消渴"**，五苓散能够止渴；还能治呕吐清稀水液，比如儿科经常多见，咳嗽、呕吐清稀水液；以及五苓散证的便秘，**"先干后溏，不更衣十余日，无所苦"**，无便意就是五苓散证便秘的特点；五苓散还能治痞和悸（水渍入胃），注意区别茯苓甘草汤，一个口渴、一个大便稀，所以一个用生姜，一个不用生姜。如果弄不清楚也能合用，但实际上是有区别的；还有膀胱咳，五苓散证的咳嗽讲了3种情况：第一咳而遗尿；第二小孩咳嗽、呕吐清稀胃液的；第三受了湿，淋了雨引起的咳嗽，要考虑是不是五苓散证。简单来说，不外乎就是气虚夹湿；五苓散还治腹主动脉搏动、腹主动脉瘤。消瘦的人，脐下悸，而前面是心下悸，水气入胃。

以上是五苓散的主证（**渴、呕、咳、悸、痞、秘、热、利、小便不利**），注意去抓独证。

讲到腹主动脉瘤、腹主动脉搏动有两个方，一个是茯苓桂枝甘草大枣汤，一个是五苓散，前者因用麻黄兴奋后出现脐下跳动，而五苓散证的患者平时就可以看得见脐下跳动。

太阳在腑蓄血证：

桃核承气汤证的独证是**其人如狂**，另一个特点是**少腹急结**。因有少腹急结，所以需要去下它。

抵当汤的使用，条文中鉴别得很细，"少腹硬满，小便自利，下血乃愈"这排除了下半身的一些占位病变，它是一个效如桴鼓的方。

桂枝茯苓丸取病（辨病）——子宫肌瘤，按《金匮要略》的五行立极去取病。

大黄甘遂汤，水血俱结是典型的卵巢癌导致大量血性腹水的情况。

产后恶露未排，子宫未复旧的女性，此条无须辨证，用芍药止痛、枳实来强力收缩子宫，再根据寒热进行加减，即使不辨证仅这两味药也有效。枳实能收缩子宫，还能治子宫下垂；痛经、促进子宫内膜的剥脱；催产、下胎、引产。枳实可直接引产，因收缩子宫，促进子宫内膜的剥脱。

第三章 太阳兼证

太阳主证的一般规律有伤寒、中风、蓄水、蓄血，但还有特殊规律，中风可用桂枝汤，中风还可以用柴胡桂枝汤，病患有痼疾，此为兼证。

一、兼少阳肝胆

伤寒六七日，发热、微恶寒、肢节烦痛、微呕、心下支结、外证未去者，柴胡桂枝汤主之。

【肢节烦痛：牵涉痛。心下支结，乃慢性胆囊炎或胆结石导致局部肌紧张。】

桂枝（去皮） 芍药（一两半） 黄芩（一两半） 人参（一两半） 甘草（一两，炙） 半夏（二合半，洗） 生姜（一两半，切） 大枣（六枚，擘） 柴胡（四两）。

上九味，以水七升，煮取三升，去滓，温服一升。

【①慢性肝病多并发慢性胆囊炎，而慢性肝胆疾病者外感多此证，柴胡为痼疾，桂枝为新感。②慢性肝炎患者合并外感，多有柴胡桂枝汤证，医者不知，予柴胡桂枝汤一剂表解，以为神效，实不知漏诊其慢性肝病，患者日久发为肝硬化、肝癌，终不免一死。何以知其肝病？见柴胡桂枝证，必望其舌，舌边肿胀，乃叩其肝区，肝区叩痛。③急性无黄疸型肝炎，厌油、乏力。④坐骨神经痛。】

心下支结指按压肝区很硬，肌紧张，或墨菲点有压痛，即患者有肝胆疾病。肢节烦痛因肝胆疾病可以引起胳膊的牵涉疼痛。柴胡桂枝汤的独证是桂枝汤证见心下支结，其实是**桂枝汤证兼脉弦**，它能治疗有肝胆疾病患者的感冒，或肝胆疾病早期类似于太阳病的情况，还能治坐骨神经痛，即梨状肌发炎，压迫坐骨神经，引起下肢的屈伸不利，症状表现在身体的侧面，为少阳所主，少阳再加解肌的桂枝汤就是柴胡桂枝汤，所以它可治疗坐骨神经痛，套入六经气化的思想，同时"肢节烦痛"还包括坐骨神经痛，不一定非得是肝胆疾病的牵涉痛。

二、兼阳明在经

1. 大青龙汤证

太阳中风，脉浮紧、发热、恶寒、身疼痛、不汗出而烦躁者，大青龙汤主之；若脉微弱，汗出恶风者，不可与服之。服之则厥逆、筋惕肉瞤，此为逆也。

麻黄（六两，去节） 桂枝（二两，去皮） 甘草（二两，炙） 杏仁（四十枚，去皮尖） 生姜（三两，切） 大枣（十枚，擘） 石膏（如鸡子大，碎）。

上七味，以水九升，先煮麻黄，减二升，去上沫，内诸药，煮取三升，去滓，温服一升，取微似汗。汗出多者，温粉粉之，一服汗者，停后服；若复服，汗多亡阳，遂（一作逆）虚，恶风、烦躁、不得眠也。

【麻黄具兴奋性】

【麻黄汤化热初起，或兼内热。若脉微弱，汗出恶风者，此桂枝证，不可与之。】

独证是烦躁；脉浮紧、无汗出是麻黄汤的独证。大青龙汤是麻黄汤的一个变方，烦躁加石膏，因化热后交感神经兴奋。还有一个鉴别点，"若脉微弱，汗出恶风者，不可服之"，因为桂枝汤证的患者不可服大青龙汤，桂枝汤证也有表证，也可出现烦躁，但脉是浮弱的。"汗出多者，温粉粉之"，大青龙汤的发汗力量非常强，温粉即小儿用的痱子粉。"一服汗后，停后服；若复服，汗多亡阳，遂虚，恶风、烦躁、不得眠也"——茯苓四逆汤，也就是说若患者阳虚服用大青龙汤重剂发汗，伤了阳气，出现烦躁、失眠，用茯苓四逆汤。

2. 麻黄杏仁甘草石膏汤证

发汗后，不可更行桂枝汤。汗出而喘，无大热者，可与麻黄杏仁甘草石膏汤。

【麻黄汤继发感染】【麻黄无桂枝，石膏无知母，故此方主治无大热。】

麻黄（四两，去节） 杏仁（五十个，去皮尖） 甘草（二两，炙） 石膏（半斤，碎，绵裹）。

上四味，以水七升，煮麻黄，减二升，去上沫，内诸药，煮取二升，去滓，温服一升。

发汗后，"患者汗出而喘，无大热"，说明已化热，但又无大热，因为病已转阳明，所以汗出，用石膏来清阳明的热，用麻黄来平喘（此处不是用来发表的）。阳明病——大热、大渴、大汗、脉洪大，而此处特别突出无大热。用麻黄汤后转为阳明病，有两种证型，临床都可以见到。第一种，患者低烧，发表之后出汗，但是咳嗽、喘得厉害，用麻杏石甘汤；第二种，化热后，持续发烧，伴出汗、咳喘，比如大叶性肺炎这类疾病，麻杏石甘汤就不适用，因石膏的解热作用不强，石膏要想发生强烈的解热作用，必须配知母，则是白虎汤。因此持续发烧要用麻杏石甘汤加知母，这也是众多儿科专家的经验（儿科专家治疗非典型性大叶性肺炎用麻杏石甘汤都是加知母的）。前文提到有汗不得用麻黄，那麻杏石甘汤不是有汗吗？前者说的是太阳病，而此处的麻黄起平喘作用，其本身并没有强烈的发表作用，麻黄配桂枝才会有强烈的发表作用，所以"有汗不得用麻黄"，是指麻黄不得配桂枝，若在麻杏石甘汤基础上加了桂枝，那就麻烦了。

三、兼阳明在腑

1. 厚朴七物汤证

病腹满，发热十日，脉浮而数，饮食如故【否则为虚】，厚朴七物汤主之。【感染发热抑制胃肠蠕动】

厚朴（半斤） 甘草 大黄（各三两） 大枣（十枚） 枳实（五枚） 桂枝（二两） 生姜（五两）。

上七味，以水一斗，煮取四升，温服八合，日三服。呕者，加半夏五合，下利去大黄；寒多者，加生姜至半斤。

此条讲太阳病兼有阳明腑实证的治法，发热、汗出、脉浮数本该用桂枝汤，但兼有腹满，可以桂枝汤去芍药加厚朴、大黄、枳实下之。注意"饮食如故"，因用大黄通腑后，会抑制胃肠道的蠕动，导致不想吃东西，如果患者明显纳差，再用大黄就有可能更不想进食。"呕者加半夏五合，下利去大黄，寒多者加生姜至半斤"，所以我们又有个验方以张仲景的原方厚朴七物汤去大黄加半夏，并重用生姜，还是 7 味药，治疗感染后胃肠蠕动抑制，但大便稀、纳差的。两者都治疗持续发热抑制胃肠道的蠕动，只不过一个表现为寒多，食欲不振，可以有恶心，大便稀溏，去大黄加半夏，重用生姜；另一个表现为饮食如故，大便干，用大黄。

2. 厚朴生姜半夏甘草人参汤证

发汗后，腹胀满者，厚朴生姜半夏甘草人参汤主之。

【此太阴脾虚之人，外感发汗后腹胀满。麻黄抑制胃肠蠕动以至于内伤脾虚胃实，仍是良方。此方之要，要在厚朴、生姜、半夏、甘草、人参剂量递减。】

厚朴半斤（炙，去皮）　生姜（半斤，切）　半夏（半升，洗）甘草（二两）　人参（一两）。

上五味，以水一斗，煮取三升，去滓，温服一升，日三服。

厚朴生姜半夏甘草人参汤与厚朴七物汤的变方有区别，虽然都治疗腹胀，厚朴七物汤加减方的表证还未解，发烧，而这个感冒已经好了，表现为食欲不振、腹胀，用厚朴生姜半夏甘草人参汤。若感冒已经好了，只有轻微的腹胀、食欲不振，可以不再给患者用药，即《伤寒论》中讲到"糜粥自养"，过两天就恢复了。

四、兼太阴肺

1. 小青龙汤证

伤寒表不解，心下有水气，干呕、发热而咳，或渴，或利，或噎，或小便不利、少腹满，或喘者，小青龙汤主之。

【此新感引动伏饮。噎者，多食管癌。此证吞咽梗阻，多呕吐清稀黏液，停饮故也。】

麻黄（去节）　芍药　细辛　干姜　甘草（炙）　桂枝（各三两，去皮）　五味子（半升）　半夏（半升，洗）。

上八味，以水一斗，先煮麻黄，减二升，去上沫，内诸药，煮取三升，去滓，温服一升。若渴者，去半夏，加瓜蒌根三两；若微利，去麻黄，加荛花，如一鸡子，熬令赤色；若噎者，去麻黄，加附子一枚，炮；若小便不利，少腹满者，去麻黄，加茯苓四两；若喘者，去麻黄，加杏仁半升，去皮尖。【且荛花不治利，麻黄主喘，今此语反之，疑非仲景意。】

主证是水气，它讲的是新感引动伏饮。新感引动伏饮就是慢性支气管炎、肺气肿的人感冒了。很多慢性支气管炎、肺气肿的人就表现为有留饮，迁延期就会咳痰清稀，留饮又感冒就要在麻黄汤的基础上加姜辛味夏，即小青龙汤。留饮是痼疾，感冒是新感。用干姜抑制腺体分泌，还有一味芍药需要特别提出来，因为小青龙汤有一个副作用，发表以后可以引起逆证——拔肾（消耗肾气、肾精），有的人甚至出现哮喘持续状态（小青龙汤使用后如果出现拔肾，可以使用真武汤救治）。小青龙汤中的芍药可降低麻黄拔肾、加快心率（也可加地黄）的副作用。李东垣也是这个思路，脱化出气虚感冒的一个基本框架，麻黄芍药人参汤，用芍药与麻黄相配，一开一合，麻黄的副作用就减轻了。虚人用麻黄，桂枝麻黄各半汤也是这个架子，唯一不同的就是桂枝麻黄各半汤证不夹饮，而小青龙汤夹有留饮。若用小青龙汤解表后还有咳嗽，用《金匮要略》里的苓甘五味姜辛夏杏汤，如果便秘再加大黄。便秘原因是麻黄抑制胃肠道蠕动，其次患者是脾虚之人。所以很多人用完小青龙汤，汗也出了，咳嗽也好了十之七八，但还咳，因为发过表了有留饮，"病痰饮者，当以温药和之"，需要用苓桂剂，咳嗽，加姜辛味夏杏；便秘，加大黄，就是套路。

妇人吐涎沫，医反下之，心下即痞，当先治其吐涎沫，小青龙汤主之。涎沫止，乃治痞，泻心汤主之。

【小青龙汤可止涎沫，以干姜、半夏抑制体液分泌故也。重订：大病瘥后，喜唾，久不了了，胸上有寒，当以丸药温之，宜理中丸。】

妇人吐涎沫可用小青龙汤来治，因干姜、半夏抑制腺体分泌。吐涎沫常用的有吴茱萸汤、半夏干姜散、甘草干姜汤、小青龙汤，还有最常见的一个方，理中丸，均用干姜来抑制腺体分泌，比如抑制鼻腔腺体分泌，甘草干姜汤就能治鼻涕清稀如水；吐涎沫、咯清稀泡沫痰，也用干姜（小青龙汤）；遗尿，用干姜，甘草干姜汤能够治遗尿，它治的不是肾虚的遗尿，它能够减少尿液的生成，当补肾不见效时，就可考虑甘草干姜汤；干姜治白带（清稀如水的），减少白带的分泌，肾着汤；干姜还能够治便溏，理中丸就能治下利，它是太阴病的代表方，所有的机理都抑制腺体分泌，不管在哪个部位，只要是太阴病引起的腺体分泌增加，就可以用干姜。六经为病，脉证提纲，讲太阴病有一条"自利不渴者，属太阴"，前后要融会贯通。

2. 小青龙加石膏汤证

肺胀，咳而上气，喘而烦躁，脉浮者，心下有水，小青龙加石膏汤主之。

【烦躁加石膏。慢性肺病，每因外感而致急性发作，初起在太阳，二三日化热至支气管炎、肺部感染。肺胀，西医有云肺气肿。】

麻黄　芍药　桂枝　细辛　甘草　干姜（各三两）　　五味子　半夏（各半升）　　石膏（二两）。

上九味，以水一斗，先煮麻黄，去上沫，内诸药，煮取三升。强人服一升，羸者减之，日三服，小儿服四合。

肺胀是辨病，肺胀基本上可以等于西医的肺气肿，不是说中医和西医的诊断绝对的就不能画等号。烦躁，说明化热加石膏，不然就要发烧了，这是兼太阴肺。

五、兼太阴脾

1.桂枝加芍药生姜各一两人参三两新加汤证

发汗后，身疼痛，脉沉迟者，桂枝加芍药生姜各一两人参三两新加汤主之。

【脉浮紧者，法当身疼痛，宜以汗解之；假令尺中迟者，不可发汗，何以知然，以荣气不足，血少故也。】

桂枝（三两，去皮）　芍药（四两）　甘草（二两，炙）　人参（三两）　大枣（十二枚，擘）　生姜（四两）。

上六味，以水一斗二升，煮取三升，去滓，温服一升。【本云：桂枝汤，今加芍药生姜人参。】

独证是身疼痛。感冒后，一身疼痛，脉搏没有力气，桂枝加芍药生姜一两人参三两新加汤主之，此处的身疼痛是肌肉酸痛非骨节疼痛，骨节疼痛是类风湿性关节炎那类疾病，需要温肾阳，要用附子。

2.小建中汤证

伤寒阳脉涩，阴脉弦，法当腹中急痛，先与小建中汤；不瘥者，小柴胡汤主之。

虚劳里急，悸，衄，腹中痛，梦失精，四肢痛，手足烦热，咽干口燥，小建中汤主之。

桂枝（三两，去皮）　甘草（二两，炙）　大枣（十二枚，擘）　芍药（六两）　生姜（三两，切）　胶饴（一升）。

上六味，以水七升，煮取三升，去滓，内饴，更上微火消解，温服一升，日三服。呕家不可用建中汤，以甜故也。

伤寒五六日，中风。往来寒热，胸胁苦满，嘿嘿不欲饮食，心烦喜呕，或胸中烦而不呕，或渴，或腹中痛，或胁下痞硬，或心下悸、小便不利，或不渴、身有微热，或咳者，小柴胡汤主之。

男子脉虚沉弦，无寒热，短气里急，小便不利，面色白，时目瞑，兼衄，少腹满，此为劳使之然。

这几条要结合起来，读《伤寒论》一定要前后融会贯通。第一条讲"阳脉涩，阴脉弦，法当腹中急痛"，阴脉弦，弦是因为腹中急痛、少腹拘急、短气里急，导致脉弦。摸到弦脉不一定少腹拘急，但这里的脉沉弦，沉主里，脉又沉又弦，所以就能摸到少腹拘急。寒性收引，脉也收引就会弦，肌肉收引就会有少腹拘急，不外乎一个是因血管平滑肌收缩，另一个是腹部肌肉收缩。脉证合参，以脉测证。

"男子脉虚沉弦，无寒热，短气里急""不瘥者，小柴胡汤主之"。脉虚和阳脉涩均可用小柴胡汤，因为小柴胡汤里有人参，可以托邪。脉搏无力不要用原方，小柴胡汤原文后面的加减化裁非常清楚。举例：脉虚沉弦用小柴胡汤，如果用小柴胡汤不见效，还可再予小柴胡汤加人参，患者就会出现"蒸蒸而振，汗出而愈"。用小柴胡汤无效的原因：第一，柴胡、黄芩配伍有问题，9克柴胡、9克黄芩，柴胡与黄芩剂量1：1，不是小柴胡汤；第二，处方里没用人参，若考虑到患者虚，就要用人参或大剂量的党参。

第一条讲的是小建中汤证的腹痛，特点是脉沉弦、肌紧张。脉沉弦就代表肌紧张，肌紧张就代表脉沉弦，应该用小建中汤。若用小建中汤后不见效，很可能是一个小柴胡汤证。如果兼有寒热，就不要考虑小建中汤，直接用小柴胡汤。

伤寒二三日，心中悸而烦者，小建中汤主之。

【重订：伤寒脉结代，心动悸，炙甘草汤主之。】

说明小建中汤和桂枝汤均可治疗感冒，两者区别是：心悸。桂枝汤证治感冒不见心悸，若感冒伴有心悸，把桂枝汤换成小建中汤。此心悸不是心肌炎导致的，而是平素就容易心悸，所以本身是小建中汤证的患者，感冒后再次诱发心悸，心悸是痼病，因感冒给诱发了。若此次感冒诱发心悸且过去并无心悸症状，很可能发生了病毒性心肌炎，不能用小建中汤。

"伤寒脉结代，心动悸，炙甘草汤主之"，炙甘草汤也可治疗感冒，但它和小建中汤治疗感冒的区别是：脉结代。结代脉就是房室传导阻滞，表现为心脏跳跳停停。切记一定要区分结代脉是患者有心悸痼疾，平时就是结代脉，还是这次感冒形成的结代脉。

3. 桂枝人参汤证

太阳病，外证未除而数下之，遂协热而利，利下不止，心下痞硬、表里不解者，桂枝人参汤主之。

【此表里双解法。太阴脾虚之人外感，身痛当救表为主，用新加汤（桂枝汤加人参）；腹痛心悸小建中汤；下利当救里为主，桂枝人参汤（理中汤加桂枝）。】

桂枝（四两，别切）　甘草（四两，炙）　白术（三两）　人参（三两）　干姜（三两）。

上五味，以水九升，先煮四味，取五升，内桂，更煮取三升，去滓，温服一升。日再夜一服。

太阳病伴有腹泻（外有表证，里有腹泻），用桂枝人参汤（桂枝合理中丸）。桂枝人参汤和理中丸的区别：理中丸中有干姜，桂枝人参汤重用甘草。桂枝人参汤增加了甘草剂量，桂枝解表；理中丸温里，治疗腹泻。为何不是桂枝汤合理中丸？处方中为何不能有芍药？"设当行大黄、芍药者，宜减之，以其人胃气弱，易动故也"，已腹泻、下利不止，禁用芍药。

4. 厚朴生姜半夏甘草人参汤证

发汗后，腹胀满者，厚朴生姜半夏甘草人参汤主之。

【此太阴脾虚之人，外感发汗后腹胀满。麻黄抑制胃肠蠕动至于内伤脾虚胃实，仍是良方。此方之要，要在厚朴、生姜、半夏、甘草、人参剂量递减。】

厚朴（半斤，炙，去皮）　生姜（半斤，切）　半夏（半升，洗）　甘草（二两）　人参（一两）。

上五味，以水一斗，煮取三升，去滓，温服一升，日三服。

符合此条文的患者既有太阴脾虚又兼阳明气滞，虚实夹杂。此方的药物剂量是递减的。初病起,腹胀严重,用30克厚朴、30克生姜、15克半夏、6克甘草、3克人参。若3剂药以后效果不好,用9克人参、6克甘草、15克半夏、6克厚朴、6克生姜,颠倒药物的剂量,治疗变成以虚为主、以实为辅。总之,当症状以实为主的时候,重用厚朴、生姜才能恢复胃肠蠕动,但当症状缓解还有一点腹胀时,说明病情以虚为主,颠倒剂量就有效。《中医内科学》中的香砂六君子丸对应的是后面这种情况,缓则治本,若当下腹胀得厉害,应急则治标。

六、兼少阴

1. 桂枝去芍药汤证

太阳病,下之后,脉促、胸满者,桂枝去芍药汤主之。

【呼吸道病毒感染导致心肌炎,脉促,快速性心律失常。】

桂枝(三两,去皮) 甘草(二两,炙) 生姜(三两,切) 大枣(十二枚,擘)。

上四味,以水七升,煮取三升,去滓,温服一升。

若微恶寒者,桂枝去芍药加附子汤主之。【二方皆新感】

桂枝(三两,去皮) 甘草(二两,炙) 生姜(三两,切) 大枣(十二枚,擘) 附子(一枚,炮,去皮破八片)。

上五味,以水七升,煮取三升,去滓,温服一升。

【本云桂枝汤,今去芍药,加附子,将息如前法。】

促脉就是脉跳得快,而且还会停,称为快速性心律失常。"脉促、胸满,桂枝去芍药汤主之",这条描述的是呼吸道病毒引起的心肌炎,用桂枝去芍药汤。若病毒性心肌炎患者伴有恶寒,加附子。此方和小建中汤有区别,小建中汤证的心悸是痼疾;这里的心悸是新感,是此次病毒感染导致的。那它的独证是:第一,**脉促**,跳得快并且有停搏;第二,**胸满**,心前区不舒服,伴有恶寒的加附子。

2. 葛根汤证

太阳病,项背强几几,无汗,恶风,葛根汤主之。【雌激素。可丰胸

美白。治多囊类疾病、颈椎病】

【颈椎病。太阳少阴为表里，颈椎病压迫内脏神经，每致胸痹心痛，葛根汤主之。】

葛根（四两）　麻黄（三两，去节）　桂枝（二两，去皮）　生姜（三两，切）　甘草（二两，炙）　芍药（二两）　大枣（十二枚，擘）。

上七味，以水一斗，先煮麻黄、葛根，减二升，去白沫，内诸药，煮取三升，去滓，温服一升，覆取微似汗。余如桂枝法将息及禁忌，诸汤皆仿此。

太阳与阳明合病者，必自下利，葛根汤主之。【病毒性肠炎】

【肠道病毒感染，初起当与葛根汤，误治传入少阴，引发病毒性心肌炎，转葛根黄芩黄连汤证。葛根汤，逆流挽舟，后世喻嘉言荆防败毒散治疗腹泻与此相通。葛根汤，又属截断法，不传少阴。所谓阳明合病，下利也，其病位属阳明。】

葛根汤能治疗太阳病项背强几几的各种情况，其适应证非常广泛，冠心病、颈椎病压迫导致的胸痹发作都可用，同时还能美容等。"太阳与阳明合病者，必自下利，葛根汤主之"，肠道病毒感染导致下利且易诱发病毒性心肌炎，葛根汤能治疗。喻嘉言的荆防败毒散可治疗肠道病毒感染，通过发表来治疗肠道病毒感染称为"逆流挽舟"。两者均可治疗病毒感染，即胃肠型感冒，机理相同。经方用葛根汤，后世方用荆防败毒散；但是，太阴多湿型的胃肠型感冒常兼有湿邪，葛根汤无效，应从《温病学》中去找——三仁汤。此外，还可用麻杏薏甘汤，但是胃肠型感冒夹湿的患者常常伴有胃口不好，麻杏薏甘汤的开胃作用不强，而且麻黄还抑制肠道蠕动，加上白豆蔻、半夏，就是三仁汤。藿香正气散、三仁汤，甚至于藿朴夏苓汤、加减藿香正气散治疗胃肠型感冒都是一个套路，藿香正气散、藿朴夏苓汤还加了厚朴、茯苓，都是理气除湿的思路。学经方用麻杏薏甘汤，但必须知道麻黄能抑制肠道蠕动，可以加半夏、厚朴；夹湿的患者又胃口不好，加白豆蔻；患者夹湿不仅可以加薏苡仁，还可以再加茯苓除湿。这样的思路下来之后，和三仁汤没有太大区别，机理是完全相同的。逆流挽舟因为此病如果失治、没有截断传变，小儿容易发生病毒性心肌炎，而截断疾病传变见效最快的是《伤寒论》中的葛根汤。

3. 葛根加半夏汤证

太阳与阳明合病，不下利，但呕者，葛根加半夏汤主之。【病毒性胃肠炎】

【感染所致急性胃炎。重订：太阳与少阳合病，自下利者，与黄芩汤；若呕者，黄芩加半夏生姜汤主之。一太阳脉浮，一少阳脉弦。黄芩汤多细菌感染，属热化，与葛根汤多病毒感染，寒化不同。】

葛根（四两）　麻黄（三两，去节）　甘草（二两，炙）　芍药（二两）　桂枝（二两，去皮）　生姜（二两，切）　半夏（半升，洗）大枣（十二枚，擘）。

上八味，以水一斗，先煮葛根麻黄，减二升，去白沫，内诸药，煮取三升，去滓，温服一升，覆取微似汗。

若病毒性胃肠炎伴有呕，呕者加半夏，和西医治疗思路一样。太阳与阳明合病，因为感冒仍为太阳病，阳明指的是病位，发生在消化道，与阳明合病不代表就要用石膏、大黄，《伤寒论》有时讲病指的是病位，此患者的病位在阳明经，在肠道。

葛根汤与黄芩汤的区别在于黄芩汤治疗"太阳与少阳合病，自下利"，疾病在肝胆，而葛根汤治疗的疾病是在胃肠，若呕者，加半夏、生姜都是一样的。葛根加半夏生姜汤证的独证是呕，葛根汤证的独证是下利，就是一个病毒性的胃肠炎。

4. 葛根黄芩黄连汤证

太阳病，桂枝证，医反下之，利遂不止，脉促者，表未解也；喘而汗出者，葛根黄芩黄连汤主之。

【肠道病毒感染导致心肌炎，汗出，汗为心之液，心衰者喘，

对比桂枝去芍药汤，所谓胸满、脉促，心律失常，二方皆促，而炙甘草汤云脉结代。】

葛根（半斤）　甘草（二两，炙）　黄芩（三两）　黄连（三两）。

上四味，以水八升，先煮葛根，减二升，内诸药，煮取二升，去滓，分温再服。

此条独证是脉促和利，葛根芩连汤能治疗两个证：第一是腹泻，能止泻；第二是脉促，脉促是由急性感染所引起的快速性心律失常，是心肌炎或者心内膜炎。感冒后首先是太阳表证，然后传到少阳，出现扁桃体肿大，引起细菌感染，从而导致细菌性心内膜炎，用葛根芩连汤。患者脉促是新感，不是痼疾。桂枝证医反下之因为桂枝汤证会引起便秘，患者本身脾虚，免疫系统功能不好，因桂枝汤证几天没解大便，而用大黄去泻下，从而抑制胃肠道的蠕动，抑制免疫应答（可以抗过敏）；患者的免疫功能受到抑制，影响了扁桃体的免疫系统，细菌和病毒都从扁桃体入血，进而进入他的心脏，从而诱发病毒性心肌炎、细菌性心内膜炎，就会出现"表未解也，喘而汗出"，因为发生心衰所以出现喘而汗出。这种情况在儿科多见，心肌炎、心内膜炎导致心衰，小朋友就会气紧、汗出，汗为心之液。

葛根芩连汤主要抓住两个证：第一个，利；第二个，脉促。同时心肌炎、细菌感染引起的腹泻也可用，黄芩、黄连就可以抗感染，比如吃了苍蝇产卵后的西瓜出现腹泻，就可用葛根芩连汤抗感染。葛根芩连汤也可治心律失常、病毒性心肌炎、细菌性心内膜炎，还能治糖尿病，因为阳明在经最具有代表性的药物是栀子和石膏，在《伤寒论》中还有一个黄连，也能够清阳明经的热。阳明经热有个特点是：能食，独证就是能食。糖尿病可表现为多食，所以，也可用葛根芩连汤治疗糖尿病。但如果患者合并大便稀溏，说明本身脾虚，加干姜、人参，干姜黄芩黄连人参汤就能降血糖。《中医内科学》的处方加减思维和张仲景的处方加减思维有所区别，《中医内科学》中讲脾虚不能用黄连，苦寒败胃。其实黄连苦寒健胃，如果你觉得理中丸开胃效果不好，加 0.5~1 克的黄连和理中丸一起服，开胃作用会大大增强；面对寒热错杂的慢性痢疾，又兼有脾虚，可用理中丸加黄连，黄连改为 6 克、9 克，黄连能杀菌、理中丸来治脾虚；如果少阳有热，黄连换黄芩即理中人参黄芩汤。小剂量黄连能够促进唾液分泌增加、刺激味蕾、促进胃肠道蠕动，必须要餐前服，因餐前服能促进胃肠蠕动和消化液的分泌，但大剂量的苦药败胃，所以要灵活运用。

5. 炙甘草汤证

伤寒，脉结代，心动悸，炙甘草汤主之。

【**慢性心脏疾病合并上呼吸道感染，此有形质受损之痼疾，外感为新感。心动悸，动则心悸，或自觉心动而悸。**】

甘草（四两，炙）　生姜（三两，切）　人参（二两）　桂枝（三两，去皮）　生地黄（一斤）　阿胶（二两）　麦门冬（半升，去心）　麻子仁（半升）　大枣（三十枚，擘）。

上九味，以清酒七升，水八升，先煮八味，取三升，去滓，内胶烊消尽，温服一升，日三服。一名复脉汤。

太阳病合并少阴心经，是痼疾，有形质损伤，不同于新感。炙甘草汤又叫复脉汤，所以，它的独证是：**脉结代**。以脉测证，证是心动悸，此为平脉辨证。脉证互测是必要的，当脉证能够合参的时候，犯错误的机会就大大减少。类似杂志刊发的要求，如发表SCI的文章，同一个事件必须用两种方法来证实。同理，"有一分恶寒，就有一分表证"，如果你不参脉，这个人的脉沉，不能用麻黄汤发表，而应该用芍药附子甘草汤，所以一定要脉证合参。

6. 防己地黄汤证

病如狂状妄行，独语不休，无寒热，其脉浮。

【**此属神志，合前三方（葛根芩连汤、桂枝去芍药汤、炙甘草汤），少阴心之形气神皆备。防风疏风，有镇痛及镇静安神作用，用于破伤风角弓反张、抽搐痉挛等症，与天南星、白附子、天麻同用，即玉真散；用于安神，即防己地黄汤。**】

防己（一分）　桂枝（三分）　防风（三分）　甘草（一分）。

上四味，以酒一杯，渍之一宿，绞取汁；生地黄二斤，咬咀，蒸之如斗米饭久；以铜器盛其汁，更绞地黄汁，和分再服。

【原方地黄二斤，此方以大剂量地黄（60~300克）配伍肉桂治疗失眠甚效。然大剂量地黄容易碍胃，防风为胃肠疏风药，可促进胃肠蠕动，此为后世李东垣法。大剂量地黄容易生湿，防己利水可解。】

太阳病兼少阴还有一证，防己地黄汤，此为最常见的外感诱发的精神病。但精神病不是外感所导致的，患者本身就有精神病。很多精神病患者在感冒后容易急性发作，因为感冒后肾上腺素分泌增加，肾上腺素是个兴奋剂，麻黄就有拟肾上腺素样作用，肾上腺素增多会让人恍惚心乱，所以外感可以诱发精神病，精神病是痼疾。为什么会出现脉浮？有外感。防己地黄汤用桂枝、防风解表，防己、地黄镇静。桂枝既能解表，又能镇静，其药理作用很清楚：解热、镇静、镇痛；防风（防止风邪抽动）也能解表和镇静，所以玉真散中用防风，破伤风也用防风；防己、地黄为镇静专药，特别适合精神病患者的感冒，而本身精神病但感冒后出现精神烦躁狂妄的患者也可用，有些人对肾上腺素很敏感，就容易引起情绪的改变。如果患者感冒后失眠，也可用防己地黄汤。

防己地黄汤与茯苓四逆汤的区别：茯苓四逆汤证的患者表证已解，感冒已经痊愈，如果还有表证，就可以用防己地黄汤。用防己地黄汤也可加茯苓，加几十克。谨记：防己地黄汤中地黄剂量要大，9克地黄没有镇静效果，60克、100克、200克地黄才有镇静的效果。但感冒的时候地黄不能开太大剂量，会影响发表效果，所以用防风来防止地黄的滋腻作用，地黄吃了以后胃肠道不蠕动，防风能促进肠道的蠕动，这就是李东垣升阳益胃汤的办法，是有根源的。

七、兼厥阴

麻黄升麻汤证：

伤寒六七日，大下后，寸脉沉而迟，手足厥逆，下部脉不至，喉咽不利，唾脓血，泄利不止者，为难治。麻黄升麻汤主之。

【麻黄、桂枝，太阳伤寒；石膏、知母，阳明；黄芩、芍药，少阳；三阴递进，白术、干姜、茯苓，合甘草为甘姜苓术汤，治太阴泄利；天门冬、玉竹，少阴经，玉竹治心衰，独特，故入少阴；升麻、黄芩、甘草、当归、芍药，厥阴转出少阳，当归、芍药养肝之体，寸脉沉而迟，升麻托邪外出，盖下为泄利，上脉沉迟。】

麻黄（二两半，去节）　升麻（一两一分）　当归（一两一分）知母（十八铢）　黄芩（十八铢）　葳蕤（十八铢，一作菖蒲）　芍药（六铢）　天门冬（六铢，去心）　桂枝（六铢，去皮）　茯苓（六铢）　甘草（六铢，炙）　石膏（六铢，碎，绵裹）　白术（六铢）　干姜（六铢）。

上十四味，以水一斗，先煮麻黄一两沸，去上沫，内诸药，煮取三升，去滓，分温三服，相去如炊三斗米顷，令尽，汗出愈。

麻黄升麻汤的独证是：寸脉不够、下利。表现为寸脉短，寸不及寸，也就是"寸脉沉而迟"，以及"泄利不止"，腹泻。"下部脉不至"，讲的是患者的尺脉没有力气。麻黄升麻汤是六经混治，记住两个六经混治的方，一个是实证，六合汤（柴胡、黄芩、荆芥、防风、竹叶、石膏、太子参、细辛、滑石、甘草），针对不能辨清六经病的感冒，用太子参是因为辨不清虚实，太子参相对温和一点，吃了也不会出太大问题；第二个六经混治的方是张仲景的麻黄升麻汤。六合汤治疗普通的感冒都可以，而麻黄升麻汤是治疗躺在ICU的患者，感冒之后诱发细菌性感染，并且对各种抗生素耐药，用此方很有效。为什么会泄利不止？菌群紊乱，因为用各种抗生素以后导致患者肠道菌群紊乱。这种难治的、复杂性的、对多种抗生素耐药的感染，就可以用麻黄升麻汤。大家为什么很少用到麻黄升麻汤？因为难治性的、复杂性的感染在门诊少见，中医还是以看门诊为主，这种病在病房中才能见到。当然也不一定是难治性、复杂性的感染，其他有的病也能用。举例：慢性咽喉炎也可以用麻黄升麻汤，当然是寸脉不及，病机比较复杂的，然后问患者大便怎样？大便溏，就可以用麻黄升麻汤。最特殊的还是治疗难治性、复杂性、耐药的、菌群紊乱的感染，那是张仲景治病拿手的绝活，所以张仲景的处方很乱，如麻黄、桂枝——太阳；石膏、知母——阳明；黄芩、芍药——少阳，这个处方中有三阳，还有三阴再递进，先从太阴入手——白术、干姜、茯苓，还有天门冬、玉竹——少阴，这就是六经合治的一个思想。还有一个方也表现为合治，三阳并治——柴葛解肌汤。六合汤就是在柴葛解肌汤的基础上进一步发展为六经合治——六合汤，气虚加太子参；如果气虚严重的，加党参；阳虚的加细辛；夹湿的加滑石，整体思路都是采取六经合治的思想，很安全，很稳妥，治疗感冒有非常好的效果。

【误汗伤阳】

太阳病，发汗，遂漏不止，其人恶风，小便难，四肢微急，难以屈伸者，桂枝加附子汤主之。

【桂枝证误与麻黄汤发汗亡阳，汗多尿少】

桂枝（三两，去皮）　芍药（三两）　甘草（三两，炙）　生姜（三两，切）　大枣（十二枚，擘）　附子（一枚，炮，去皮，破八片）。

上六味，以水七升，煮取三升，去滓，温服一升。【本云桂枝汤，今加附子，将息如前法。】

独证只有一个漏，发汗是在讲治疗，桂枝证误用麻黄汤发汗亡阳，就可以导致漏汗，不停地出汗。前面讲到桂枝汤证"时发热，自汗出"，如果患者走进诊室，判断他是桂枝汤证，再一看他还带着毛巾，过一会儿就要擦一次汗，说明他的出汗已经比桂枝汤证还要严重了，此为桂枝加附子汤证。小便难因为汗多尿就少。

发汗病不解，反恶寒者，虚故也，芍药甘草附子汤主之。【反恶寒，虚故也】

芍药　甘草（各三两，炙）　附子（一枚，炮，去皮，破八片）。

上三味，以水五升，煮取一升五合，去滓，分温三服。

反恶寒说明患者不该恶寒，此处"病不解，反恶寒"不是太阳病未解，而是阳虚所致。

【误汗惊狂】

发汗过多，其人又手自冒心，心下悸欲得按者，桂枝甘草汤主之。
【麻黄】

桂枝（四两，去皮）　甘草（二两，炙）。【桂枝：甘草=2：1，桂枝镇静】

上二味，以水三升，煮取一升，去滓，顿服。

前面讲到"汗家重发汗，必恍惚心乱"，误汗可以导致恍惚心乱，提高人的兴奋性，所以会惊狂。

桂枝四两、甘草二两，二比一，取其镇静作用。"又手自冒心"临床常见，患者向医生诉说自己的心悸病史时，一边诉说一边手捂胸口，这就是又手自冒心。还有一种，你在前面走，后面有人拍你一下，你"哎哟"一声，并双手捂胸口，这也是又手自冒心，如果心阳很足的人，就"面不改色心不跳"。脉证合参，"又手自冒心"对应的脉在《金匮要略》中，"寸口脉动而弱，动则为惊，弱则为悸"，这种人的左寸脉是弱脉，说明左寸脉弱的人容易又手自冒心，容易受惊吓。如果患者不仅又手自冒心，还烦躁，"火逆下之，因烧针烦躁者，桂枝甘草龙骨牡蛎汤主之"，龙骨、牡蛎相当于西医的钙剂，西医镇静就用钙剂；如果患者惊狂，卧起不安，桂枝去芍药加蜀漆牡蛎龙骨救逆汤主之，程度越来越严重了，那惊狂有脉对应吗？还是"寸口脉动而弱，动则为惊，弱则为悸"，滑脉独见于一部称之为动脉，厥厥动摇如豆，如果滑脉独见于患者左寸，说明其在弱脉的基础上还受了惊——必惊狂，卧起不安，还是要以脉测证。

【太阳兼证小结】

太阳病兼少阳肝胆，独证是心下支结，桂枝汤证只要见到心下支结，就是柴胡桂枝汤证，当然除了抓独"心下支结"，还可以摸脉，兼有脉弦，要脉证合参。若还有严重的厌油、乏力，那很有可能是肝炎，千万不要当成单纯的感冒。

太阳病兼阳明在经，第一，大青龙汤证，它的特点是麻黄汤的基础上兼有烦躁，加石膏，此方是一个发汗重剂，汗多就容易亡阳，容易烦躁，即茯苓四逆汤证，表证未解的用防己地黄汤。此条还告诉大家脉微弱是不可服的，"服之则厥逆，筋惕肉𥆧"——真武汤（身𥆧动，振振欲擗地）。第二，麻杏石甘汤证，"汗出而喘，无大热者"，它已化热到阳明，记住一点，如果有大热，加知母，否则烧退不下去。

太阳病兼阳明在腑，如果桂枝汤证持续地发热引起腹满、便秘，用厚朴七物汤。如果大便稀溏又腹胀，去大黄，加半夏并重用生姜，就是厚朴七物汤的加减法，说明此类人有明显的脾阳虚。兼阳明气滞，"发汗后，腹胀满者，厚朴生姜半夏甘草人参汤主之"。它与厚朴七物汤的区别在于一个表证已解，一个表证未解，和茯苓四逆汤和防己地黄汤的区别方法是一样的。

太阳病兼太阴肺，小青龙汤独证是**有水气**，只要找到痰饮的征象，就在麻黄汤的基础上加干姜、细辛、五味子、半夏，多一味芍药，因为有水气的人阳气不足，服用麻黄后容易不舒服，加芍药收敛一下。如果表解之后还咳嗽的用苓桂剂，加干姜、细辛、五味子、半夏、杏仁；如果抑制胃肠道的蠕动加小剂量大黄。干姜抑制种种的腺体分泌（鼻涕、唾液、遗尿、白带、大便等），只要是在这个套路上，就可以考虑用它。但是，抑制腺体分泌不见得就要用干姜，厥阴病得用吴茱萸。戊己丸与乌梅丸最大的区别是：口渴。口渴不要用戊己丸，要用乌梅丸。肺胀，伴有烦躁，小青龙加石膏汤，它辨的是病，相当于西医的肺气肿，独证就是烦躁，烦躁就要化热，用小青龙加石膏汤，其实也可以直接用成厚朴麻黄汤。

太阳病兼太阴脾虚，"发汗后，身疼痛，脉沉迟者，桂枝加芍药生姜各一两人参三两新加汤主之"，这是第一；第二，还可以用小建中汤，一定要抓住它的平脉辨证，与辨证论治是有区别的；桂枝人参汤的独证是腹泻。所以，腹泻兼有表证加桂枝；腹泻有热加黄连；胆源性腹泻加黄芩；有寒再加附子；寒在厥阴加丁香——丁附理中丸，它的加减都是套路。此外，太阴脾虚的人容易腹胀，感冒以后一发表肚子就胀，就可用厚朴生姜半夏甘草人参汤，而且这个方的剂量还可以颠倒过来用。

太阳病兼有少阴存在两种情况：第一，痼疾少阴病新病外感，用炙甘草汤（痼疾）；第二，本次感冒诱发少阴病，如病毒性心肌炎、细菌性心内膜炎等，因感冒而继发了这两种病。比如病毒性心肌炎，第一个方是桂枝去芍药汤，表现为脉促、胸满、心悸，假如还有恶寒，再加附子；第二个方是葛根汤，葛根汤证首先是项背强几几，次证表现为下利。胃肠型感冒就可以用葛根汤，如果这个胃肠型感冒不仅是肠炎表现为下利，还有胃炎，加半夏。若畏惧葛根汤中的麻黄（其实知道它的适应证用起来是很安全的），还可以用喻嘉言的荆防败毒散。表现为细菌性心内膜炎、病毒性心肌炎热证的就用葛根芩连汤，黄芩、黄连能够抗炎；甘草是皮质激素；葛根能够保护心肌。防己地黄汤也是合并少阴病，影响了心神，比如，用麻黄汤之后患者失眠就可以用它，精神病感冒也可以用它，很多情况都可以。如果感冒的机体非常严重，没法治了，用麻黄升麻汤，难治性的、复杂性的、菌群紊乱的、抗生素耐药的感染就用它。病机较复杂的慢性咽炎也可以考虑用它。

误汗伤阳，误汗可以伤人的阳气，比较轻的是漏汗，就是桂枝加附子汤证；然后导致虚证，"虚故也"，芍药甘草附子汤。误汗产生惊狂，如果单纯地叉手自冒心、心悸，"桂枝甘草汤主之"，叉手自冒心对应的脉是"寸口脉动而弱，动则为惊，弱则为悸"；惊的轻症是烦躁，桂枝甘草龙骨牡蛎汤主之；如果烦躁的太厉害，惊狂、卧起不安，加蜀漆，因为蜀漆是一个强力的镇静剂。

第四章　太阳类证

一、结胸

1. 十枣汤证

太阳中风，下利，呕逆，表解者，乃可攻之。其人漐漐汗出，发作有时，头痛，心下痞硬满，引胁下痛，干呕短气，汗出不恶寒者，此表解里未和也。十枣汤主之。

【重订：饮后水液在胁下，咳吐引痛，谓之悬饮：胸腔积液，然治标法，不可反复用之。】

芫花（熬）　甘遂　大戟（各等分）　大枣（肥大者十枚）。

上四味，捣筛，以水一升五合，先煮肥大枣十枚，取八合，去滓，内药末。强人服一钱匕，羸人服半钱，平旦温服之；不下者，明日更加半钱。得快下后，糜粥自养。

太阳类证第一个讲结胸，其特点是"心下痞硬满，引胁下痛，干呕短气，汗出不恶寒者"，这是胸水，即胸腔积液。谨记，十枣汤适用于胸水的实证，而不是虚证，因低蛋白血症引起的胸水，要用防己黄芪汤急补，不能用十枣汤去攻。

脉沉而弦，悬饮内痛。病悬饮者，十枣汤主之。【结胸脉浮】

咳家其脉弦，为有水，十枣汤主之。【其脉，右寸】

为什么会痛？有水就不痛，水少了反而会痛，因为水吸收之后，胸膜摩擦就会痛，就是胸膜炎。举个例子："咳而脉沉者，泽漆汤主之"指的是肺癌，如果脉沉而弦，就是有胸水。一个人咳嗽，但其右寸脉特别沉，比尺脉还沉且有力，那是肺癌；若又沉又弦，"咳家其脉弦，为有水，十枣汤主之"则有胸水。

2. 大陷胸丸证

结胸者，项亦强，如柔痉状，下之则和，宜大陷胸丸。【胸膜

炎初起多有表证。项亦强，牵扯痛。】

大黄（半斤） 葶苈子（半升，熬） 芒硝（半升） 杏仁（半升，去皮尖，熬黑）。

上四味，捣筛二味，内杏仁、芒硝，合研如脂，和散。取如弹丸一枚，别捣甘遂末末一钱匕，白蜜二合，水二升，煮取一升，温顿服之，一宿乃下。如不下，更服，取下为效。禁如药法。【大黄、芒硝：肠道；葶苈子、甘遂：水路】

"结胸者，项亦强"，因胸膜炎初起有表证，项强是一侧胸膜有胸水后会引起牵扯反应，导致项背强几几，与胆囊炎引起的牵扯反应一样，此处项强非太阳病，所以叫太阳类证，不可当太阳病来处理。"下之则和，宜大陷胸丸"，大陷胸丸下的是水，不是大便，大黄、芒硝使水从肠道而去，相当于腹膜透析，葶苈子和甘遂关闭水通道蛋白。

3. 大陷胸汤证

太阳病，脉浮而动数，浮则为风，数则为热，动则为痛，数则为虚；头痛、发热、微盗汗出，而反恶寒者，表未解也。医反下之，动数变迟，膈内拒痛，胃中空虚，客气动膈，短气躁烦，心中懊恼，阳气内陷，心下因硬，则为结胸，大陷胸汤主之。若不结胸，但头汗出，余处无汗，剂颈而还，小便不利，身必发黄。

【心下因硬，恐为胃及左肝肿瘤，累及胸膜则为结胸，累及肝则发黄。】

大黄（六两，去皮） 芒硝（一升） 甘遂（一钱匕）。

上三味，以水六升，先煮大黄取二升，去滓，内芒硝，煮一两沸，内甘遂末，温服一升。得快利，止后服。

"心下因硬，则为结胸，大陷胸汤主之"，这里讲的是大陷胸汤可以治疗心下坚硬、痞硬的东西，即胃癌，或者肝脏左叶的癌症。"但头汗出，余处无汗，剂颈而还"，湿热熏蒸的独证；"小便不利，身必发黄"，黄疸的独证，小便利者不发黄。心下又硬又发黄，要么是肝左叶的癌症，要么就是胃和胰腺的癌症压迫了胆道，大陷胸汤是治癌症的，用大黄、芒硝、甘遂来攻，但此方适用于体质壮实的癌症患者。"心下因硬"，比如胃以及左肝的肿瘤累及胸膜就是结胸，累及肝则发黄，因其压迫胆道出现黄疸。

伤寒六七日，结胸热实，脉沉而紧，心下痛，按之石硬者，大陷胸汤主之。

【按之石硬者，此胃癌、肝癌，以恶性肿瘤硬度为正常组织的5~30倍，故按之石硬。】

伤寒十余日，热结在里，复往来寒热者，与大柴胡汤；但结胸，无大热者，此为水结在胸胁也；但头微汗出者，大陷胸汤主之。

【与大柴胡汤鉴别，大柴胡汤往来寒热，结胸无大热，但头微汗出。其病机为水结在胸胁，即西医胸水也。】

"心下痛，按之石硬者"，什么东西按之石硬？除了身体里长的结石，但是结石是按不出来的，那就是癌，癌组织的硬度是正常组织的5～30倍。此外瘢痕组织硬度也高，但主要就是癌，中医把癌也叫作"岩"，外科手术切下来的癌组织是非常坚硬的。所以"心下痛，按之石硬者"讲的就是癌，胃、胰腺、胆囊或者肝左叶的癌症，就在这个位置，实证就可以用大陷胸汤去攻，这就是天津孙秉严孙老的经验，他对癌症就经常去攻。

太阳病，重发汗而又下之，不大便五六日，舌上燥而渴，日晡所小有潮热，从心下至少腹硬满而痛不可近者，大陷胸汤主之。

【日晡潮热，此转阳明，为可下之征。从心下少腹而痛不可近者，此腹膜炎。可见大陷胸汤不独胸膜炎，腹膜炎也可用之。】

这条说的是急性腹膜炎，从心下至少腹，硬满痛不可近，所以大陷胸汤不止可以治胸膜炎，还可以治腹膜炎，都可以用大陷胸汤去下。大陷胸汤条文主要就描述了3种病：胃肿瘤、胸膜炎、腹膜炎。

4. 葶苈大枣泻肺汤证

支饮不得息，葶苈大枣泻肺汤主之。

【此方用大枣，法同十枣汤。】

葶苈（熬令黄色，捣丸如弹丸大）　大枣（十二枚）。

上先以水三升，煮枣取二升，去枣，内葶苈，煮取一升，顿服。

此条说明可用来治胸水。

5.小陷胸汤证

小结胸病，正在心下，按之则痛，脉浮滑者，小陷胸汤主之。

【正在心下，按之则痛——浮滑】

黄连（一两）　半夏（半升，洗）　瓜蒌实（大者一枚）【黄连：炎症；半夏：排空；瓜蒌：反流液似痰】

上三味，以水六升，先煮瓜蒌，取三升，去滓，内诸药，煮取二升，去滓，分温三服。

它的证就只有3条：正在心下，按之则痛，脉浮滑。实际上只有两条，因为脉是来测证的。什么叫作脉浮？胸腔以上的部位是可以见到浮脉的，胸腔以下的浮脉也可以见到，不过那是个虚证。为什么还一定是滑的？因为有痰，胃镜下的反流液就跟痰差不多，黏糊糊的，而且这种人的大便会下黏液，像痰一样，所以用瓜蒌；"正心下，按之则痛"是贲门炎反流的表现，很典型，它的独证就是"正心下，按之痛"，如果出现此症状，那脉就应该是浮滑脉，如果不是浮滑脉用瓜蒌薤白半夏汤——"阳微阴弦"，是寒证，我们在少阴寒化证讲过瓜蒌薤白半夏汤也可治疗贲门炎。瓜蒌薤白半夏汤与小陷胸汤的区别是热证用黄连，寒证用薤白，都用半夏和胃、瓜蒌下痰。

二、痞

1.半夏泻心汤、生姜泻心汤证

脉浮而紧，而复下之，紧反入里，则作痞。按之自濡，但气痞耳。太阳病，医发汗，遂发热、恶寒；因复下之，心下痞。

【脾胃素虚之人，外感后多见痞证，发汗（麻黄）、下之（大黄抑制胃排空）多见。】

气痞：半夏泻心汤　　虚。

实痞：泻心汤（肠道排空促进胃肠蠕动）　　实。

伤寒五六日，呕而发热者，柴胡汤证具，而以他药下之，柴胡证仍在者，复与柴胡汤，此虽已下之，不为逆，必蒸蒸而振，却发热汗出而解。若心下满而硬痛者，此为结胸也，大陷胸汤主之；但满而不痛者，此为痞，柴胡不中与之，宜半夏泻心汤。

半夏（半升，洗）　黄芩　干姜　人参　甘草（炙，各三两）　黄连（一两）　大枣（十二枚，擘）。

上七味，以水一斗，煮取六升，去滓，再煎取三升，温服一升，日三服。

伤寒汗出解之后，胃中不和，心下痞硬，干噫食臭，胁下有水气，腹中雷鸣，下利者，生姜泻心汤主之。

【干噫食臭，胃，加生姜，抑制分泌。】

生姜（四两，切）　甘草（三两，炙）　人参（三两）　干姜（一两）　黄芩（三两）　半夏（半升，洗）　黄连（一两）　大枣（十二枚，擘）。

上八味，以水一斗，煮取六升，去滓，再煎取三升，温服一升，日三服。

下之作痞因本不该下却用大黄下之，抑制胃肠道的蠕动形成痞。"按之自濡，但气痞耳"，摸着是软的，若摸着硬的是癌症。所以，脾胃素虚之人外感发汗或下之之后多见痞证。发汗之后也可以见痞（麻黄碱抑制胃肠道蠕动），厚朴生姜半夏甘草人参汤主之。痞证有虚痞和实痞之分，虚痞即患者胃肠道里面没有停积的食物，用半夏泻心汤；实痞就是消化道有食物停积了，要用泻心汤。"但满而不痛，此为痞，柴胡不中与之，宜半夏泻心汤"，半夏泻心汤是小柴胡汤的一个变方，治疗痞、呕、利，痞证是必须有的，也可见呕吐和大便稀溏。如果患者干噫食臭，有明显的不消化症状加生姜，生姜泻心汤。

2. 甘草泻心汤证

伤寒中风，医反下之，其人下利，日数十行，谷不化，腹中雷鸣，心下痞硬而满，干呕，心烦不得安。医见心下痞，谓病不尽，复下之，其痞益甚。此非结热，但以胃中虚，客气上逆，故使硬也，甘草泻心汤主之。【下利完谷】

甘草（四两，炙）　干姜（三两）　黄芩（三两）　半夏（半升，洗）　黄连（一两）　大枣（十二枚，擘）。

上六味，以水一斗，煮取六升，去滓，再煎取三升，温服一升，日三服。

臣亿等谨按上生姜泻心汤法，本云理中人参黄芩汤，今详泻心以疗痞。痞气因发阴而生，是半夏、生姜、甘草泻心汤三方，皆本于理中也，其方必各有人参，今甘草泻心汤中无者，脱落之也。又按《千金》并《外台秘要》。治伤寒食，用此方，皆有人参，知脱落无疑。

狐惑之为病，状如伤寒，默默欲眠，目不得闭，卧起不安。蚀于喉为惑，蚀于阴为狐。不欲饮食，恶闻食臭，其面目乍赤、乍黑、乍白。蚀于上部则声喝一作嗄，甘草泻心汤主之。

【口腔溃疡，喑哑。此多西医所谓白塞病，此证不独口、肛，可见于全消化道（口、咽、食管、胃肠）溃疡，以半夏泻心汤泻心火，诸痛痒疮，皆属于心火也；干姜、半夏，温中也，暖中补饥，可使肉生；重加甘草，补土盖火，西医所谓甘草酸拟皮质激素作用，调节免疫。】

甘草泻心汤治疗的是狐惑病，也就是白塞综合征，也能治口腔溃疡。大家记住一点，用甘草泻心汤治疗的这类口腔溃疡，一定是伴有痞证的；另外，甘草一定重用，皮质激素样作用，抑制炎症反应的，相当于一个激素。如果口腔溃疡不伴有痞证可以用甘草合吴门验方枇杷清胃饮，不一定合枇杷清胃饮，有寒可以用吴茱萸，还可以用交泰丸。

3. 黄连汤证

伤寒，胸中有热，胃中有邪气，腹中痛，欲呕吐者，黄连汤主之。

【此上热下寒证。胸中有热而心烦失眠，主以黄连；下寒而腹痛，桂枝、甘草、人参、大枣。】

黄连（三两）　甘草（三两，炙）　干姜（三两）　桂枝（三两，去皮）　人参（二两）　半夏（半升，洗）　大枣（十二枚，擘）。

上七味，以水一斗，煮取六升；去滓，温服。昼三夜二。【失眠】

中焦不通导致心火不降，用黄连汤。中焦不通有半夏、干姜、人参，半夏干姜人参丸，治疗中焦不通，心火不降加黄连，下寒加肉桂。简单来讲，交泰丸合半夏干姜人参丸就是黄连汤，治疗中焦不通、心火不降、肾水不升、上热下寒。如果是胆火不降用半夏干姜人参丸合黄芩配肉桂（六物黄芩汤）。

4. 干姜黄芩黄连人参汤证

伤寒本自寒下，医复吐下之，寒格，更逆吐下；若食入口即吐，干姜黄芩黄连人参汤主之。

【食入口即吐，胃不能受食，需极简方。糖尿病。】

干姜　黄芩　黄连　人参（各三两）。

上四味，以水六升，煮取二升，去滓，分温再服。

干姜黄芩黄连人参汤，治疗"食入口即吐"，寒热错杂的呕吐，其实不只是呕吐，只要寒热错杂都可以用它，比如降血糖，用大剂量黄连配干姜、人参，如果患者还有胆囊疾病，方中还有黄芩，糖尿病的患者经常合并胆囊炎、胆结石。

5. 旋覆代赭石汤证

伤寒发汗，若吐，若下，解后，心下痞硬，噫气不除者，旋覆代赭汤主之。

【重订：伤寒汗出解之后，胃中不和，心下痞硬（痞），干噫食臭（呕），胁下有水气，腹中雷鸣，下利者，生姜泻心汤主之。

二条皆心下痞硬，干噫食臭，然旋覆代赭汤无胁下水气，雷鸣

下利（利）。二方皆用人参、半夏、生姜、大枣、甘草，一用旋覆代赭降逆，一用干姜、黄芩、黄连辛开苦降。】

旋覆花（三两） 人参（二两） 生姜（五两） 代赭石（一两） 甘草（三两，炙） 半夏（半升，洗） 大枣（十二枚，擘）。

上七味，以水一斗，煮取六升，去滓，再煎取三升，温服一升，日三服。

旋覆代赭石汤也是痞证，"心下痞硬，噫气不除者，旋覆代赭石汤主之"，总是噫气，所以加旋覆花、代赭石降逆，这也是半夏泻心汤的一个变方。

小结：痞证讲了6个泻心汤证：气痞的半夏泻心汤；伴有消化不良的生姜泻心汤；伴有口疮的甘草泻心汤；如果是中焦痞导致心火不降的黄连汤，黄连汤就是交泰丸合半夏干姜人参丸；如果中焦痞导致胆火不降的上热下寒是六物黄芩汤；如果由于痞证导致总是噫气的是旋覆代赭石汤。

三、黄疸

麻黄连轺赤小豆汤证

伤寒瘀热在里，身必黄，麻黄连轺赤小豆汤主之。

【此表里同病。黄疸性肝炎，属急性热病，初起多有表证，不可误作太阳病。观其舌，两边肿胀，叩其胁，右胁痛，显著厌油并乏力，此属肝炎，其病不解者，二三日续黄，故曰身必黄。方用连轺，清热止呕，湿热尤宜，王孟英甘露消毒丹用连翘由此出。】

麻黄（二两，去节） 连轺（二两，连翘根） 杏仁（四十个，去皮尖） 赤小豆（一升） 大枣（十二枚，擘） 生梓白皮（一升，切） 生姜（二两，切） 甘草（二两，炙）。

上八味，以潦水一斗，先煮麻黄再沸，去上沫，内诸药，煮取三升，去渣。分温三服，半日服尽。

这里指的是黄疸伴有表证，非太阳病，不是发汗解表就能好的。

麻黄连轺赤小豆汤，一是连翘，用连翘根也可以，它有止吐的作用，黄疸容易引起恶心、呕吐，所以甘露消毒丹用连翘，就因为它能止吐；二是瘀热在里，说明麻黄连轺赤小豆汤可以加赤芍，加大剂量的赤芍能够增强疗效。如果患者有表证，但是舌头两边肿胀，同时伴有胁痛和显著的厌油、乏力，那这个患者就是个肝炎的患者，二三日就发黄了。一个感冒的患者来看病，厌油和乏力非常明显，要考虑有没有肝炎，如果有肝炎，因为他的肝脏肿大了，舌头两边非常肿胀，要去触诊、叩诊肝脏。如果患者平时舌两侧就肿胀，那就不是肝炎。

四、风湿

【表虚】

1. 桂枝附子汤、甘草附子汤、桂枝芍药知母汤证

伤寒八九日，风湿相搏，身体痛烦，不能自转侧，不呕、不渴、脉浮虚而涩者，桂枝附子汤主之。若其人大便硬，（一云脐下心下硬）小便自利者，去桂加白术汤主之。【湿家脉浮，鉴别太阳病。】

桂枝附子汤

桂枝（四两，去皮）　生姜（三两，切）　附子（三枚，炮，去皮，破八片）　甘草（二两，炙）　大枣（十二枚，擘）。

上五味，以水六升，煮取二升，去滓，分温三服。

去桂加白术汤

附子（三枚，炮，去皮，破）　白术（四两）　生姜（三两，切）　大枣（十二枚，擘）　甘草（二两，炙）。

上五味，以水六升，煮取二升，去滓，分温三服。初一服，其人身如痹，半日许复服之；三服都尽，其人如冒状，勿怪。此以附子、术，并走皮内，逐水气未得除，故使之耳。法当加桂四两。此本一方二法：以大便硬，小便自利，去桂也；以大便不硬，小便不利，

当加桂。附子三枚恐多也，虚弱及产妇，宜减服之。

风湿相搏，骨节痛烦，掣痛不得屈伸，近之则痛剧，汗出短气，小便不利，恶风不欲去衣，或身微肿者，甘草附子汤主之。

甘草（二两，炙）　附子（二枚，炮，去皮，破）　白术（二两）　桂枝（四两，去皮）。

上四味，以水六升，煮取三升，去滓，温服一升，日三服。初服得微汗则解；能食、汗止复烦者，将服五合；恐一升多者，宜服六七合为始。

诸肢节疼痛，身体尪羸，脚肿如脱，头眩短气，温温欲吐，桂枝芍药知母汤主之。

【多见类风湿病后期，关节肿痛变形，甘草附子汤加芍药、麻黄、防风、生姜、知母。前方在气化，此方在形质。】

桂枝（四两）　芍药（三两）　甘草（二两）　麻黄（二两）　生姜（五两）　白术（五两）　知母（四两）　防风（四两）　附子（二枚，炮）。

上九味，以水七升，煮取二升，温服七合，日三服。

风湿也是太阳的类证，因为它有表证。风湿的表证，第一是表虚，"脉浮虚而涩，桂枝附子汤主之"。因为脉浮虚是个桂枝汤证，涩是津血亏虚，所以用桂枝附子汤。如果大便硬，去桂枝加白术，因为白术能通大便。所以，如果是气虚的便秘，生白术60克就能通便，后世有很多医家用白术来通大便，其实就出自于《金匮要略》。前面讲过脉浮虚的便秘、气虚的便秘、还讲过痰秘（大便黏滞臭垢，粘马桶，用瓜蒌）。第二个是甘草附子汤，表现为汗出短气，这是治疗所有风湿性疾病的基础方，如果有表证，加麻黄、细辛、防风；如果肾虚明显，加地黄；如果乏力短气明显，加黄芪、防己……术附并走皮中可以逐水气，"气升水布，火降血下"，水液代谢不离肺、脾、肾三脏，白术走脾，附子走肾，桂枝可以走表，肺脾肾三脏同去，甘草就是个激素，如果要进一步提高患者的激素水平，要么加地黄，要么加知母，来来回回就这些套路，所有的风湿性疾病都可以在此方基础上化裁，除非温疟，白虎加桂枝汤证，那是热证。

桂枝芍药知母汤，也是甘草附子汤的化裁，痛得严重用芍药，配桂枝，防风也能止痛，防风配桂枝等，所有的化裁就在这4味药之中。

2. 防己黄芪汤证

风湿脉浮，身重，汗出，恶风者，防己黄芪汤主之。

【用防风，即后世玉屏风散，皆气虚，有夹湿夹风之别，一身重或肿，一反复外感。】

防己（一两） 甘草（半两，炒） 白术（七钱半） 黄芪（一两一分，去芦）。

上四味，剉麻豆大，每抄五钱匕，生姜四片，大枣一枚，水盏半，煎八分，去滓。温服，良久再服。喘者，加麻黄半两；胃中不和者，加芍药三分；气上冲者，加桂枝三分；下有陈寒者，加细辛三分。服后当如虫行皮中，从腰下如冰，后坐被上，又以一被绕腰以下，温，令微汗，差。

风水，脉浮身重，汗出恶风者，防己黄芪汤主之。腹痛加芍药。

《外台》防己黄芪汤治风水，脉浮为在表，其人或头汗出，表无他病，病者但下重，从腰以上为和，腰以下当肿及阴，难以屈伸。

【从腰以上为和，腰以下当肿及阴，难以屈伸，此见之西医肝腹水。凡严重低蛋白血症之腹水，重用白术，或再加黄芪。防己一药，可降低门静脉压力。严重低蛋白血症之水肿，血管内水分因低蛋白溢出，日久血容量不足，其脉多芤，其舌少津，一派阴血不足之证，重用白术补脾生津。重订：恶寒，脉微而复利，利止，亡血也，四逆加人参汤主之。此补气生血（津），又一法。】

防己黄芪汤的防己变防风就是玉屏风散，玉屏风散也治汗出恶风，不过有湿就用了防己，道理是一样的，一个因有湿，一个因有风。防己黄芪汤还治"腰以下当肿及阴"。什么是"腰以上和，腰以下当肿及阴"？就是防己黄芪汤不能治上半身的水肿，"腰以上肿当发汗"，腰以下的水肿，肿及阴，连生殖器都肿，肝硬化、低蛋白血症、肿瘤的患者就常常见睾丸肿大如皮球一样，因为蛋白低。防己黄芪汤为什么对蛋白低的有效？白术、黄芪提升蛋白，蛋白低的患者就乏力，方中的防己还能降低门脉压，所以它特别适合于肝硬化水肿、低蛋白血症的水肿、肿瘤的患者严重营养不良的水肿，想都不用想就是个防己黄芪汤证。水肿应该选人参还是黄芪？黄芪，它能走表，还能行水。

【皮水】

防己茯苓汤证

皮水为病，四肢肿，水气在皮肤中，四肢聂聂动者，防己茯苓汤主之。

【皮水较之风水，表证不显。如乳腺癌术后上肢水肿，即无明显表证。防己茯苓汤与防己黄芪汤，二方皆用防己、黄芪、甘草，防己黄芪汤治风湿，除湿用白术，防己茯苓汤治皮水，利水用桂、苓。防己黄芪汤气上冲者加桂枝三分，则与防己茯苓汤用苓、术之异，然风湿在表，故防己黄芪汤加姜、枣为引。】

防己（三两）　黄芪（三两）　桂枝（三两）　茯苓（六两）甘草（二两）。

上五味，以水六升，煮取二升，分温三服。

防己茯苓汤证（防己、黄芪、桂枝、茯苓、甘草），这个病多见于什么？比如乳腺癌做完手术以后上肢肿、静脉回流不畅等，加点通络的药，促进其血管、淋巴管的生成。

【表实】

3. 麻黄加术汤、麻黄杏仁薏苡甘草汤证

湿家身烦痛，可与麻黄加术汤，发其汗为宜，慎不可以火攻之。

【此表实证，防己黄芪汤治汗出恶风之表虚证。】

麻黄（三两，去节）　桂枝（二两，去皮）　甘草（一两，炙）　杏仁（七十个，去皮尖）　白术（四两）。

上五味，以水九升，先煮麻黄，减二升，去上沫，内诸药，煮取二升半，去滓。温服八合，覆取微似汗。

病者一身尽痛，发热，日晡所剧者，名风湿。此病伤于汗出当风，或久伤取冷所致也。可与麻黄杏仁薏苡甘草汤。

【与麻黄加术汤不同在于发热，日晡所剧，故去桂枝，加薏苡仁，薏苡仁除阳明湿热，温病多用之。此方可治疱疹（EB）病毒感染，此病多苔腻身痛。】

麻黄（去节，半两，汤泡）　甘草（一两，炙）　薏苡仁（半两）　杏仁（十个，去皮尖，炒）。

上四味，到麻豆大，每服四钱匕，水盏半，煮八分，去滓。温服，有微汗，避风。

表虚的桂枝证，表实的麻黄加术汤，湿家感冒用麻黄加术汤。湿家感冒指患者平时湿气很重，感冒了不用麻黄汤，用麻黄加术汤。"术"针对的是痼疾，麻黄汤针对的是新感。

麻杏薏甘汤证有个特点，发烧，下午加重，典型的EB病毒感染，这种病毒感染很容易忽视掉，所以导致慢性淋巴结肿大，以后出现鼻咽癌、淋巴瘤、白血病……它也不是太阳病，是太阳类证，但一般把它当成太阳病来处理。治疗EB病毒感染，中医用大剂量的薏苡仁，90～300克。如果确定EB病毒感染，用麻黄、杏仁配合薏苡仁300克，就能够抑制EB病毒的复制，加升麻、大青叶、牡丹皮、黄芩，它容易引起淋巴结的肿大，从少阳去，用黄芩；血分要阻断，不然它由气入血，所以用大青叶和升麻托邪解毒；而且这个邪必须要让它从太阳解，不然潜伏下来将来得癌症。记住，麻杏薏甘汤加升麻、大青叶、牡丹皮、黄芩就治疗EB病毒感染，薏苡仁至少用90克，可以开300克，若经济条件不好就开60克，再少无效，解决不了根本问题。麻杏薏甘汤就是温病的三仁汤去白豆蔻加麻黄。麻杏薏甘汤能治 EB 病毒感染和多种病毒感染，温病的白痦常常是病毒感染，只要病毒感染表现在皮肤，就是太阳。比如皮肤的病毒感染、扁平疣都可以用麻杏薏甘汤。它和麻黄加术汤的区别是麻黄加术汤是湿家，白术治痼疾，感冒这个新感给治了就完了，而麻杏薏甘汤是新感，比如扁平疣，它有可能已经一两年了，那也是新感，因为治的就是它这个病，不是今天得的才叫新感。

【风水】

越婢汤证

风水恶风，一身悉肿，脉浮，不渴，续自汗出，无大热，越婢汤主之。

【汗出，无大热，与麻杏石甘汤同，一方治喘，一方治肿。重用麻黄，发表行水。脉浮，鉴别太阳病。恶风加附子，风水加术。】

麻黄（六两）　石膏（半斤）　生姜（三两）　大枣（十五枚）甘草（二两）。

上五味，以水六升，先煮麻黄，去上沫，内诸药，煮取三升，分温三服。恶风者，加附子一枚，炮；风水加术四两。

越婢汤（麻黄、石膏、生姜、大枣、甘草），治风水，即肾小球肾炎、肾病综合征等。先有寒加附子，即越婢加术汤加附子，也就是麻黄附子甘草汤或者麻黄附子汤的加味。这个方的效果优于麻黄附子汤，因为考虑得更周全，肾小球肾炎有炎症，又需要发表，如果重剂量的麻黄发表容易引起心慌，石膏辛凉就能监制，它能降低神经系统的兴奋性；阳虚患者用石膏可以加附子；水液代谢不离肺、脾、肾三脏，麻黄附子甘草汤只有肺和肾，中间的脾去哪了？加白术，所以越婢加术附汤，它的效果优于麻黄附子汤，因为它多了石膏、白术，当然还有姜枣和营卫、补气，它的配伍更周全，见效更快。

【里水肉极】

越婢加术汤证

里水，越婢加术汤主之，甘草麻黄汤亦主之。

【所以加术，以里水脾虚故也。水病，但见西医白蛋白低下者，重用白术，见效尤捷，而参芪不及也。】

治肉极，热则身体津脱，腠理开，汗大泄，疠风气，下焦脚弱。

【治疗各种肌萎缩、肌无力，多发性硬化症等肌肉之病。】

麻黄（六两）　石膏（半斤）　生姜（三两）　甘草（二两）　白术（四两）　大枣（十五枚）。

上六味，以水六升，先煮麻黄，去上沫，内诸药，煮取三升，分温三服。恶风加附子一枚，炮。

【麻黄：递质；石膏：炎症；生姜、大枣、白术：肌肉；甘草、附子：激素。】

肉极是各种运动神经元疾病。恶风加附子，治疗各种运动神经元疾病，麻黄是个神经递质，兴奋肌肉，石膏拮抗炎症反应，姜、枣和白术能刺激肌肉的生长，甘草、附子是激素（一个是外源性激素，一个刺激内源性激素的分泌）。肉极加神经递质，没有神经递质刺激肌肉会萎缩，所以要去做按摩，做针刺，针刺就是刺激神经，否则肌肉会萎缩。

【中风】

续命汤证

《古今录验》续命汤：治中风痱，身体不能自收持，口不能言，冒昧不知痛处，或拘急不得转侧。

麻黄　桂枝　当归　人参　石膏　干姜　甘草（各三两）　芎劳（一两）　杏仁（四十枚）。

上九味，以水一斗，煮取四升，温服一升，当小汗，薄覆脊，凭几坐，汗出则愈。不汗更服，无所禁，勿当风。并治但伏不得卧，咳逆上气，面目水肿。

【麻黄：神经刺激；桂、甘、归、芎：神经营养；人参、干姜：肌肉营养，扶正为卫，提高免疫；杏：痰；石膏：感染。】

续命汤，可以治疗感冒和中风。麻黄是一个神经递质；桂枝、甘草、当归、川芎营养神经；人参、干姜营养肌肉；石膏抗感染，因为卧床容易并发感染；杏仁化痰，长久卧床的患者容易发生坠积性肺炎，不易排痰。套路如此，用西医组方不比中医组出来的差。

五、肺病

肺病一感冒就表现为类似太阳病。

1. 射干麻黄汤证

咳而上气，喉中水鸡声，射干麻黄汤主之。【此为哮喘】

射干（十三枚，一法三两）　麻黄（四两）　生姜（四两）　细辛　紫菀　款冬花（各三两）　五味子（半升）　大枣（七枚）　半夏（大者，洗，八枚。一法半升）。

上九味，以水一斗二升，先煮麻黄两沸，去上沫，内诸药，煮取三升，分温三服。

它的独证是喉中水鸡声，上气就是气紧，这讲的就是哮喘。

2. 越婢加半夏汤证

上气喘而躁者，属肺胀，欲作风水，发汗则愈。

咳而上气，此为肺胀，其人喘，目如脱状，脉浮大者，越婢加半夏汤主之。

【越婢汤，治风水；越婢加术汤，治中风；越婢加半夏汤，治肺胀。】

麻黄（六两）　石膏（半斤）　生姜（三两）　大枣（十五枚）　甘草（二两）　半夏（半升）。

上六味，以水六升，先煮麻黄，去上沫，内诸药，煮取三升，分温三服。

肺胀就是肺气肿，表现为短气、爬楼困难，因为肺功能降低了，治疗用越婢加半夏汤，补气加半夏。如果这个越婢加半夏汤证的患者感冒好了以后，表现为气虚用黄芪建中汤加半夏，平时可以给他服一点补气的药。为什么越婢汤一定要加半夏？因为越婢汤治其外感，半夏收敛肺气，降肺气，所以黄芪建中汤治疗肺胀，缓解期也要加半夏，虚实同治，和补中益气汤加枳实治疗胃下垂的机理相似，一个来升提胃，一个要促进胃排空。所以，张仲景用方的思路和我们是相反的，因为我们如果遇到肺胀、肺气虚，往往开补气的药，很少会想到要加破气降气的药，这就体现了他的特色。

3. 厚朴麻黄汤证

咳而脉浮者，厚朴麻黄汤主之。

【与泽漆汤，一脉浮，一脉沉。与射干麻黄汤为对方，一咳一哮。】

厚朴（五两）　麻黄（四两）　石膏（如鸡子大）　杏仁（半升）　半夏（半升）　干姜（二两）　细辛（二两）　小麦（一升）　五味子（半升）。

上九味，以水一斗二升，先煮小麦熟，去滓，内诸药，煮取三升。温服一升，日三服。

慢性支气管炎发生的感染用厚朴麻黄汤。泽漆汤，"咳而脉沉者，泽漆汤主之"，这是肺癌。

4. 皂荚丸证

咳逆上气，时时唾浊，但坐不得眠，皂荚丸主之。

皂荚（八两，刮去皮，用酥炙）。

上一味，末之，蜜丸梧子大。以枣膏和汤服三丸，日三夜一服。

【此方治时时唾浊，其痰为黄稠痰，皂苷；葶苈大枣泻肺汤治痰饮，多清稀，水通道。】

咳痰浓稠的叫作唾浊。皂荚丸用皂荚，皂荚含皂苷，皂苷的特点就是稀释痰液。桔梗也是一个稀释痰液的药物，但其力量较弱，很安全，而皂荚的力量就强，因为痰太稠了，所以要用皂荚来稀释痰液。若清痰太多，要使痰液变稠又该用什么药？半夏或干姜。所以，最好不要把干姜和皂荚一起用，半夏、桔梗还好，稀释痰液和干燥痰液的作用都不强，取其开宣肺气、升降并调的作用。

5.肺痈诸方

问曰：病咳逆，脉之何以知此为肺痈？当有脓血，吐之则死，其脉何类？师曰：寸口脉微而数，微则为风，数则为热；微则汗出，数则恶寒。风中于卫，呼气不入；热过于荣，吸而不出。风伤皮毛，热伤血脉。风舍于肺，其人则咳，口干喘满，咽燥不渴，时唾浊沫，时时振寒。热之所过，血为之凝滞，蓄结痈脓，吐如米粥。始萌可救，脓成则死。

【此病初起汗出、恶寒，然非太阳表证，需与太阳病相鉴别。】

凡服桂枝汤吐者，其后必吐脓血也。

【吐脓血，实指咳吐脓血，以肺脓肿初起有表证，误作桂枝汤故也。】

咳而胸满，振寒脉数，咽干不渴，时出浊唾腥臭，久久吐脓如米粥者，为肺痈，桔梗汤主之。分温再服，则吐脓血也。

【振寒脉数：毒血证。桔梗含皂苷，有排痰及排脓之功。】

桔梗（一两）　甘草（二两）。

上二味，以水三升，煮取一升，去滓，温分再服。

排脓散（3味）：枳实（十六枚）　芍药（六分）　桔梗（二分）。

上三味，杵为散，取鸡子黄一枚，以药散与鸡黄相等，揉和令相得。和服之，日一服。

【重订：产后腹痛，烦满不得卧，枳实芍药散主之。并主痈脓，麦粥下之。】

排脓汤（4味）：甘草（二两）　桔梗（三两）　生姜（一两）　大枣（十枚）。

上四味，以水三升，煮取一升。温服五合，日再服。

《千金》苇茎汤　治咳有微热烦满，胸中甲错，是为肺痈。

【此支气管扩张，肺脓肿之方。胸中甲错，此其证。慢性。】

苇茎（二升）　薏苡仁（半升）　桃仁（五十枚）　瓜瓣（半升）。

上四味，以水一斗，先煮苇茎得五升，去滓，内诸药，煮取二升。服一升，再服，当吐如脓。

肺痈，"时时振寒，吐如米粥"，患者会吐出坏死的肺组织，这里有好多独证教你去鉴别，比如嚼黄豆、将咯出的痰放在水里泡看分不分层。特点是辨病治疗，知道患者是肺痈就可考虑用桔梗汤，枳实芍药散和排脓汤也治肺痈。最后一个很具有代表性的《千金》苇茎汤，肺痈现在见得少了，见于支气管扩张、肺脓肿。那么，肺病的论治，《伤寒论》里面所有的方子都在这儿了，看这些药会发现并没有严格地按辨证论治走，关键是抓住病机。

【太阳类证小结】

太阳类证讲了以下几方面：

第一，结胸、胸水，可以引起类似于表证，"项背强几几"，其实非表证。所以，胸膜炎初起都有类似表证的表现，用大陷胸丸去下胸水；如果不止有胸水，还有发黄、心下硬、黄疸，那是肝、胆、胰腺、胃的肿瘤累及肝脏所致，说明肿瘤可以攻，这是后世治疗肿瘤采用攻法的一个基本来源；结胸还会引起胸膜炎、腹膜炎，从心下至少腹硬满不可近，所以大陷胸汤可以治疗胃肿瘤、胸膜炎、腹膜炎；葶苈大枣泻肺汤，它也能抑制水通道；小结胸病用小陷胸汤，"正心下，按之痛"是其独证，脉浮滑，脉证互参，脉不浮滑呢？寸脉不够，那是瓜蒌薤白半夏汤，一寒一温。

第二，痞证讲了7个方：①半夏泻心汤。②生姜泻心汤。③甘草泻心汤。④黄连汤。⑤六物黄芩汤。⑥干姜黄芩黄连人参汤。⑦旋覆代赭石汤，这些治疗痞证的各种情况。

第三，太阳类证的黄疸，黄疸初起有表证，不可误当成太阳病，可能是肝炎，用麻黄连轺赤小豆汤。如何鉴别？看舌头，查体，西医的那一套都可以，实在不行化验查肝功。

第四，讲了风湿，风湿也有表证，脉浮虚而涩，用桂枝附子汤；大便硬加白术去桂枝，生白术通便；甘草附子汤，所有风湿类疾病的基本方（除外温疟），可以从各个方面去化裁它；桂枝芍药知母汤是风湿病一个具有代表性的成方，也可以治疗水肿；防己黄芪汤，风湿脉浮，治疗风湿、汗出恶风的，我们讲风湿汗出可以用什么？甘草附子汤、桂枝附子汤，还可以用防己黄芪汤，不需要区别，直接合起来用。如果患者无汗，加麻黄、附子、细辛，就是桂枝芍药知母汤。防己黄芪汤还治疗风水，肾病综合征、肝腹水、严重低蛋白血症引起的水肿；表实，有湿的人感冒了，可以用麻黄加术汤；如果是 EB 病毒感染或其他皮肤病毒感染，可用麻杏薏甘汤，重用薏苡仁。

皮水，可以用防己茯苓汤，多见于肿瘤术后。风水，要发表，肾病综合征、肾小球肾炎，用大剂量的麻黄，就是越婢加术附汤，也就是前面讲的麻黄附子汤的一个更完善的处方。

越婢加术汤治疗运动神经元疾病，讲了它的机理。续命汤，除了治感冒，还治中风，它的配伍很完善，也是很有效的一个方。

肺病，哮喘用射干麻黄汤；肺胀、肺气肿，越婢加半夏汤；咳而脉浮，慢性支气管炎急性发作，厚朴麻黄汤；痰太稠，皂荚丸；咳而脉沉，肺癌，泽漆汤；肺脓肿，用《千金》苇茎汤。彩图 7 把《金匮要略》常用的肺病方全部囊括，大家就按照这张图去配，病、症都在里面。

第五章　少阳抓独

一、脉证提纲

人从"二七、二八"到"四七、四八"这个阶段,少阳当令(彩图4)。芳华就是这段时间,正青春年少,所以,年轻人就火气重,再加上幻想很多、心神恍惚,就容易在这个时间段犯错误,过了这段就好了。

少阳当令的时间在一天中是凌晨3点到早上9点,与厥阴(凌晨1点到早上七点)有重叠(彩图3)。

少阳之为病,口苦、咽干、目眩也。

伤寒,脉弦细,头痛发热者,属少阳。

少阳中风,两耳无所闻、目赤、胸中满而烦者,不可吐下,吐下则悸而惊。

【两耳无所闻此属少阳,若一耳无所闻,多耳局部病变。】

寸口脉弦者,即胁下拘急而痛,其人啬啬恶寒也。【毒血证】

服柴胡汤已,渴者属阳明,以法治之。

【以三焦为液道,服柴胡汤,渴此小柴胡汤或然证。反渴者,此传阳明。阳明病,大热、大渴、大汗、脉洪大也。小柴胡汤喜呕,便是胃气不和。如少阳不解,化燥而渴,即转阳明。】

二、小柴胡汤证

伤寒五六日中风,往来寒热,胸胁苦满,默默不欲饮食,心烦喜呕或胸中烦而不呕,或渴,或腹中痛,或胁下痞硬,或心下悸,小便不利,或不渴,身有微热,或咳者,小柴胡汤主之。【默默:爱答不理】

柴胡(半斤)　黄芩　人参　甘草(炙)　生姜(各三两,切)　大枣(十二枚,擘)　半夏(半升,洗)。

上七味，以水一斗二升，煮取六升，去滓，再煎取三升，温服一升，日三服。若胸中烦而不呕者，去半夏、人参，加瓜蒌实一枚；若渴，去半夏，加人参，合前成四两半，瓜蒌根四两；若腹中痛者，去黄芩，加芍药三两；若胁下痞硬，去大枣，加牡蛎四两；若心下悸、小便不利者，去黄芩，加茯苓四两；若不渴，外有微热者，去人参，加桂枝三两，温覆微汗愈；若咳者，去人参、大枣、生姜。加五味子半升，干姜二两。

小柴胡汤的7个或然证，可以出现也可以不出现。小柴胡汤证的必然证有哪些？**"往来寒热"**，但凡见着往来寒热，首先考虑少阳；**"胸胁苦满"**，即肝区的压痛、叩痛以及肝区、胆囊区的肌紧张和墨菲征阳性等；**"默默不欲饮食"**，就是不想吃东西，没有胃口。什么是"默默"？查房不理你的，就叫"默默"，基本都是少阳证。再举个例子：以前病房的病床一般都是靠墙的，患者一般睡的时候都是背靠墙，面朝外，而这种患者恰恰相反，他的内心是很封闭的；**"心烦喜呕或胸中烦而不呕"**，区别就是或呕或不呕；烦是必见的症状；腹痛在讲太阳病时讲过，"不瘥者与小柴胡汤"，讲的是腹痛；胁下痞硬，说明有肝胆疾病，胁下痞，肝脏肿大至肋骨以下，硬是拘急，如果触诊患者肝脏很硬，没有弹性像块石头，说明患者有肝硬化；身有微热，小柴胡汤不仅治往来寒热，还可以治低烧；或咳者，说明小柴胡汤可以治咳，木火刑金的咳嗽。

妇人中风，七八日，续得寒热，发作有时，经水适断（其实叫作经水适来断，经水适来，或者经水适断），**此为热入血室，其血必结，故使如疟状，发作有时，小柴胡汤治之。**

除了往来寒热、胸胁苦满、默默不欲饮食、心烦这4个主证之外，还有一条也是小柴胡汤的独证，**经期感冒**，这是小柴胡汤证的一个特殊的独证。所以，女性来治感冒首先就要问月经有没有来、月经有没干净、最近情绪好不好，如果月经刚来、刚断、正好在月经期，容易出现情绪不好、烦躁，其实就是经期感染，兴奋性增加，小柴胡汤主之。

伤寒中风，有柴胡证，但见一证便是，不必悉具。

这是抓独的一个源流所在，"不必悉具"，当你知道就诊患者是月经期的感染，最近情绪又特别烦躁，立刻就该确定是小柴胡汤证，不必再去找脉弦、口苦、咽干这些症状，当然也可以去找，接着辨证。但张仲景的辨证方法具有强烈指向性，脉证合参，抓独证，除非独证给抓错了，有没有抓错的时候？有，"阳脉涩，阴脉弦，法当腹中急痛，以小建中汤主之"，寒性收引导致脉弦，以小建中汤治时腹自痛，后来发现抓错了，"不瘥者，小柴胡汤主之"，说明他抓独也有抓错的时候，是人就有犯错误的时候，但他的思路和我们的思路不同，因为《中医内科学》告诉你首先要把浮沉、寒热、虚实、表里八纲辨清，然后再告诉你是心气虚、脾气虚、肾气虚……而张仲景的辨证用方指向性是很强的。

【小柴胡汤或然证】

胸中烦而不呕，去半夏、人参，加瓜蒌；不呕、又烦说明上焦有痰，用瓜蒌来下痰。瓜蒌下痰的特点是能够看得见的，比如有痰的人便秘，中医称之为"痰秘"，大便不干但又很难解，滑脉且舌苔厚腻，用30克瓜蒌下痰，再看他解出来的大便，黏黏糊糊就像咯出来的痰夹着粪一样。痰秘还有个特点是解出来的大便粘马桶，冲不掉且有恶臭味。

若渴，去半夏，加人参，再加天花粉。半夏能够抑制腺体分泌，所以渴要去半夏。

腹中痛者，去黄芩，加芍药。前面讲到腹痛用小建中汤不见效的，小柴胡汤主之，其实是小柴胡去黄芩加芍药汤，用芍药来缓急止痛。两者都配有芍药，一个是用桂枝配芍药（寒性收引），加生姜、大枣、甘草；另一个是用柴胡配芍药（肝气郁结），加生姜、大枣、甘草。所以，读《伤寒论》一定要注意前后参照，条文是立体的，不是想象的一条是一条。

若胁下痞硬，去大枣，加牡蛎，牡蛎能够软坚。一般用生牡蛎，煅的也可以用。但牡蛎性寒，容易导致腹泻，如果患者脾虚，牡蛎可以煅一下。

若心下悸，小便不利者，去黄芩，加茯苓。

若不渴，外有微热，去人参，加桂枝三两，温覆微汗愈。"微热"的方一般一个是五苓散治夹饮，还有一个"时发热，自汗出"的桂枝汤。如果是桂枝证，"时发热，自汗出，而不愈"，用了桂枝汤没有治愈，就在小柴胡汤的基础上去人参加桂枝，"温覆微汗愈"，吃完以后，上床躺，跟桂枝汤是一个套路。为什么要在小柴胡汤的基础上加桂枝？少阳三焦，在《难经》上有三个功能，第一，是谷道，谷道——默默不欲饮食；第二，是液道，液道——上焦得通，津液得下，胃气因和，身濈濈然汗出而解，所以三焦也是液体运行的通道；第三，是气道，元气运行的通道。用桂枝汤不见效，很可能是兼有少阳肝气郁结，元气不能出表，导致其发热自汗出反反复复发生，就用小柴胡汤去人参加桂枝，"温覆微汗愈"。因此，小柴胡汤去人参加桂枝证与桂枝汤证的区别就在于其比桂枝汤证多了个弦脉。

若咳者，去人参、大枣、生姜，加五味子半升、干姜二两，小柴胡汤能够止咳，说明木火刑金。吴门验方柴胡止咳汤（小柴胡汤去人参、大枣、生姜，加干姜、细辛、五味子），就是从这而来。真武汤也能治咳，加干姜、细辛、五味子，这都是张仲景的套路。

小结：柴胡汤或然证："胸中烦而不呕"，去半夏、人参，加瓜蒌实一枚，其实，用柴胡陷胸汤就可以了。恶心、呕吐用半夏，不呕则去，烦是因为有痰。除了烦，还可以抓其他的独证，问患者大便情况，大便稀、不好解、粘马桶、特别臭，这都是瓜蒌的独证。"若渴者，去半夏，加人参，合四两半，加瓜蒌根；胁下痞硬，去大枣，加牡蛎"，这是柴胡桂枝干姜汤的架子；"若腹中痛，去黄芩，加芍药"，就是后世演化出来的柴芍六君子汤的架子，六君子汤的基础上加柴胡、芍药。所以，"法当腹中急痛"，用小柴胡汤去黄芩加芍药，也可直接用柴芍六君子。腹痛因为木克土（土虚）。患者的脉搏没有力气，阳脉涩，阴脉弦，脉虚沉弦（先与小建中汤，不瘥者，小柴胡汤主之，实则小柴胡汤加减法，柴芍六君子汤亦可）。为什么脉是虚沉弦？因为土虚木乘，患者有脾虚又有肝郁，脾虚就表现为脉搏无力，肝郁就表现为弦。少阳病要记住，实则阳明，虚则太阴，少阳为枢机。少阳病最大的病机变化，要么合并阳明病，见于体质壮实的人；要么合并太阴病，见于虚证的人；"若不渴，外有微热者，去人参，加桂枝三两，温覆微汗愈（桂枝汤的套路）"，如果记不住小柴胡汤加桂枝，可直接用柴胡桂枝汤，但效果可能不好，因为柴胡桂枝汤的解热作用弱，柴胡汤剂量很小，不是小柴胡汤的剂量配比。要想发挥强烈的解热作用，就得25克柴胡、9克黄芩，大体这样的配伍，柴胡与黄芩的比例为8∶3，然后加桂枝（三两）、半夏、生姜、大枣、甘草，其解热作用强于柴胡桂枝汤，所以，柴胡桂枝汤并不能够完全取代小柴胡汤加桂枝；"若咳者，去人参、大枣、生姜。加五味子半升，干姜二两"，吴门验方柴胡止咳汤几乎是张仲景的原方，仅在原有的基础上加了细辛。

伤寒四五日，身热、恶风、颈项强、胁下满、手足温而渴者，小柴胡汤主之。

【胆病牵涉痛及肩部，乃一侧颈项强，不可与葛根汤混淆。】

"颈项强"，常常见于肝病，但其特点是一侧强，胆囊会导致局部的牵涉反应，针灸能局部取穴，而葛根汤证颈部双侧都很不舒服。

得病六七日，脉迟浮弱、恶风寒、手足温，医二三下之，不能食而胁下满痛，面目及身黄，颈项强，小便难者，与柴胡汤，后必下重。本渴饮水而呕者，柴胡汤不中与也，食谷者哕。

【脉迟浮弱，此属寒湿，当茵陈五苓散汤。本渴而饮水者，小柴胡汤去半夏加天花粉；渴饮水而呕者，此水逆，属五苓散证，不可与柴胡汤。重订：脉浮、小便不利、微热、消渴者，五苓散主之。重订：中风，发热六七日不解而烦，有表里证，渴欲饮水，水入则吐者，名曰水逆，五苓散主之。重订：太阳病，寸缓、关浮、尺弱，其人发热汗出，复恶寒，不呕，但心下痞者，此以医下之也。渴欲饮水，少少与之，但以法救之。渴者，宜五苓散。】

"脉迟浮弱"，代表寒湿，用类似茵陈五苓散的处方。若脉迟得明显，还可加温阳药，茵陈术附汤也可以套；"本渴而饮水"，这本是小柴胡汤去半夏加天花粉的证，但"渴饮水而呕"是水逆，代表五苓散证。五苓散证和小柴胡汤证都渴，但前者的渴不想喝水，或饮水后不舒服，因本身有湿，越喝水就越不舒服，但是医家不知道，用小柴胡汤去半夏（抑制腺体分泌）加天花粉，天花粉能生津止渴。为什么生津止渴加天花粉不加麦门冬？因为天花粉能保肝，肝病科就用30克天花粉，它可以降转氨酶，医家觉得自己的加减很有道理，殊不知患者饮水而呕，实际是茵陈五苓散证，因此服小柴胡汤不见效或者不舒服，所以"不中与也"。"太阳病，寸缓、关浮、尺弱，其人发热汗出，复恶寒，不呕，但心下痞者，此以医下之也。渴欲饮水，少少与之，但以法救之。渴者，宜五苓散"。寸缓、关浮、尺弱对应的就是上条的脉浮弱，患者又黄用茵陈五苓散。

诸黄，腹痛而呕者，宜柴胡汤。（必小柴胡汤）

【黄家，伴腹痛而呕，宜柴胡汤。验之临床，大小柴胡汤均可见。包膜内无痛觉神经，痛非肝炎，不宜茵陈剂。】

黄家，伴腹痛而呕，宜柴胡汤。这包含大小柴胡汤，可用大柴胡汤或小柴胡汤。而且，"诸黄，腹痛"，黄疸伴有腹痛原则上不用茵陈，茵陈所退的黄是由于肝脏疾病所导致的，如果因胆道肿瘤压迫、胰腺肿瘤压迫所引起的黄疸，茵陈是解决不了的，可以用它退黄，但最终还得解决压迫。为什么一定是压迫？因为肝脏只有肝包膜有痛觉神经，肝实质内是没有痛觉神经的，如果肝脏有痛，一定是肿瘤侵犯了肝包膜，或是胆道、胰腺的肿瘤压迫所致。所以应该选柴胡汤而非茵陈剂，除非仅仅为了退黄。若要控制胰腺、胆道肿瘤，茵陈剂是不可以的，前面抓独概论讲了一个肿瘤的案例，用的茵陈五苓散，因患者急需退黄并改善食欲，那个方不是用来治他的胆道和胰腺肿瘤的。

阳明病，发潮热、大便溏、小便自可、胸胁满不去者，与小柴胡汤。

【此与阳明在经白虎汤鉴别。因其潮热，故曰阳明病，因其便溏，白虎不可，因其胸胁满，与小柴胡汤。】

这条在区别潮热。阳明病有日晡潮热，日晡潮热用白虎汤不见效的用小柴胡汤，用小柴胡汤有两个独证：第一，便溏；第二，胁满。其实不一定胁满，胁满说明是少阳病，脉弦或口苦也可以。在少阳病的基础上兼有便溏，白虎汤不应该便溏，所以，如果日晡所发潮热与白虎汤不见效，看看会不会是小柴胡汤证，便溏、脉弦、口苦，见一证便是，也可能是胸胁苦满。王叔和把条文改了之后，阳明病不可以用小柴胡汤！如果可以，那这六经就乱了，何必分六经呢？他说的是"阳明病发潮热，与白虎汤治之；白虎汤治之不见效，再查病患大便溏，小便自可（小便自可，无热），白虎汤小便能自可吗？不可以的。胸胁满不去，与小柴胡汤"。小柴胡汤可治便溏、发潮热，还可治便秘。

阳明病，胁下硬满，不大便而呕，舌上白胎者，可与小柴胡汤。上焦得通，津液得下，胃气因和，身濈濈然汗出而解。

【此与阳明腑实承气汤鉴别。不大便而呕，故曰阳明病，因其舌上白苔者，不可与承气汤，承气者苔黄，胁下硬满故与小柴胡汤。少阳三焦为液道，上焦得通，津液得下，胃气因和，大便自下而呕止。故小柴胡汤，便秘便溏者皆可。上焦得通属太阳，津液得下属少阳三焦，胃气因和属阳明，此三阳独取少阳。何为上焦得通？因太阳为寒水之经，太阳不解，津液不布。需太阳宣发，升已而降，故津液得下，胃气因和。与柴胡何干？因少阳三焦液道，与小柴胡汤，津液输布，故上焦得通，津液得下，胃气因和。】

前面讲阳明在经，这里讲阳明在腑，阳明在腑大便便不出来得用承气汤，但此处是少阳证所导致的大便难解，独证是白苔，而阳明腑实证是黄苔，"苔黄未下者，下之黄自去"。为什么是黄苔？患者不大便，肠道产生的小分子有机气体（就是我们所说的沼气、硫化氢、烷类气体等）会从肠道到口腔，然后将舌苔染黄，因为硫化氢气体是发黄的。肠道里面的气体能到口腔，便秘口臭就是那个味儿。舌上白苔而不大便，说明不是阳明病，应该用小柴胡汤，"上焦得通，津液得下，胃气因和"，呕止，同时大便也出来了。这里讲了小柴胡汤证的潮热、便秘，与阳明病在经、在腑的区别。

产妇郁冒，其脉微弱，呕不能食，大便反坚，但头汗出。所以然者，血虚而厥，厥而必冒。冒家欲解，必大汗出。以血虚下厥，孤阳上出，故头汗出。所以产妇喜汗出者，亡阴血虚，阳气独盛，故当汗出，阴阳乃复。大便坚，呕不能食，小柴胡汤主之。

【大便坚，呕不能食，小柴胡汤主之。上焦得通，津液得下，胃气因和，其苔必白。此产妇亡阴血虚，当续进当归建中汤辈。】

这些说的是小柴胡汤能够治疗便秘。产妇亡血，如果用了小柴胡汤，"上焦得通，津液得下，胃气因和"，大便出来后，用当归建中汤或者吴门验方十味养血汤接着养血。吴门验方有八味养血、十味养血，均从当归建中汤化裁而来。

三、柴胡去半夏加瓜蒌汤证

《外台秘要》柴胡去半夏加瓜蒌汤，治疟病发渴者，亦治劳疟。

【小柴胡汤若渴者，去半夏，加人参，合前成四两半，瓜蒌根四两，较柴胡去半夏加瓜蒌汤重人参一两半。劳疟故重加人参。《景岳全书》何人饮：何首乌、人参、当归、陈皮、煨生姜亦可合之。】

柴胡（八两）　人参　黄芩　甘草（各三两）　瓜蒌根（四两）　生姜（二两）　大枣（十二枚）。

上七味，以水一斗二升，煮取六升，去滓，再煎取三升。温服一升，日二服。

小柴胡汤，渴者，去半夏加人参、瓜蒌根与柴胡去半夏加瓜蒌汤相比较，前者是重用了人参。所以，治疗劳疟要在小柴胡汤的基础上重用人参，对应的是这一条。也可用张景岳的何人饮，因为疟疾破坏红细胞，所以何人饮中有何首乌、当归养血，但是它解寒热往来的作用不强。小柴胡汤合何人饮，两个人参一起用，小柴胡汤和解少阳，治疗疟疾的寒热往来作用是强的，而张景岳更进了一步，因为疟原虫感染破坏红细胞，所以他加了首乌、当归等养血的药。小柴胡汤合何人饮的效果优于小柴胡汤，张仲景的小柴胡汤重用人参，张景岳的何人饮用当归、首乌，优点各异，两个处方各有道理，它们结合起来的效果更直接。劳疟用柴胡取病不够，换成青蒿，25克柴胡换30克青蒿，青蒿后下、泡服均可。劳疟说明是慢性疟疾，用小柴胡汤（柴胡换青蒿）合何人饮再加鳖甲。有疟母，加鳖甲（15克或者30克）。为什么一定要把柴胡换青蒿？青蒿能杀灭疟原虫，它不单是解决寒热往来的问题，还在取病。若还停留在柴胡，那是在辨证的水平上。

【少阳病正邪相争太过】

少阳病正邪相争太过，太过的用大柴胡汤与柴胡加芒硝汤。本经而兼腑的就是大柴胡汤证。本经而兼腑指少阳经兼有阳明腑实证。大家都知道大柴胡汤是小柴胡汤去人参加芍药、大黄、枳实，加大黄、枳实是为了通腑。加芍药因其具有强烈的利胆作用，酸性药物且能止痛，前面讲过"诸黄腹中痛者，宜柴胡汤"。为什么去人参？少阳病的特点是正邪相争，正邪相争是小柴胡汤证；相争太过才会腑实，是大柴胡汤证；相争不及就是柴胡桂枝干姜汤证。既然正邪相争太过，就不能再用人参。举个最简单的例子：如果一个肝炎患者表现为大柴胡汤证，得用大黄去下，下之后胆红素才能出来，切记不能加人参，因为人参能够增强正邪相争，促进肝炎的炎症反应，加重肝损伤。肝炎的肝损伤不是因为乙肝病毒破坏肝细胞所致，而是免疫系统攻击被乙肝病毒感染了的肝细胞导致的（正邪相争），如果免疫系统功能越强，越会导致肝细胞的大量坏死，所以，既然相争太过，使用大柴胡汤一定去掉人参。柴胡加芒硝汤治"日晡所发潮热"，"潮热者，实也"。

四、大柴胡汤证

太阳病，过经十余日，反二三下之。后四五日，柴胡证仍在者，先与小柴胡。呕不止、心下急、郁郁微烦者，为未解也，与大柴胡汤下之则愈。

按之心下满痛者，此为实也，当下之，宜大柴胡汤。

【上条心下急，此条按之心下满痛者，皆为实，当下之，宜大柴胡汤。肝实质不痛，痛是胆胰。】

柴胡（半斤） 黄芩（三两） 芍药（三两） 半夏（半升，洗） 枳实（四枚，炙） 大黄（二两） 大枣（十二枚） 生姜（五两）。

上八味，以水一斗二升，煮取六升，去滓，再煎。温服一升，日三服。

这几条讲了心下急、心下满痛，还是大柴胡汤证。肝的实质是不痛的，因为没有痛觉神经，只有在肝脏、胆道、胰腺的肿瘤侵犯肝包膜时才会痛。大家记不记得"邪高痛下"这句话？"邪高"，本身是肝炎；"痛下"，肝炎经常合并胆囊炎，胆汁排出不畅会引起疼痛，疼痛是在肋骨以下，墨菲点压痛，而不是肝区的疼痛，所以，《伤寒论》的条文是写得很细的。

伤寒发热，汗出不解，心中痞硬、呕吐而下利者，大柴胡汤主之。

【太阳与少阳合病，自下利者，与黄芩汤；若呕者，黄芩加半夏生姜汤主之。此条多心中痞硬，呕吐而下利属实，食积下利，臭不可闻，当通因通用，大柴胡汤主之。】

心中痞硬，上吐下泻，是个实证。食积下利，臭不可闻，当通因通用，大柴胡汤主之。这里的食积是指有肝、胆、胰疾病的人吃多了之后形成的食积，导致呕吐、下利、心下痞硬，用大柴胡汤去下。

食积导致的下利、呕吐，在阳明病篇用承气汤去下。与承气汤相比，大柴胡汤证兼有少阳证，患者本身就有肝、胆、胰方面的疾病，然后积了食，这就是两者的区别。

【少阳病正邪相争不及】

五、柴胡桂枝干姜汤证

伤寒五六日，已发汗而复下之，胸胁满微结，小便不利，渴而不呕，但头汗出，往来寒热，心烦者，此为未解也，柴胡桂枝干姜汤主之。又治疟寒多微有热，或但寒不热。

【见肝之病，知肝传脾。舌虽淡，脉有力。右关无力，左关有力，不是乌梅丸证。】

柴胡（半斤）　桂枝（三两，去皮）　干姜（二两）　瓜蒌根（四两）　黄芩（三两）　牡蛎（二两，熬）　甘草（二两，炙）。

上七味，以水一斗二升，煮取六升，去滓，再煎取三升，温服一升，日三服。初服微烦，复服汗出便愈。

正邪相争不及的，称为太阴和少阳同病（少阳病合并太阴脾虚）。《金匮要略》中讲得很清楚，"见肝之病，知肝传脾，当先实脾，余脏仿此，实则不在此例"。"实则不在此例"，假如患者是一个实证的人，见肝之病是不能实脾的，实脾之后就会出现更严重的炎症反应，你像大柴胡汤证还敢去实脾？区别柴胡桂枝干姜汤证与厥阴病，柴胡桂枝干姜汤证的特点是右关无力，"弦而无力属厥阴"指的是左关脉没有力气。前后条文必须要互参，《金匮要略》和《伤寒论》是一个人写的书，是一本书！

《伤寒论》里针对肝病，有这样一条线，是从实际经验出发的（小柴胡汤→大柴胡汤→大黄䗪虫丸，小柴胡汤→柴胡桂姜汤→鳖甲煎丸）。一般肝病患者可用小柴胡汤，夹湿开甘露消毒丹。如果肝病相争太过，就成了暴发性肝炎、暴发性肝衰竭，那是大柴胡汤证；

相争不及就容易转为慢性肝炎，柴胡桂枝干姜汤证；慢性肝炎再不好，就容易肝硬化，鳖甲煎丸；若是大柴胡汤证，要么发生暴发性肝衰竭死亡，要么大量的肝细胞坏死之后形成肝硬化，它是一个实证形成的肝硬化，用大黄䗪虫丸。

六、侯氏黑散证

侯氏黑散治大风，四肢烦重，心中恶寒不足者。（《外台》治风癫。）

菊花（四十分） 白术（十分） 细辛（三分） 茯苓（三分） 牡蛎（三分） 桔梗（八分） 防风（十分） 人参（三分） 矾石（三分） 黄芩（五分） 当归（三分） 干姜（三分） 芎䓖（三分） 桂枝（三分）。

上十四味，杵为散，酒服方寸匕，日一服。初服二十日，温酒调服，禁一切鱼、肉、大蒜，常宜冷食，六十日止，即药积在腹中不下也，热食即下矣，冷食自能助药力。

【柴胡换菊花，加牡蛎。目眩：菊花、黄芩和牡蛎。

当归、川芎：肝体阴用阳。

头面虚热：桂枝、细辛、人参、白术、茯苓、干姜。

火郁发之：桔梗、防风；桔梗升散，牡蛎潜降。

风痰上扰：矾石。】

切记侯氏黑散的特点是少阳病并见头面症状。少阳病本证用柴胡，头面症状把柴胡换成菊花。侯氏黑散和小柴胡汤一样，小柴胡汤是柴胡：黄芩 =8：3，侯氏黑散是菊花：黄芩 =40：9，开 9 克菊花、9 克黄芩就不是侯氏黑散。"医不传在方，方不传在量"，侯氏黑散的见效核心在于菊花和黄芩的剂量和配比。头面部症状用菊花、黄芩和牡蛎（小柴胡汤的架子），加牡蛎潜降是张仲景的思路，尤其头面部疾病要重用牡蛎；肝体阴而用阳，又是内伤疾病，加当归、川芎；头面的热是虚热，因为"心中恶寒不足"，加桂枝、细辛、人参、白术、茯苓、干姜；火郁发之，加桔梗、防风；痰因风动，加白矾。

侯氏黑散的使用范围广泛，比小柴胡汤更重要。

侯氏黑散的病例枚举：一位老奶奶的眼睛玻璃体出血，眼睛红，头面疾病属少阳，用侯氏黑散——大剂量的菊花配黄芩。因少阳病最常见"见肝之病，知肝传脾"，舌苔照片显示舌质淡（可以是阳虚，也可以是气虚），用桂枝、细辛、人参、白术、茯苓、干姜，黄芩配细辛由此而来，小柴胡汤化裁后加上甘草，几味药令出血很快停止，视力也恢复了；另一位脑部有肿瘤的患者，头痛欲裂，家属拿CT片来就诊（患者没来），片中肿瘤长在颞叶，颞叶是少阳经所过，病位在头，舌质淡——侯氏黑散。如果没有舌质淡，还可以用脉诊（右关脉无力）。用药后，疼痛快速得到缓解。患者当下不是要控制肿瘤，而是短期内控制头痛的症状。

侯氏黑散还有一个奇特的作用，治阳虚型痛风见效神速，处方中的白矾就是一个降尿酸的药物。白矾、枯矾都可以，不能和其他药物一起熬，会形成沉淀，直接吞服的效果最好，每天不超过1克。

【少阳神志病】

七、柴胡加龙骨牡蛎汤证

伤寒八九日下之，胸满烦惊，小便不利，谵语，一身尽重，不可转侧者，柴胡加龙骨牡蛎汤主之。

柴胡（四两）　龙骨　黄芩　生姜（切）　铅丹　人参　桂枝（去皮）　茯苓（各一两半）　半夏（二合半，洗）　大黄（二两）　牡蛎（一两半，熬）　大枣（六枚，擘）。

上十二味，以水八升，煮取四升，内大黄，切如棋子，更煮一两沸，去滓，服一升。【本云柴胡汤，今加龙骨等。】

【少阳证：一身尽重，不可转侧。

精神症状：烦惊、谵语。

铅丹：礞石、磁石、代赭石，加龙骨、牡蛎。

桂枝、茯苓：小便不利、烦惊。烦惊：少阳、太阳。

去甘草：虽有茯苓，配大黄。】

少阳证会出现一身尽重，不可转侧，但它的独证就是**烦惊**。

处方中的铅丹可用礞石、磁石、代赭石代替，任意一个、两个、三个均可代替。方中桂枝能解热镇痛镇静，茯苓有什么作用？"阳虚烦躁者，茯苓四逆汤主之"，阳虚生痰湿，肾主水液代谢，所以茯苓四逆汤、苓桂术甘汤用了大剂量的茯苓祛痰湿并镇静；加大黄是釜底抽薪法，这就是柴胡加龙骨牡蛎汤。茯苓四逆汤、苓桂术甘汤都重用茯苓，剂量很大，如果柴胡加龙骨牡蛎汤证的人痰湿也很重，茯苓就可以用90克。

【少阳在经】

八、四逆散证

少阴病，四逆，或咳或悸，或小便不利，或腹中痛，或泄利下重者，四逆散主之。

甘草（炙）　枳实（破，水渍，炙干）　芍药　柴胡。

上四味，各十分，捣筛，白饮和服方寸匕，日三服。咳者，加五味子、干姜各五分，并主下利；悸者，加桂枝五分；小便不利者，加茯苓五分；腹中痛者，加附子一枚，炮令坼；泄利下重者，先以水五升，煮薤白三升，去滓，以散三方寸匕，内汤中，煮取一升半，分温再服。

【四逆：血管痉挛腹中痛，泄利下重：芍药、薤白。

小便不利：如神经性尿频，茯苓。

咳：痉挛性咳嗽，五味子、干姜。

悸：紧张，桂枝。】

首先，需要区别四逆散的四逆与真正阳虚导致的手脚冰凉；小便不利加茯苓来治神经性尿频，神经性尿频的患者身体没问题，但觉得自己有问题，就不停地排尿；此方还可治痉挛性咳嗽，加干姜、五味子；悸，加桂枝，治紧张导致的心悸。有人一见老师就紧张，会心悸，其实老师没那么可怕，但他觉得老师很可怕，这种人就是四逆散证；泄利下重，指的是痉挛性腹痛，一考试就紧张地腹痛、拉肚子，用经方治疗就用四逆散，加薤白散寒，不用经方也可用四磨汤、五磨汤、六磨汤，其实古方、经方是相通的。

九、奔豚汤证

奔豚气上冲胸，腹痛，往来寒热，奔豚汤主之。

甘草　芎劳　当归（各二两）　半夏（四两）　黄芩（二两）　生葛（五两）　芍药（二两）　生姜（四两）　甘李根白皮（一升）。

上九味，以水二斗，煮取五升，温服一升，日三夜一服。【补少阴：复形质慢。】

奔豚证伴有往来寒热就是它的特殊证。奔豚汤就是黄芩加半夏生姜汤，加当归、川芎养血，加葛根（补充雌激素）、川楝子或者桑白皮（代李根皮）镇静。所以奔豚汤治疗的是奔豚见于少阳，如果奔豚伴有往来寒热、腹痛，就是奔豚汤证。

大家看六经化生图（彩图4），方证学派很优秀，气化学派也很有用。二七至四七这一年龄段的女性，青春期的好多问题都可以从少阳去治，比如她有奔豚证，发生在此期间（少阳），首先想到可以用奔豚汤；如果在此期间长青春痘，可以选择枇杷清肝饮。再举个例子：温经汤的条文，第一句就是"妇人年五十所"，在厥阴。气化学派让你从一方一证中走出来，以更广泛的视角看待问题，最后落到方证再抓独，口唇干燥是温经汤的独证，所以，气化学派很值得大家去学习。

六经为病欲解时对于判断疾病也很有用，寅—卯—辰的疾病，很多时候可以从少阳考虑，少阳病抓独的特征最典型，它讲过"但见一证便是，不必悉具"。

【少阳抓独小结】

学习少阳病，切记核心病机是正邪相争。治少阳病，首先是小柴胡汤，实则阳明大柴胡汤，虚则太阴柴胡桂枝干姜汤，少阳是疾病转归的核心环节。

第一个方是小柴胡汤，"往来寒热，胸胁苦满，默默不欲饮食，心烦、呕或不呕，渴或不渴，或腹中痛，身有微热，或咳者"，小柴胡汤主之。小柴胡汤有两个证：一是往来寒热，一是身有微热。身有微热指的是低烧，小柴胡汤可以治高烧、恶寒发热的，也可以治低烧，往来寒热既指恶寒发热（体温高，甚至高达40℃），还指定期发热，比如月经期的发热（体温一般不高，37～38℃）；胸胁苦满是指病位，沿少阳经循行的部位，主要在肝脏或者胆囊，或者整条少阳经上都可以找到反应点。有情绪改变，一个是默默，一个是心烦，所以小柴胡汤证可以见到抑郁症或躁狂症，两种情绪改变都可以见到。为什么不想吃东西？"上焦得通，津液得下，胃气因和"，所以小柴胡汤治疗胃气不和，更简单的说法是木克土。女性经期，经水适断，续得寒热，发作有时指的是有的女性到了月经期就发热，即经行发热，就可以用小柴胡汤。定点发热，比如太阳的"时发热，自汗出"就是桂枝汤，阳明的日晡潮热等。

小柴胡汤的关键是正邪相争。若柴胡证不罢，复与柴胡汤，必蒸蒸而振。若小柴胡汤人参用量小，吃了不见效，把人参量加大即可，党参也可以，就是剂量的问题了。若用小柴胡汤去人参，服用不见效，说明正邪相争不能托邪，加点人参就可以了。

若腹中痛，没有发热，去黄芩加芍药，因为小柴胡汤的主证是但见一证便是，不一定要见往来寒热的，如果往来寒热、腹痛都有，不去黄芩加芍药就可以；低烧的，外有微热，加桂枝三两，不用人参，温覆微汗愈，就是桂枝汤的套路。条文里讲的"颈项强"是胆道疾病引起牵涉痛，和太阳病的项背强几几需要区别。

　　柴胡与茵陈的区别，以及小柴胡汤的潮热与阳明病潮热的区别。一般见到潮热或日晡潮热都认为是阳明病，而阳明病的潮热不应该大便溏、小便可，但这里恰恰大便溏、小便可，还有胸胁不舒服，或者脉弦，这是小柴胡汤证。

　　小柴胡汤证便秘与阳明病便秘的区别，阳明病不大便，舌上应该是黄苔，而它偏偏是白苔，又有脉弦，这是小柴胡汤证，三焦气机不舒。

　　小柴胡汤与小建中汤，因为小建中汤的腹痛脉也弦，所以两者之间需要鉴别。其实按照张仲景的说法，鉴别不了就试，先试小建中汤，试了不见效，再试小柴胡汤。

　　妇人产后大便坚，女性产后经常容易大便干。什么是血虚而厥？剖宫产就常见血虚，所以剖宫产的女性，很多都大便硬，一解大便就虚脱，一冒汗就在厕所里面坐不稳。这就是小柴胡汤证，先吃小柴胡汤缓解大便的问题，之后《金匮要略》还有当归建中汤类来养血。

　　柴胡去半夏加瓜蒌汤治劳疟，谨记重用人参。小柴胡汤的核心病机是正邪相争，既要疏肝还要扶正，柴胡、黄芩疏肝、人参扶正、半夏等药针对木克土的症状。延展合上《景岳全书》的何人饮，因为疟疾破坏红细胞，何人饮能够治疗疟疾的血虚，效果比较明显。如果两方合用还是不行，把柴胡换青蒿。张景岳有个方叫正柴胡饮，里面没有一个疏风解表药，但是治感冒初起也很有效。为什么？少阳病的一个特点是正邪相争，托邪外出，病从太阳而解，所以轻度的感冒，又刚刚发生，就用张景岳的正柴胡饮，服完后表证也解了。《金匮要略》中的四时加减柴胡饮子治感冒也很有效。

　　少阳病相争太过的用大柴胡汤，加芍药去人参，相争太过，实则阳明，不能再用人参。日晡所发潮热，因为合并阳明病，相争太过，炎症反应加重。相争不及，说明患者是个虚证，用柴胡桂枝干姜汤，只要见到少阳病舌淡，苔薄白，脉搏没有力气的，就可以考虑用柴胡桂枝干姜汤，区别厥阴病的脉搏没有力气，一个在左，一个在右，所以它是少阳太阴合病，不是厥阴病。"弦而无力是厥阴"，左脉弦是少阳病，右脉没有力气是太阴病，太阴病、少阳病合起来就是柴胡桂枝干姜汤证，跟厥阴病是有区别的。口诀需要理解，不能死背。

侯氏黑散可治疗复杂疾病，治阳虚的人——心中恶寒，注意张仲景针对阳虚用的君药是菊花，而且量特别重，是 40 克，臣药是黄芩，佐药才是桂枝、细辛、人参、白术、茯苓、干姜。谨记不能用教科书辨证论治那一套来思考《伤寒论》，《伤寒论》特别强调病位，它把这个病定在少阳，而少阳病的基本结构是柴胡配黄芩，在头面部则菊花换柴胡，阳虚加桂枝、细辛、人参、白术、茯苓、干姜，体现了病证症有机结合，直取其病（少阳病），随证加减（阳虚）。

奔豚汤，"气上冲胸，腹痛，往来寒热，奔豚汤主之"。小柴胡汤证也见腹痛与往来寒热，但此方多了气上冲胸，伴烦躁（精神症状）。典型的奔豚一发作，患者就紧张，立马就觉得窒息、呼吸困难、情绪症状非常突出，而小柴胡汤证本身也有精神症状，持续性的抑郁或躁狂（默默或者心烦），成天都不开心，而奔豚是突然间发作的。实际上很多奔豚发作是不典型的，大家要去找它的证据，比如《伤寒论》这一条没有写脉，那奔豚发作时的脉应该是个弦脉（少阳），奔豚发作时寸脉是动的（气上冲胸），发作过去之后，寸脉就下去了。

少阳在经的四逆是少阴病，和王叔和有关；此处少阴病指的是四逆这个症状，而非少阴阳虚所致的四逆。后面一系列的或然证都与边缘系统相关，与边缘平滑肌系统相关的疾病有非常强的精神症状，比如痉挛性腹痛、很多的胃肠应激综合征、神经性尿频、痉挛性咳嗽、紧张导致的心悸等。怎么判断患者是四逆散证？如果患者找你看病，与你说话时脸上肉都在抽，说明他很紧张，他说的很多症状可能就是边缘平滑肌系统的，腹泻是不是由于肌肉痉挛引起的？是不是情绪一刺激就腹泻？咳嗽是不是由于平滑肌痉挛引起的？是不是痉挛性咳嗽？是不是呛咳？注意观察，就会发现门诊有很多这种患者。

第六章　阳明抓独

一、脉证提纲

阳明之为病，胃家实（一作寒）是也。【胃家指阳明胃与大肠】

伤寒三日，阳明脉大。【高动力循环】

伤寒转系阳明者，其人濈然微汗出也。【炎症反应】

脉证提纲见前文讲述。

1. 经证

大热、大渴、大汗、脉洪大，白虎汤。

全身炎症反应综合征：水分丢失、胃肠蠕动抑制（交感兴奋）。

2. 腑证

痞、满、燥、实、坚，承气汤。

阳明经证是全身炎症反应综合征，大热、大渴、大汗、脉洪大——白虎汤。全身炎症反应综合征是交感神经兴奋加上水分丢失，导致胃肠道的蠕动受到抑制，同时大便的水分在肠道过度吸收，转向腑证，持续发烧几天就会便秘，腑证的特点是痞、满、燥、实、坚，是承气汤的一个最基本的表现。阳明病的经证不止有白虎汤，还有其他。阳明病的经证表现为两个特点：一是全身炎症反应综合征——大热、大渴、大汗、脉洪大，即西医讲的炎症导致的全身改变；二是局部反应——红、肿、热、痛，用的是栀子类方。

二、栀子豉汤证

发汗、吐下后，虚烦不得眠；若剧者，必反复颠倒，心中懊憹，栀子豉汤主之；若少气者，栀子甘草豉汤主之；若呕者，栀子生姜豉汤主之。利后更烦，按之心下濡者，为虚烦也，宜栀子豉汤。【胃中空虚】

发汗，若下之，而烦热胸中窒者，栀子豉汤主之。【胸中窒，如食管压窒】

伤寒五六日，大下之后，身热不去，心中结痛者，未欲解也，栀子豉汤主之。【心中结痛，食管炎症】

阳明病，脉浮而紧、咽燥、口苦、腹满而喘、发热汗出、不恶寒反恶热、身重，若发汗则躁，心愦愦反谵语；若加温针，必怵惕烦躁不得眠；若下之，则胃中空虚，客气动膈，心中懊侬，舌上胎者，栀子豉汤主之。

【胃中空虚，指食物反流多空腹发作。客气动膈，而西医所说之贲门贯膈。】

阳明病，下之，其外有热，手足温，不结胸，心中懊侬，饥不能食，但头汗出者，栀子豉汤主之。

【女子更年期，多心中懊侬，大豆甾酮有拟雌激素作用。胃食管反流也多合并抑郁症。】

栀子（十四个，擘）　香豉（四合，绵裹）。

上二味，以水四升，先煮栀子，得二升半，内豉煮取一升半，去滓，分为二服，温进一服，得吐者，止后服。

栀子类方，在阳明病中讲了一个最特殊的表现，举了一个生理心理性疾病——胃食管反流病（阳明在经的局部炎症反应）。栀子豉汤抓独，第一个独证是烦躁，虚烦。"若下之，则胃中空虚，客气动膈，心中懊侬"，虚指的是胃中空虚所导致的烦；"伤寒五六日，大下后，身热不去，心中结痛者，未欲解也，栀子豉汤主之"。第二个特点是治反流，反复颠倒既指情绪又指反流，反流之后刺激食管，导致胸中窒，这是食管炎、食管憩室、食管息肉或者反流性食管炎的症状。心中结痛指贲门炎，由胃食管反流病导致的贲门炎，贲门是食管和胃交接的接口，继而导致食管炎。所以，栀子豉汤治疗胃食管反流病偏热型，即阳明经证，效果非常明显。吴门的宣清降浊汤，见效很快，如果只考虑经方就是栀子豉汤，也有效。

栀子厚朴汤

伤寒下后，心烦、腹满、卧起不安者，栀子厚朴汤主之。

【腹满，腹压高，导致反流。卧起不安，夜间平卧，容易反流，影响睡眠。】

栀子（十四个，擘）　厚朴（四两，炙，去皮）　枳实（四枚，水浸，炙令黄）。

上三味，以水三升半，煮取一升半，去滓，分二服。温进一服，得吐者，止后服。

小陷胸汤可与栀子豉汤合并，因"正心下，按之痛"是反流所导致的贲门炎症状。若合并之后还不够，吴鞠通在小陷胸汤里面加了枳实，《温病条辨》名为小陷胸加枳实汤。因为胃食管反流病腹压增加，降低腹压就可以抑制反流。小陷胸汤加枳实也非吴鞠通的原创，《伤寒杂病论》栀子豉汤的化裁，有栀子厚朴汤，同样能减少反流、降低腹压。胃食管反流病是胃刺激贲门、再刺激食管中段和上段，甚至咽喉，半夏厚朴汤就是治疗偏寒的，偏热的用栀子豉汤。如果有明显的贲门炎，从贲门反流上来就会出现"正心下，按之痛"，即小陷胸汤证。吴鞠通在小陷胸汤基础上加枳实来源于《伤寒杂病论》的栀子厚朴汤，加枳实，再加厚朴，处方就有半夏、厚朴了，立刻想到另外一个方，治疗胃食管反流病偏寒型的半夏厚朴汤。《金匮要略》的半夏厚朴汤，治疗反流刺激咽喉出现的梅核气——吞之不下，吐之不出。梅核气可以是一个精神症状（癔病），也可以表现为胃食管反流病——半夜反流，食物（主要是胃酸）刺激咽喉，导致局部发生化学性炎症。

小结：胃食管反流病是一个典型的身心疾病。发生反流的原因：腹压高、贲门括约肌功能紊乱。胃食管反流病常常合并抑郁症，是身心疾病，可出现自主神经系统功能紊乱，从而导致贲门括约肌功能紊乱；西医常常会开谷维素。"虚烦不得眠""烦热胸中窒""心中结痛"，炎症的局部反应是红肿热痛，热和痛说明局部有炎症刺激，做胃镜可见红肿。所以，栀子豉汤可以治疗抑郁症，伴或不伴胃食管反流病。阳明病篇治疗抑郁症有两个最常用的方：偏热的栀子豉汤和偏寒的半夏厚朴汤（生姜半夏汤更典型）。阳明在经热重的代表方是栀子豉汤和白虎汤，栀子豉汤伴有胃部的烧灼感、灼热或疼痛；阳明在经寒重为生姜半夏汤，"治心中愦愦然无奈者"，同时伴有胃部不适（恶心或疼痛）、烦躁，也可治疗躁狂抑郁症。中医讲胃属于阳明，食物反流导致的食管炎属于阳明病的症状，此处有两个独证：少气者，加甘草；呕者，加生姜，切记生姜的剂量是五两（250克核心是剂量），因大剂量的生姜有镇静作用。偏热，用生姜配栀子；偏寒，用生姜配半夏，就是生姜半夏汤。如果栀子豉汤伴有腹压增高促进反流的，加厚朴或者枳实，或二者并用，厚朴配枳实，协同增强理气除胀的效果，比如大、小承气汤。厚朴、枳实的独证是腹满。栀子豉汤的独证有两个：**烦躁，反流**。此烦躁是虚烦，"利后更烦，按之心下濡者，为虚烦"，就是按诊胃部是软的。实证的烦有柴胡加龙牡汤和大承气汤；对比上消化道胃中空虚，客气动膈，患者进食后食物通过膈肌反流，刺激其食道，所以，此处是虚烦，注意鉴别《伤寒杂病论》中伴有消化道症状的其他烦躁。

生姜半夏汤与小半夏汤的区别：小半夏汤一般是用来止吐的，生姜半夏汤是用来镇静的，治的是精神疾病，当需要生姜发挥强烈镇静作用时，必须重用，而且效果最好的是取汁，因为生姜里面的挥发油在煎煮的时候容易挥发，取汁的效果优于煎服，但是现代社会节奏太快，取不了汁，大剂量的生姜熬，也有效。生姜品种众多，但现在市面上流通的生姜，鲜有道地药材（需要黄姜），非道地的生姜，使用剂量应偏大。煎服生姜半夏汤中，生姜不得低于30克。

三、栀子干姜汤证

伤寒，医以丸药大下之，身热不去；微烦者，栀子干姜汤主之。
【栀子除烦，以其阳虚，故微烦，伤寒大下，重伤阳气，干姜温之。

较之甘草干姜汤，此寒温并进，但见烦热胃虚（下后胃中空虚），栀子证，阳虚并进干姜，此即直取其病，随证加减。而甘草干姜汤纯阳之方，重用甘草，以土能制火，服用干姜，始不上火。】

栀子（十四个，擘）　干姜（二两）。

上二味，以水三升半，煮取一升半，去滓，分二服，温进一服。得吐者，止后服。

凡用栀子汤，病患旧微溏者，不可与服之。【寒化用栀子干姜汤，热化用栀子豉汤】

"医以丸药大下之"，最常见类似巴豆的药，过去攻下药里很多是丸药，巴豆也可以配大黄。"大下之，身热不去，微烦者"在说下之后，大便就溏，其实这一条与下一条是相互对应的，这里讲误治，而接下来讲即便不是误治，如果患者以前大便微溏，不可用栀子汤，可用栀子干姜。也就是说，当一个人过去大便是稀溏的，现在发生急性炎症，如果需要用栀子来控制其局部的炎症，用栀子干姜汤；微溏是痼疾，目前的炎症是新感。比如，要去治一个胃食管反流的患者，非常想用栀子豉汤，觉得他有热又有寒，用栀子豉汤去清热，有寒加干姜。这里再次体现了张仲景处理疾病的思路是有寒散寒，有热清热，与教科书上的方法不同。为什么此方名为栀子干姜汤，不是干姜栀子汤？张仲景是治标的，胃食管反流病，局部的炎症，有热用栀子清热，脾虚大便稀溏以干姜温脾，温脾的目的不是为了治脾虚，是为了用栀子，否则用栀子后患者会有副反应且效果差。教材思路多是六君子汤加点清热的黄连、蒲公英（本虚标实、治病求本）。

阳明胃热，反复颠倒，心中懊憹，栀子豉汤主之。

少气者，栀子甘草豉汤主之。

呕者，栀子生姜汤主之。

大病瘥后，阳明腑气再结者，枳实栀子豉汤主之（便秘加大黄）。

兼阳明腑实（酒疸），栀子大黄汤主之（栀子豉汤加大黄、枳实）。

腹满者，栀子厚朴汤主之（栀子、厚朴、枳实）。

寒者栀子干姜汤主之。

【栀子豉汤除了治疗躁狂抑郁症、胃食管反流病，还可以退热，"阳明病，下之，其外有热，手足温，不结胸，心中懊憹，饥不能食，但头汗出者（湿热熏蒸），栀子豉汤主之"，"舌上苔者，栀子豉汤主之"，舌上有黄苔，所以栀子豉汤能够退湿热熏蒸。胃食管反流患者偏热型很多都是黄苔或者黄腻苔，所以，"心中懊憹，饥不能食，但头汗出"指的是湿热，《温病学》用甘露消毒丹。举个例子：前面讲过茵陈蒿汤（实）是要用大黄来下，还有一种就是虚热（不是正气虚，而是胃中空虚的意思），表现为发热、烧心、纳差，即湿热熏蒸，头汗出，剂颈而还，其身无汗等，从《温病学》角度去走，就是甘露消毒丹这类处方；从《伤寒论》走，就是栀子豉汤。但当湿热熏蒸为寒热错杂的时候，"伤寒，医以丸药大下之，身热不去；微烦者，栀子干姜汤主之"，栀子干姜汤有特殊疗效，甘露消毒丹这类处方无法解决，这是栀子干姜汤的独证。谨记湿热熏蒸导致的发热若用栀子豉汤，一定要抓住两个证：①虚，如果患者便秘无效，起码要用茵陈蒿汤这类的处方；②烦。但是，如果湿热熏蒸导致黄疸，即便虚烦也要把豆豉换黄柏，用栀子柏皮汤。栀子干姜汤的独证是"病患旧有微溏"，即患者平日大便稀，但发炎时身体处于高动力循环，体液丢失，炎症兴奋交感神经，抑制胃肠蠕动，平时大便稀的人发生炎症之后大便可以不稀，因为大便不稀，所以用了丸药大下之就麻烦了。所以，条文中的每一个字都要去抠它。栀子类方第一个基本方，栀子豉汤，少气加甘草，呕吐加生姜；腹胀加厚朴、枳实；大便溏加干姜；酒疸要加大黄、枳实，因酒疸的人，第一，容易反流；第二，便秘，长期饮酒的人，热证。】

四、枳实栀子豉汤证

吐利发汗，脉平小烦者，以新虚，不胜谷气故也。

脉平为解，进食后小烦者，新虚不胜谷气故也，当与糜粥自养，反此劳复，枳实栀子豉汤主之。

重订693条：阳明病，初欲食，小便反不利，大便自调，其人骨节痛，翕翕如有热状，奄然发狂，濈然汗出而解，此水不胜谷气，与汗共并，脉紧则愈。

重订694条：大病瘥后劳复者，枳实栀子豉汤主之。

枳实（三枚，炙）　栀子（十四个，擘）　豉（一升，绵裹）。

上三味，以清浆水七升，空煮取四升，内枳实、栀子，煮取二升，下豉，更煮五六沸，去滓，温分再服。覆令微似汗，若有宿食者，内大黄如博棋子大五六枚，服之愈。

大病瘥后，阳明腑气再结，枳实栀子豉汤主之（便秘加大黄），劳复中会讲，比如感冒后胃肠道的蠕动被抑制，患者不想进食，如果不以糜粥自养，吃其他东西易形成便秘，用枳实栀子豉汤，大便不出加大黄，这是它的核心。

五、白虎汤证

三阳合病，腹满、身重，难以转侧，口不仁、面垢、谵语、遗尿。发汗，则谵语；下之，则额上生汗、手足逆冷；若自汗出者，白虎汤主之。

【腹满阳明、身重太阳，难以转侧少阳，此三阳合病。面垢，油汗，谵语，腹满：胃肠衰竭。遗尿：尿失禁。多器官功能衰竭。】

知母（六两）　石膏（一斤，碎）　甘草（二两，炙）　粳米（六合）。

上四味，以水一斗，煮米熟汤成，去滓，温服一升，日三服。

阳明经证的第二证——全身炎症反应综合征，即白虎汤，前面提过"时发热，自汗出"是桂枝汤证，但自汗出还可用白虎汤，两者的区别一个是脉浮，一个是脉大；实证自汗出用白虎汤，虚证则脉大无力加人参即白虎加人参汤。所以，白虎汤也可治自汗出，可以治发热、口渴，治糖尿病。摸清脉象即可用，许多糖尿病患者均脉大无力，白虎加人参汤证，尺脉无力加地黄，则为玉女煎。大热、大渴、大汗、脉洪大是阳明病的基本特征。

脉滑而厥者，里有热，白虎汤主之。【休克，看脉学】

讲的是感染性休克。

六、白虎加人参汤证

伤寒若吐下后，七八日不解，热结在里，表里俱热，时时恶风、大渴、舌上干燥而烦、欲饮水数升者，白虎加人参汤主之。

【其背恶风，加人参，免疫低下。】

知母（六两） 石膏（一斤，碎绵裹） 甘草（炙，二两） 粳米（六合） 人参（三两）。

上五味，以水一斗，煮米熟汤成，去滓，温服一升，日三服。

此方立夏后、立秋前，乃可服；立秋后不可服；正月、二月、三月尚凛冷，亦不可与服之，与之则呕利而腹痛。诸亡血虚家，亦不可与，得之则腹痛利者，但可温之，当愈。

伤寒无大热、口烦渴、心烦、背微恶寒者，白虎加人参汤主之。

伤寒脉浮、发热、无汗，其表不解，不可与白虎汤。渴欲饮水，无表证者，白虎加人参汤主之。

【渴欲饮水，无表证者，即可与白虎加人参汤，未必大热、大汗。】

服桂枝汤，大汗出后，大烦渴不解，脉洪大者，白虎加人参汤主之。

【太阳篇：服桂枝汤，大汗出，脉洪大者，与桂枝汤。此条多渴，因转阳明。服桂枝汤转阳明者，白虎加人参汤主之。服麻黄汤，转阳明者，白虎汤主之。以桂枝汤本气虚外感故也。】

以上三条都在讲其背恶寒、其背恶风——人参的独证，曾在附子汤、四逆加人参汤时提过。此处的"时时恶风"，指的就是其背恶风、其背恶寒，患者明明在发烧，但觉得背心不暖和，就是加人参的独证，白虎加参汤的独证。

此外，还有一个脾虚的独证，比如，背寒如巴掌大，前面讲过苓桂术甘汤，均为脾虚的独证，不过因为有水，所以不用人参用白术。白虎加人参汤的临床应用非常广泛，因为它能治疗全身炎症反应综合征（石膏、知母）；而且多数发生全身炎症反应综合征的人平时是气虚的，平时气虚的人感染了，用白虎加人参汤。再举个例子：《伤寒杂病论》还有个配伍，阳虚的人感染了，用石膏配附子，越婢汤里面有石膏，先有寒加附子。我的曾老师（曾升平教授），他曾经治疗一个白血病的患者，患者已经进了层流病房，该用的抗生素都用了，没有效果，这个病很难治。曾老师就去看了，这是一个典型的阳虚患者，用附子，但是他现在表现为一派急性感染的症状，用石膏，石膏配附子，一剂药下去体温就开始往下退。阳虚要去温他的阳，阳虚的人感染了，还得要退热。所以张仲景这个方为什么叫白虎加人参汤，不叫人参白虎汤？他还是在治标，感染好了之后，针对气虚可以再用药，这是抗感染的一个思路。在这里还需要注意，第一，附子是炮的；第二，石膏与附子没有一个具体的比例，要视患者的发热程度和阳虚程度而定，就像我们讲厚朴生姜半夏甘草人参汤一样，它可以变为人参甘草半夏生姜厚朴汤，比例是随着疾病的缓解而颠过来的。

七、白虎加桂枝汤证

温疟者，其脉如平，身无寒但热，骨节痛烦，时呕，白虎加桂枝汤主之。

【骨节痛烦，治热痹良。抗炎，加桂枝解热镇痛，同桂枝芍药知母汤。】

知母（六两）　甘草（二两，炙）　石膏（一斤）　粳米（二合）　桂枝（去皮，三两）。

上剉，每五钱，水一盏半，煎至八分，去滓。温服，汗出愈。

独证是**骨节痛烦**，就是骨关节疾病偏热的可以用白虎加桂枝汤。

桂枝是个解热镇痛药，纯粹的热痹均可加桂枝，因为有石膏、知母。若兼有寒痹，也可用桂枝配知母，因为知母能够提高激素水平，甘草就是激素，如果是寒证就去石膏，加麻黄、附片、细辛、白术、防风，即是桂枝芍药知母汤。桂枝芍药知母汤可以一点热象都没有，不是有知母就要见热象的。知母能够提高皮质激素水平，所以白虎汤用它能防止出现感染性休克，西医对严重感染也是要用激素的。类风湿性疾病、风湿性疾病也用知母提高激素水平，有热证的可以用知母（白虎加桂枝汤），有寒证的也可以用知母（桂枝芍药知母汤）。单纯的寒证，用桂枝芍药知母汤也没问题，方中温药多。寒证用知母因免疫系统疾病要利用知母类似激素发挥抗炎的作用，当明白张仲景配方思路背后真正的意义就可加减、化裁。所以，白虎汤为什么一定要用石膏配知母，不用石膏配黄连？原因有二：第一，石膏的解热作用需要知母协同加强，如果只有石膏没有知母，没有明显的退热作用，比如"汗出而喘，无大热者，麻杏石甘汤主之"；第二，知母具有拟皮质激素样作用，能够刺激内源性皮质激素分泌，预防感染性休克，这是中医一个很独特的配伍。

八、竹皮大丸证

妇人乳中虚，烦乱，呕逆，安中益气，竹皮大丸主之。【此哺乳期感染】

生竹茹（二分）　石膏（二分）　桂枝（一分）　甘草（七分）　白薇（一分）。

上五味，末之，枣肉和丸弹子大，以饮服一丸，日三夜二服。有热者，倍白薇。烦喘者，加柏实一分。【日三夜二服，以产后体虚，小剂频服】

关于阳明在经还有一条是哺乳期感染，女性在哺乳期发生的感染，用竹皮大丸。注意这不是哺乳期发生的急性乳腺炎，而是哺乳期发生的阳明病（其他感染），应该用竹皮大丸，而不单纯用白虎汤。

九、竹叶汤证

产后中风，发热，面正赤，喘而头痛，竹叶汤主之。

【桂枝去芍药加附子汤加人参扶正，竹叶、葛根解阳明之热，防风、桔梗疏表也。】

竹叶（一把） 葛根（三两） 防风 桔梗 桂枝 人参 甘草（各一两） 附子（一枚，炮） 大枣（十五枚） 生姜（五两）。

上十味，以水一斗，煮取二升半，分温三服，温覆使汗出。颈项强，用大附子一枚，破之如豆大，煎药扬去沫。呕者，加半夏半升洗。【大热、大渴、大汗、脉洪大一证即有可用石膏者，随其寒热温凉治之。如石膏配附子，治其阳虚外感之大热。】

竹叶汤用竹叶、葛根、防风、桔梗、桂枝、人参、甘草、附子、大枣、生姜来治疗女性产后出现"发热，面正赤，喘而头痛"。"发热，面正赤"，《黄帝内经》中讲"面赤者，阳明病"，但要谨记中医产科有"产前忌温，产后忌凉"，产妇发生了阳明病，用大剂量30克竹叶清阳明，配附子、人参，竹叶剂量小了不能退热。

【阳明腑实证】

虚证在前面已经讲过，就是厚朴生姜半夏甘草人参汤证，阳明病兼太阴脾虚，因为出现腹胀，所以是阳明病，脾虚用甘草、人参。

伤寒四五日，脉沉而喘满。沉为在里，而反发其汗，津液越出，大便为难。表虚里实，久则谵语。

阳明病，其人多汗，以津液外出，胃中燥，大便必硬。

阳明病，脉迟，虽汗出不恶寒者，其身必重，短气，腹满而喘，有潮热者，此外欲解，可攻里也。手足濈然汗出者，此大便已硬也，大承气汤主之；若汗多，微发热恶寒者，外未解也；其热不潮，未可与承气汤。若腹大满不通者，可与小承气汤微和胃气，勿令至大泄下。

【舌黄未下者，下之黄自去。在经：白细胞/脓细胞渗出；在腑：小分子气体染色（从舌根开始）。】

大承气汤

大黄（酒洗，四两）　厚朴（炙，去皮，半斤）　枳实（炙，五枚）　芒硝（三合）。

上四味，以水一斗，先煮二物，取五升，去滓，内大黄，更煮取二升，去滓；内芒硝，更上微火一两沸，分温再服。得下，余勿服。

小承气汤

大黄（酒洗，四两）　厚朴（炙，去皮，二两）　枳实（炙，大者，三枚）。

上三味，以水四升，煮取一升二合，去渣，分温二服。初服当更衣，不尔尽饮之；若更衣者，勿服之。

阳明腑实证的脉是沉脉，它的机理是"津液越出"，即水分丢失、持续出汗。临床表现看上面第二条，讲了阳明腑实证的几个特点：第一，手足濈濈然汗出，区别于桂枝证。第二，腹满，大便不好解，实证是腹满。第三，出现短气、身重，没解大便，全身不舒服。只要你有过便秘的体会，不用分析就会明白。第四，脉，可以是沉脉或迟脉，但一定是有力的脉。第五，苔黄，"苔黄未下者，下之黄自去"，如果患者不是黄苔，要考虑这个人的便秘不是阳明腑实证。所以，阳明腑实证的独证是**手足濈濈然汗出**、**腹胀**、**黄苔**，脉表现为沉脉，或者迟脉，但一定是有力的脉，注意区别附子脉，"沉而有力为腑实，无力而沉附子见"。

十、调胃承气汤证

太阳病三日，发汗不解，蒸蒸发热者，属胃也，调胃承气汤主之。

【发汗不解，腹满痛者，急下之，宜大承气汤。服大承气汤，腹绞痛，去枳实、厚朴理气，加甘草和胃。】

甘草（炙，二两）　芒硝（半斤）　大黄（清酒洗，四两）。

大黄有一个副作用，容易引起腹绞痛，如果吃大黄会引起腹绞痛的人，不能用厚朴、枳实，加甘草和胃，可以缓解大黄引起的腹痛。有的人吃完大黄只是会腹泻，而有的人吃完大黄腹泻伴有腹部绞痛，很难受，就用调胃承气汤。调胃承气汤其实就是利用甘草配大黄，可以拮抗大黄引起腹绞痛的副作用。

伤寒吐后，腹胀满者，与调胃承气汤。

【吐后腹胀满，虽有腑实，与调胃承气汤。】

有腑实，但是经过吐后，伤了患者的气，所以加点甘草。

十一、厚朴三物汤证

痛而闭者，厚朴三物汤主之。

【腹痛便秘，欲便不能，与厚朴三物汤，促进肠道蠕动。】

厚朴（八两） 大黄（四两） 枳实（五枚）。

上三味，以水一斗二升，先煮二味，取五升，内大黄，煮取三升。温服一升，以利为度。

病腹满，发热十日，脉浮而数，饮食如故，厚朴七物汤主之。

【兼发热表证，合桂枝去芍药汤。】

阳明腑实证的患者大便解不出，患者会使劲用力地去撑，而厚朴三物汤证的患者大便解不出，患者痛得会用头去撞墙，这就是痛而闭者，与承气汤证是有区别的。厚朴三物汤证主要表现为腹痛，但不是急腹症，它的腹痛是因为想排便排不出来。厚朴三物汤用大剂量的厚朴，这是它与小承气汤的区别，大家还是要去体会《伤寒论》的命名。如果遇到便秘时特别痛苦、腹部绞痛的人，用厚朴三物汤，这里又要联系到前面，我们讲到腹绞痛的出现有几种情况，一种是排不出大便腹绞痛的，用厚朴三物汤；另一种是吃完大黄以后出现腹绞痛，用调胃承气汤；还有一种人，体质偏虚，解大便时也很痛苦，但是他又是虚证的人，"大实痛者，桂枝加大黄主之"，"大实痛"指的是体质偏虚的人形成了腑实证，排不出大便时腹部绞痛用桂枝加大黄汤。厚朴七物汤与厚朴三物汤的区别是厚朴七物汤证多了发热。

【禁忌证】

若不大便六七日，恐有燥屎，欲知之法，少与小承气汤，汤入腹中，转矢气者，此有燥屎也，乃可攻之；若不转矢气者，此但初头硬，后必溏，不可攻之，攻之必胀满不能食也。不转矢气者，慎不可攻也。

【肠麻痹：不可与大承气汤。芒硝，导致大量肠液分泌，增加腹压，试之以小承气。肠麻痹有因阳虚者，初头硬，后必溏，可与大黄附子汤。】

如果不转矢气的人不能用大承气汤攻之，有两个原因：第一，患者是完全性肠梗阻，一定不能用大承气汤，因为大承气汤吃了以后会分泌大量肠液，但是患者的大便排不出，肠道堵塞，这种情况下再分泌大量的肠液，患者会非常难受，会引起肠坏死，所以在用承气汤时，患者一定不能是完全性肠梗阻。第二，患者虽然不是肠梗阻，但也不可能是肠麻痹，因为他的肠道已经不蠕动了。我第一次急性阑尾炎发作的时候，自己家里有验方，可以不开刀治阑尾炎，但是当时我在考博士，吃了两剂中药，没治好就变成了慢性阑尾炎，发展到后来就产生了结石，又有嵌顿，再次急性发作时做手术切除阑尾，手术切除后发生了问题——胃瘫、肠麻痹，大便排不出来。大家想想这种情况应该考虑哪个方？我们讲过便秘在升结肠时是因为阳虚，慢性阑尾炎用附子薏仁败酱散治疗，做完手术出现肠麻痹，大便排不出来，这种情况应用大黄附子汤。但是当时我住的是外科，医生告诉我："吴教授，你不懂，我们是专门治急腹症，不允许开方的。"然后就给我灌肠，是大承气汤。灌肠以后我很难受，然后领导来了问我有什么要求？我说：第一，我要求转科；第二，我自己开中药试试。服中药后大概有三五天我就出院了，用的就是大黄附子汤，药一吃下去肠道就开始蠕动。肠麻痹是由于阳虚造成的，这种情况大承气汤不能解决，所以用抓独法，抓住疾病的独证，知道它在升结肠（因为做了阑尾炎手术，所以是在升结肠）就可以开方了。阑尾炎应该开附子薏仁败酱散，但是现在出现便秘，不是要解决炎症，把败酱草换成大黄加细辛就可以了，中医辨证并不复杂。大黄的选择要根据便秘的程度，第一，一定是生大黄，《伤寒论》中讲的生大黄，有时候可用酒洗，也可只用生大黄；第二，当时可能就开9克大黄，或者10克，开9克附子、3克细辛，大体上是这样的剂量。还有党参，因为人参医保不报销，所以一般开党参，但是患者腹胀时吃了党参更容易胀。那为什么又要开党参呢？因为当时好几天没进食，真的饿得不行了，相当于合上了小温脾汤。做完阑尾炎手术，本身有炎症，再加上刀口，所以胁下偏痛，发热。其实这时要四证合参，但我都没摸自己的脉，也没看舌头，抓住核心病机，至少90%是对证了。之所以要四诊合参去辨证，是因为对很多疾病的发生发展的规律缺乏认知，每一个患者坐在你面前，都是从零开始，所以需要从四证合参去找独证。一旦找到疾病规律的时候，就不需要四证合参去找疾病的独证，这才是抓独法的精神——众视独见。当不认识病机时，就算找出来疾病的独证，也不知道药物该用多大剂量，如果患者有十几个证，也不知道该以哪一个药为君药的，所以开的药都很平均，但是很少会看到张仲景的处方是这样的剂量。

【阳明再下】

十二、大承气汤证

大下后，六七日不大便，烦不解，腹满痛者，此有燥屎也。所以然者，本有宿食故也，宜大承气汤。

【外感热病，如肝衰竭，需反复下之，甚者下之一盆，需下至腹软，叩之腹部无浊音。大肠空而小肠宿食乃推进入大肠，数日又为腑实，

【必再下之。】

大黄（四两，酒洗）　厚朴（半斤，炙，去皮）　枳实（五枚，炙）　芒硝（三合）。

上四味，以水一斗，先煮二物，取五升，去滓，内大黄。更煮取二升，去滓，内芒硝，更上微火一两沸，分温再服。得下，余勿服。

上边讲的是外感热病中，下完之后可以再下。大便在乙状结肠处排空之后，新的大便又会从升结肠到横结肠，再到乙状结肠，同样的道理，大肠的大便排空之后，食物就可以由胃再进入小肠，小肠的食物再到大肠变为大便，所以，可以反复形成便秘。举个例子：如果患者是肝衰竭，反复用下法可以排出一盆大便。肝衰竭的患者如果是阳明腑实证，一定要下，下到肚子"按之濡"，整个肚子是软的，把胆红素通过肠道排出来，他的大便可以下一盆，因为他肠道里堵得东西会反复排到乙状结肠。如果是一个严重的外感热病患者，可以下后再下，独证是腹满痛。下完之后，如果你摸到的还是紧张有力的腹，可以再下，一定要下到"按之濡"。我们还可以通过叩诊，沿着升结肠、横结肠、降结肠叩下去，如果有大便，就会叩到实音，就可以判断大便停在哪里，在升结肠，用大黄附子汤；在横结肠，用附子泻心汤；在降结肠，用小承气汤；在乙状结肠时大便中的水已经都被肠黏膜吸收干，用大承气汤。

阳明病，谵语，有潮热，反不能食者，胃中必有燥屎五六枚也，若能食者，但硬耳，宜大承气汤下之。

伤寒六七日，目中不了了，睛不和，无表里证，大便难，身微热者，此为实也，急下之，宜大承气汤。

痉为病，胸满口噤，卧不着席，脚挛急，必齘齿，可与大承气汤。

发汗不解，腹满痛者，急下之，宜大承气汤。腹满不减，减不足言，当下之，宜大承气汤。

【腹满不减，若时腹满（如餐后加重者），此为里虚，不可与大承气汤。】

病者腹满，按之不痛为虚，痛者为实，可下之。腹满时减，复如故，此为寒，当与温药。

【腹满时减，复如故，此为寒，当与温药，可与理中汤。】

病人不大便五六日，绕脐痛、烦躁、发作有时者，此有燥屎，故使不大便也。

【绕脐痛而烦躁，发作有时者，此有燥屎，导致肠道蠕动增加，故腹痛发作有时，欲腹痛排便而不得，多伴烦躁。】

大承气汤证可以引起谵语、目睛不和、高热惊厥。有一条需要给大家讲一下，"腹满不减，减不足言，当下之，宜大承气汤"，腹满不减是指进不进食肚子都胀的难受，注意鉴别厚朴生姜半夏甘草人参汤，厚朴生姜半夏甘草人参汤证在胀的难受的时候排气可能就会舒服，而且腹胀是有起伏的，但大承气汤证的腹胀，是一直都胀，所以"腹满不减，减不足言"。

少阴病，得之二三日，口燥咽干者，急下之，宜大承气汤。

少阴病，自利清水，色纯青，心下必痛，口干燥者，急下之，宜大承气汤。

少阴病，六七日，腹胀、不大便者，急下之，宜大承气汤。【少阴病：四逆，感染性休克】

大承气汤证还可引起感染性休克，门诊上很少见到感染性休克的患者，这种患者不会来门诊。

十三、小承气汤证

太阳病，若吐、若下、若发汗后，微烦，小便数，大便因硬者，与小承气汤，和之愈。

【若吐、若下、若发汗后，津液外出，大便硬而微烦。】

阳明病，其人多汗，以津液外出，胃中燥，大便必硬，硬而谵语，小承气汤主之。若一服谵语止者，更莫复服。

大黄（四两，酒洗） 厚朴（二两，炙，去皮） 枳实（三枚，大者，炙）。

上三味，以水四升，煮取一升二合，去滓，分温二服。初服汤当更衣，不尔者，尽饮之；若更衣者，勿服之。

小承气汤治的是大便停留在降结肠，大便硬但不坚，不是水分完全吸收的羊屎样大便。

十四、大黄附子汤证

胁下偏痛，发热，其脉紧弦，此寒也，宜温药下之，以大黄附子汤。

【升结肠，上升逆行，需阳气推动。发热故用细辛，此少阴解热剂，与麻黄附子细辛汤皆治少阴反发热，一在表，用麻黄；一在里，用大黄。胁下痛，脉故紧弦。】

大黄（三两）　附子（三枚，炮）　细辛（二两）。

上三味，以水五升，煮取二升，分温三服。若强人煮二升半，分温三服。服后如人行四五里，进一服。

弦代表寒性收引，与小建中汤证的弦脉相似。胁下偏痛即大便在升结肠，用大黄附子汤。大黄附子汤与麻黄附子细辛汤的区别：表证用麻黄，里证用大黄。

十五、附子泻心汤证

心下痞，而复恶寒、汗出者，附子泻心汤主之。

【横结肠正心下胃前，故心下痞。】

大黄（二两）　黄连（一两）　黄芩（一两）　附子（一枚，炮，去皮，破，别煮取汁）。

上四味，切三味，以麻沸汤二升渍之，须臾绞去滓，内附子汁，分温再服。

因为横结肠在正心下的位置，应该是在胃的后面，被胃压着，大便停留在横结肠，患者会觉得局部不舒服（心下痞），用大黄、黄连、黄芩、附子，即附子泻心汤。大便在横结肠停留是寒热错杂证，因为腹部一边是寒，用大黄附子汤；另一边是热，用小承气汤。若大便在肛门部，肛门在身体的正中间，一边阴，一边阳，还是寒热错杂证，用肉桂配大黄，肛门病表现为热象时，可以加点肉桂。

我们讲过腹诊九区法（彩图8），学会此图就很容易抓独。大黄附子汤、附子泻心汤、小承气汤、大承气汤，到了魄门，又可以表现为寒热错杂证，用大黄配肉桂，这样就很容易理解。

【下利】

阳明少阳合病，必下利，脉滑而数者，有宿食也，当下之，宜大承气汤。

下利，三部脉皆平，按之心下坚（胃实）者，急下之，宜大承气汤。

下利，脉反滑者，当有所去，下乃愈，宜大承气汤。

下利谵语者，有燥屎也，宜小承气汤。

大承气汤还可治疗下利，治疗下利时记住它的特点，脉滑而数。"下利，脉反滑者，当有所去，下乃愈，宜大承气汤"，其实不只是下利，所有疾病出现的滑脉，原则上都当有所去。滑脉，见于三部叫滑，见于一部叫动，滑脉动了，身体里面一定有东西，可能是大便，可能是积食，也可能是妊娠，还可能是肿瘤，甚至体内还可能有无形的东西——怪病多痰。总之，是体内有东西要去，所以"脉反滑者，当有所去"。

十六、枳实栀子豉汤证

吐利发汗，脉平小烦者，以新虚，不胜谷气故也。

脉平为解，进食后小烦者，新虚不胜谷气故也，当与糜粥自养，反此劳复，枳实栀子豉汤主之。

大病瘥后劳复者，枳实栀子豉汤主之。

枳实（三枚，炙）　栀子（十四个，擘）　豉（一升，绵裹）。

上三味，以清浆水七升，空煮取四升，内枳实、栀子，煮取二升，下豉，更煮五六沸，去滓，温分再服。覆令微似汗，若有宿食者，内大黄如博棋子大五六枚，服之愈。

新虚不胜谷气指的是疾病初愈，患者的消化功能不好，不论是太阳病、阳明病还是少阳病，消化功能均不好。太阳病为什么会出现消化功能不好？发汗、感冒，都会导致肾上腺素增加，抑制胃肠道的蠕动。阳明病时交感神经兴奋也抑制胃肠道的蠕动。少阳病是木克土，患者表现为默默不欲饮食。所以，脉平代表外感热病已经缓解，缓解之后又出现烦躁，是因为新虚不胜谷气，给患者吃了东西了，尤其是不好消化的，如果患者饿了，应该先让他喝一天稀饭，转天再吃干饭，当给他吃了不易消化的食物，就又会出现烦躁，甚至便秘。"小烦"，不是因为病没好，而是因为患者已经脉静，外感热病已经好转，进食不慎导致的，起码要糜粥自养一两顿。谨记脉平，脉平为解，外感热病解了以后应该是脉静、汗出、身凉，这是疾病缓解的征象，如果经过各种治疗后，脉不静、汗不出、身不凉，就说明病没好，或者就是个温病。脉平可用来鉴别：第一，伤寒是否痊愈；第二，是否温病。所以，张仲景反反复复地体现了平脉辨证。

阳明病，初欲食，小便反不利，大便自调，其人骨节疼，翕翕如有热状，奄然发狂，濈然汗出而解者，此水不胜谷气，与汗共并，脉紧则愈。

还是在讲病好了之后，该怎么吃东西。枳实栀子豉汤证，如果出现大便秘，加大黄。

患者脉已解，而日暮微烦，以病新瘥，人强与谷，脾胃气尚弱，不能消谷，故令微烦，损谷则愈。

日暮微烦，病在阳明，需糜粥自养，不可强食。强食则复，枳实栀子豉汤主之。

这是对上面一条很详细的解释。什么是平脉辨证？脉已解，脉解证才解。举个例子：吃完荆防败毒散，患者脉还浮，排除虚劳，说明患者还没有好，一定要脉平，这是张仲景平脉辨证的思路。

【阳明水气——水渍入胃、停饮胃反】

十七、茯苓甘草汤、茯苓泽泻汤证

伤寒厥而心下悸，宜先治水，当服茯苓甘草汤，却治其厥，不尔，水渍入胃，必作利也。

【胃中停饮，腹诊可见胃中振水声，西医CT、B超皆可见胃中积液，与茯苓甘草汤，一服水去，可见仲景重病位也。较之苓桂术甘汤，此因胃寒，去白术加生姜。】

茯苓（二两）　桂枝（二两，去皮）　甘草（一两，炙）　生姜（三两，切）。

上四味，以水四升，煮取二升，去滓，分温三服。

伤寒，汗出而渴者，五苓散主之；不渴者，茯苓甘草汤主之。【不渴与生姜，渴与白术】

胃反，吐而渴欲饮水者，茯苓泽泻汤主之。

【此苓桂术甘汤更加泽泻、生姜重用。胃反、寒者，大半夏汤；饮者，茯苓泽泻汤。水渍入胃，茯苓甘草汤；胃反者，茯苓泽泻汤，重用茯苓、甘草、生姜，加泽泻、白术除饮邪上攻，此泽泻汤法。重订：心下有支饮，其人苦冒眩，泽泻汤主之。】

（《外台》治消渴脉绝，胃反吐食方，有小麦一升。）【治糖尿病舌淡多津者】

茯苓（半斤）　泽泻（四两）　甘草（二两）　桂枝（二两）　白术（三两）　生姜（四两）。

上六味，以水一斗，煮取三升，内泽泻，再煮取二升半。温服八合，日三服。

茯苓甘草汤证可听到胃中有振水声。胃反，水渍入胃可以引起恶心、呕吐。"吐而渴欲饮水者，茯苓泽泻汤主之"，茯苓泽泻汤中有茯苓、泽泻、甘草、桂枝、白术、生姜，治饮停入胃导致的恶心、呕吐。泽泻的特点是特别擅长治疗头晕，还包括淋巴回流不畅伴有积液导致的耳鸣，如"心下有支饮，其人苦冒眩，泽泻汤主之"，恶心、呕吐引起的胃反，常常伴有头晕（这种头晕一定是饮邪引起，患者舌苔白腻），所以，泽泻的剂量一定要大，此处用四两（200克）泽泻治头晕，一般开30克、60克。另外，茯苓泽泻汤还能治糖尿病，《外台秘要》中记载"治消渴脉绝"，与五苓散治糖尿病是一样的。

【阳明水气——肠间水气】

十八、己椒苈黄丸证

腹满，口舌干燥，此肠间有水气，己椒苈黄丸主之。

【重订：结胸者，项亦强，如柔痉状，下之则和，宜大陷胸丸，此方可治胸腔积液。重订：支饮不得息，葶苈大枣泻肺汤主之，可心衰。重订：病疟，以月一日发，当以十五日愈；设不瘥，当月尽解；如其不瘥，当云何？师曰：此结为癥瘕，名曰疟母，急治之，宜鳖甲煎丸，此方可治腹水。数方皆用葶苈，以葶苈抑制水通道蛋白，治诸有形之水液停留故也。】

防己　椒目　葶苈（熬）　大黄（各一两）。

上四味，末之，蜜丸如梧子大。先食饮服一丸，日三服，稍增，口中有津液。渴者，加芒硝半两。

己椒苈黄丸治肠间有水气，患者肠鸣增加，自己都知道肠道里哗哗响，这种情况很多见。

十九、甘遂半夏汤证

病者脉伏，其人欲自利，利反快，虽利，心下续坚满，此为留饮欲去故也，甘遂半夏汤主之。

【此留饮自利，特点利反快，虽利，心下续坚满。防己椒目葶苈大黄丸，一利一秘。】

甘遂（大者，三枚）　半夏（十二枚，以水一升，煮取半升，去滓）　芍药（五枚）　甘草（如指大一枚，炙）。

上四味，以水二升，煮取半升，去滓，以蜜半升，和药汁煎取八合，顿服之。

甘遂半夏汤和己椒苈黄丸均治肠间水气，但一个是腹泻，一个是便秘。有患者会告诉你："大夫，我肠了天天哗哗地响。"其实他是有肠液积滞在肠道里，伴有**腹泻**（独证），用甘遂半夏汤；伴有**便秘**（独证），用己椒苈黄丸。"虽利，心下续坚满，利反快"，就是因为肠间有水气，肠液很多，有留饮，所以腹泻后反而更舒服，不能止泻。

【阳明水气——膈间支饮】

二十、木防己汤证

膈间支饮，其人喘满，心下痞坚，面色黧黑，其脉沉紧，得之数十日，医吐下之不愈，木防己汤主之。虚者即愈，实者三日复发，复与不愈者，宜木防己汤去石膏加茯苓芒硝汤主之。

【喘满，心下痞坚，面色黧黑，此证类似西医所谓心衰。喘满，如心源性哮喘；心下痞坚，如心源性肝硬化。左心衰喘满一症，《伤寒论》有木防己汤；右心衰浮肿一症，《伤寒论》有真武汤。总属水饮凌心射肺，可合葶苈大枣泻肺汤。实者腑实，去石膏加茯苓、芒硝。】

木防己汤

木防己（三两）　石膏（十二枚，如鸡子大）　桂枝（二两）　人参（四两）。

上四味，以水六升，煮取二升，分温再服。

木防己去石膏加茯苓芒硝汤

木防己　桂枝（各二两）　人参　茯苓（各四两）　芒硝（三合）。

上五味，以水六升，煮取二升，去滓，内芒硝，再微煎。分温再服，微利则愈。

膈间支饮指的是西医讲的心源性哮喘、心源性肝硬化（左心衰）。心衰分为左心衰和右心衰，左心衰用木防己汤，右心衰用真武汤或者鸡鸣散。

二十一、生姜半夏汤证

病患胸中似喘不喘，似呕不呕，似哕不哕，彻心中愦愦然无奈者，生姜半夏汤主之。

【阳明神志病。此属寒中，热中者，栀子豉汤主之。】

半夏（半斤）　生姜汁（一升）。

上二味，以水三升，煮半夏，取二升，内生姜汁，煮取一升半，小冷，分四服。日三夜一服，止，停后服。

此方可治抑郁症，百无聊赖的抑郁症。热证用栀子豉汤，寒证用生姜半夏汤。用此二方时切记一定用生姜汁（一升），没有姜汁就用生姜来煎药，大剂量生姜，30~60克，利用大剂量生姜的镇静作用来快速缓解症状。

二十二、半夏厚朴汤证

妇人咽中如有炙脔，半夏厚朴汤主之。《千金》作胸满，心下坚，咽中帖帖，如有炙肉，吐之不出，吞之不下。

半夏（一升）　厚朴（三两）　茯苓（四两）　生姜（五两）　干苏叶（二两）。

上五味，以水七升，煮取四升。分温四服，日三夜一服。

阳明病的半夏厚朴汤，胃食管反流导致的咽部症状，即中医讲的梅核气，此属寒证。热证时用栀子、淡豆豉，也可以加半夏、厚朴、瓜蒌、黄连。

【阳明发黄】

腹满，舌痿黄，燥不得睡，属黄家。【黄疸观舌】

黄疸之病，当以十八日为期，治之十日以上瘥，反剧为难治。

【急性黄疸型肝炎黄疸期为 2~6 周。先尿色黄染，继巩膜及皮肤黄染。黄疸加深在 1~2 周内达高峰，2~3 周退去。部分患者长达 3~6 周，易慢性化。至于慢性肝炎、肝硬化、肝癌之黄疸，不以 18 天为期，为难治。】

阳明病，被火，额上微汗出而小便不利者，必发黄。

【黄家，必小便短赤不利，因胆红素以尿胆红素及尿胆原从小便排出。重订：若小便自利者，不能发黄。】

阳明发黄，"舌痿黄"，这是黄疸的舌。"黄疸之病，当以 18 天为期，治之 10 天以上瘥，反剧为难治"，黄疸的高峰期是两到三周，张仲景讲 18 天为期，18 天不退，说明黄疸有两种情况：一个是容易发生急性重型肝炎；还有一个是容易转化为慢性肝炎。急性肝炎患者的黄疸一般在 2~3 周开始，由高峰期（最高峰是第 18 天）开始退，就算不治疗，也是 2~3 周开始退，因为它是自限性疾病；如果 2~3 周不退，也就是张仲景讲的 18 天不退，这里的不退代表不减轻或反而加重，往往是肝衰竭或者慢性肝炎，此病不好治。张仲景观察得很仔细，他的描述和西医描述的完全一样。"阳明病，被火，额上微汗出，而小便不利者，必发黄"，小便利者不发黄，因为黄疸患者的尿颜色是黄的。

二十三、茵陈蒿汤证

阳明病，发热、汗出者，此为热越，不能发黄也。但头汗出，身无汗，剂颈而还，小便不利，渴引水浆者，此为瘀热在里，身必发黄，茵陈蒿汤主之。

【胆红素从大小便排出，肠肝循环，黄家多便秘，属阳明，当

下之。茵陈蒿抗炎保肝,促进胆红素转化,栀子利胆,促进胆红素排泄,进而大黄下之。】

茵陈蒿（六两）　栀子（擘,十四枚）　大黄（去皮,二两）。

上三味,以水一斗,先煮茵陈,减六升,内二味,煮取三升,去滓。分温三服,小便当利,尿如皂角汁状,色正赤,一宿腹减,黄从小便去也。

【一宿腹减,黄从小便去也,此证必腹部柔软,叩诊无浊音,一宿腹未尽减者,可反复下之,宿便可有倾盆者,必宿便尽,甚者可加醋,可合大剂芍药,促进胆汁排泄。】

伤寒七八日,身黄如橘子色,小便不利,腹微满者,茵陈蒿汤主之。

【小便不利,黄家湿故,腹微满者,当下之。】

黄疸的第一个证,茵陈蒿汤,这里讲了湿热熏蒸的一个独证,"但头汗出,身无汗,剂颈而还",《伤寒论》中讲的栀子豉汤证也是湿热熏蒸,"头汗出",但是和茵陈蒿汤的湿热熏蒸有两点区别：第一,栀子豉汤的湿热熏蒸是虚热,虚不是正气亏虚,是指胃肠里面没有饮食积滞,心下濡,而茵陈蒿汤是实,需要通腑。第二,一个用淡豆豉,一个用大黄,而且茵陈蒿汤证的湿热熏蒸导致发黄,所以加了茵陈。栀子豉汤治疗湿热熏蒸,可以作为治疗温病湿热病的方,《临证指南医案》中叶天士就经常用。《伤寒论》中的很多方都可取代温病方,百合地黄汤可以取代清营汤、清宫汤,其治疗热入营血的神智昏聩效果非常好,能快速催醒,而用清营汤、清宫汤治疗昏迷的患者效果不一定好,当然昏迷患者醒过来不一定就代表好了,如果不纠正感染,最后还是要死,但至少可以让患者醒过来。栀子豉汤可以取代温病的甘露消毒丹,如果只用栀子豉汤,力量就相对弱一些,有湿热加点瓜蒌、半夏、黄连等,叶天士加了郁金,一样可以治疗温病。"伤寒七八日,身黄如橘子色,小便不利,腹微满者,茵陈蒿汤主之",患者腹微满,肚子胀,需要用下法。

二十四、栀子大黄汤证

酒黄疸，心中懊侬或热痛，栀子大黄汤主之。

【酒精肝、脂肪肝。酒客，多心中懊侬，或热痛。】

栀子（十四枚）　大黄（一两）　枳实（五枚）　豉（一升）。

上四味，以水六升，煮取二升，分温三服。

夫病酒黄疸，必小便不利。其候心中热，足下热，是其证也。

黄疸的第二个证，栀子大黄汤，用栀子、大黄、枳实、淡豆豉。栀子大黄汤也可作为治疗温病湿热病的方，如果湿热病便秘，就需要吴鞠通讲的"轻法频下"。叶天士就化裁来治好多种湿热病，用栀子、淡豆豉、枳实、郁金、芦根等。

二十五、栀子柏皮汤证

伤寒身黄发热，栀子柏皮汤主之。

【甘草补阳明中气，拟皮质激素，退黄。大剂量甘草（30克）退黄（胆汁淤积性肝炎）。身黄发热，可见之肝病续发感染，西医所谓二次打击，病进而危，急与栀子柏皮汤退其热毒。】

肥栀子（十五个，擘）　甘草（一两，炙）　黄柏（二两）。

上三味，以水四升，煮取一升半，去滓，分温再服。

黄疸热重用茵陈蒿汤，如果大便已通，就用栀子柏皮汤，用黄柏以皮治皮，能退黄，加类似皮质激素作用的甘草。

【寒湿发黄】

伤寒发汗已，身目为黄，所以然者，以寒湿（一作温）在里不解故也。以为不可下也，于寒湿中求之。

【无黄疸型肝炎，误汗。茵陈五苓散】

《伤寒论》中用茵陈五苓散。

黄疸病，小便色不变，欲自利，腹满而喘，不可除热，热除必哕，岁者，小半夏汤主之。

【黄疸病，小便色不变，此属萎黄，虚故也，非真黄疸，不可除热。黄疸病，血胆红素升高，导致尿中胆红素排出增加，其尿必黄。男子黄，小便自利，当与虚劳小建中汤。】

除热时会引起消化道的症状。黄疸时，小便颜色不变，说明患者是血虚导致的萎黄，因严重贫血导致萎黄，不是真正的黄疸，所以，小便色不变，因为"小便自利，不能发黄"，《伤寒论》中有原文。

【阳明中热／中寒】

阳明病，潮热，大便微硬者，可与大承气汤；不硬者，不可与之。若不大便六七日，恐有燥屎，欲知之法，少与小承气汤，汤入腹中，转矢气者，此有燥屎也，乃可攻之；若不转矢气者，此但初头硬，后必溏，不可攻之，攻之必胀满不能食也。欲饮水者。与水则哕，其后发热者，必大便复硬而少也，以小承气汤和之。不转矢气者。慎不可攻也。小承气汤。

阳明病，不能食，攻其热必哕。所以然者，胃中虚冷故也。以其人本虚，故攻其热必哕。

【手足濈濈然汗出：桂枝证或大黄证（阳明腑实证）；分为阳明中热和阳明中寒。】

阳明证有阳明中热和阳明中寒，阳明中热的大便是痞、满、燥、实，主要表现为手足濈濈然、汗出等。接下来讲阳明中寒，阳明中寒也可以引起便秘，"阳明病，若中寒者，不能食，小便不利，手足濈然汗出，此欲作固瘕，必大便初硬后溏。所以然者，以胃中冷，水谷不别故也"，这里讲了此病的一个特点：手足濈濈然汗出，一定是有便秘，但是这种便秘不一定是热证，不一定要用承气汤，也有可能是寒证。注意区别热证和寒证，阳明中寒时患者是不能食的，纳差。"太阳病，寸缓关浮尺弱，其人发热汗出，复恶寒，不呕，但心下痞者，此以医下之也。如其不下者，病人不恶寒而渴者，此转属阳明也。小便数者，大便必硬，不更衣十日，无所苦也。渴欲饮水，少少与之，但以法救之。渴者，宜五苓散"，大便初硬后溏，首先可用五苓散；还有个办法，大便后溏，用干姜；大便初硬，用大黄，干姜配大黄，即《千金方》中温脾汤的办法，治疗阳明中寒便秘。前面讲承气汤时，"若不转矢气者，此但初头硬，后必溏，不可攻之"，讲的就是阳明中寒所导致的便秘，这种便秘该用干姜去配大黄，不可攻其热，攻其热就会影响消化系统，患者吃了大黄就会饱胀不吃东西，所以用大黄时要配温药。那么，阳明中寒的特点是什么？大便初硬后溏；手足濈濈然汗出；小便不利；因为有腑实证，不能吃东西，食欲不好；日久容易发展成胃癌，可以用《伤寒论》的五苓散或春泽汤，其实一个比较经典的配伍是大黄配干姜，直接用理中丸加大黄就可以，这种证型是因为长期脾虚易形成痼瘕，类似胃癌等性质的疾病。

【阳明抓独小结】

阳明病第一证：栀子豉汤证，栀子豉汤证有几个独证：第一，**虚烦**，即烦躁，同时按着肚子是软的。第二，**反流**，即胃食管反流所导致的贲门炎、食管炎，包括食管憩室、食管狭窄和食管息肉，这是它的两个适应证。第三，栀子豉汤还可以治疗湿热病中湿热熏蒸的出汗，"但头汗出"是湿热病的一个典型表现，能够治疗湿热病。所以，第一个虚烦，栀子豉汤能治疗抑郁症，抑郁症会心烦。更年期可以用栀子豉汤，更年期女性疯疯癫癫的，淡豆豉还有雌激素的作用，能够补充雌激素。另外，"虚烦不得眠"，栀子豉汤还可以治失眠，即神经系统的兴奋性改变。同时，淡豆豉也有拟雌激素的作用，含有大豆甾酮（大豆异黄酮），雌激素是镇静剂。有些女性到了更年期就和疯子一样，因为她雌激素水平下降，缺少镇静剂，所以偏热而非偏虚的可用栀子豉汤。第二，适用胃食管反流出现的食管、贲门的炎症。第三，湿热熏蒸。湿热熏蒸会导致：①胃口不好。②但头汗出。③发热。这是典型的湿热病的治疗方法。栀子豉汤可以治疗温病湿热证，其中栀子清热、淡豆豉化湿，热重就往栀子偏一偏，湿重就往淡豆豉偏一偏；如果热重便秘，加点大黄轻法频下；如果湿重腹胀，加枳实、厚朴、半夏理气；如果湿热引起恶心，加点生姜。但是，它治湿热证最大的长处是配干姜来治疗本体是虚寒体质的湿热病患者，栀子干姜汤加减化裁就可以，还可以加郁金、石菖蒲安神，叶天士喜欢这样用，因为栀子豉汤擅长治疗湿热病引起烦躁的、疯疯癫癫的患者。栀子干姜汤的独证是**微溏**，大便稀。栀子厚朴汤减轻腹压来缓解腹胀，治疗温病时就可以这么考虑。

阳明在经表现为全身炎症的是白虎汤证，局部炎症的是栀子证。所以栀子证不仅治疗食管的局部炎症，还可以把治病的范围拓宽。温病主要分为两大类，一大类是温热证（白虎汤证），一大类是湿热证（栀子证），湿热证的特点是舌上苔厚腻；温热证的特点是苔黄，因为以热为主，这是它们的区别。注意虚人也可以得白虎汤证，加人参即白虎加人参汤。白虎汤不仅治疗感染，内伤杂病只要出现大热、大渴、脉洪大，就可考虑白虎汤。大脉，要分辨是白虎汤证还是白虎加人参汤证。另外，白虎汤可以治疗糖尿病，但不是只有白虎汤能治。还有关节炎，如果热证就用白虎汤加桂枝，用桂枝不要怕它热，因为有石膏、知母，桂枝有解热镇痛的作用，白虎汤解热作用强，镇痛作用不强，所以关节疼痛加解热镇痛的桂枝，用桂枝配石膏、知母。

竹皮大丸，女性哺乳期的感染，用石膏配桂枝，因为女性哺乳期用药不能太凉，用桂枝拮抗并兼顾外感。

竹叶汤，如果产后的感染，用竹叶去配附子，谨记竹叶量一定要大，不然没有效果，附子剂量要小（一枚）。

阳明腑证的虚证是厚朴生姜半夏甘草人参汤证。实证的特点：第一，手足汗出；第二，腹满；第三，脉沉迟有力；第四，苔黄，所以，"苔黄未下者，下之黄自去"。它的独证是"手足汗出"，但需与桂枝证相鉴别。脉是沉迟有力的，需与附子脉相比较。如果遇到手足汗出，脉没有力气的，那是桂枝证；如果遇到脉沉迟有力，但没有手足汗出，那得看看这人有没有癌症，注意摸脉是否扎手，是不是躁的，可能压迫脉道的是癌而不是屎。所以，平脉辨证一定要以脉测证，脉证对不上，说明还有其他病机的存在。抓独，就是抓其真正的病机。如果阳明在经，白虎汤证苔不黄有两种情况：第一种，阳明病初起为白燥苔，即《温病学》中提到患者体温还未升高，但此时温病或者阳明病已发生，阳明病初起是可以恶寒的，"恶寒必自罢"即为阳明病刚刚起病。真正的高手在患者体温还未上升、舌苔未黄时就知道此为阳明病，尽管患者仍在恶寒。第二种，脉大但苔不黄，那患者的脉一定大而无力——白虎加人参汤证，患者的免疫系统功能有障碍，是个气虚的人，现在发生了严重的感染，但是免疫系统功能跟不上。苔黄是怎么形成的？白细胞吞噬细菌变成脓细胞就是黄色，所以，苔白，你就可以想到患者有气虚，用白虎加人参汤。平脉辨证是张仲景的风格，在他那里没有舍脉从证或者舍证从脉的说法，舍脉从证或者舍证从脉证明你没有认识到脉和证两者的后面还有病机存在。

调胃承气汤，有的人吃了大黄之后容易引起腹绞痛，它的副作用需要用甘草去对抗。

厚朴三物汤，患者主要表现为肠道蠕动功能障碍，解大便的时候出现肠痉挛、绞痛，但大便出不来，"痛而闭者"，闭就是大便出不来，用厚朴三物汤，大剂量的厚朴，我们一般开30克。厚朴七物汤讲过了，那是太阳病。

禁忌证，一个是完全性肠梗阻，不能用大承气汤，越吃肚子越胀，大便出不来；还有一个是肠麻痹，也不能用大承气汤，用大黄附子汤，注意前后的条文内容。

阳明再下，"大下后，六七日不大便"，还是要下，要反复地下，要把患者肠道里面的腑实给下干净，所以张仲景观察得非常仔细。

腹满不减，减不足言，这里讲了承气汤和厚朴生姜半夏甘草人参汤的区别。

小承气汤与大承气汤的区别就是大便硬，痞、满、燥、实，但不坚，一个在乙状结肠，一个在降结肠。

大黄附子汤，"胁下偏痛"即在升结肠，因为痛就可以脉弦。如果患者不痛、不发热仍可用大黄附子汤，如果不想用大黄附子汤，可以用温脾汤，把细辛改成人参、干姜，干姜能够抑制腺体分泌，这种人的大便往往都是先干后溏。如果大便停留时间太久，干得比较厉害去干姜。温脾汤有干姜、人参和甘草，大便干得比较厉害的人吃了大黄容易腹痛。

心下痞，我们说了在横结肠用附子泻心汤，大家用点西医知识，一叩就知道大便在哪，用哪个方，中医其实也是有腹诊查体的，只是我们现代中医不查体了。

这里有一点值得大家去记，"脉反滑者，当有所去"，为什么它用"反"？因为下利不该脉滑，"脉滑者，当有所去"，食积可引起下利，还可引起便秘，都可以用承气汤，因为"当有所去"。

枳实栀子豉汤，病刚刚好，不能吃太多的东西，要不它又会"反"，甚至形成便秘。其中有一条需要记，就是脉平，脉平对于判断外感病太有用了，伤寒的特点就是不管是太阳病、少阳病，还是阳明病，它一定是汗出、脉静、身凉。如果是太阳病，汗出、脉不静说明诊错了；如果是阳明病用完白虎汤脉不静，说明还是要发烧的，所以，一定要注意，它是让你判断预后的。"患者脉已解"，这叫平脉辨证。脉已解，为什么会日暮微烦？日暮微烦不是个阳明病吗？这里又告诉你病机是"需糜粥自养，不可强食，强食则复"，用枳实栀子豉汤，如果大便秘，通通大便。

水渍入胃，如果肚子里面哗哗响的，可以用茯苓甘草汤；兼呕吐，加泽泻、白术，也就是茯苓泽泻汤，还可以治疗头晕、耳鸣。

水不仅可以入胃，还可以走肠，入胃在上面，走肠在下面，水走肠间哗哗地响，如果便秘的，用己椒苈黄汤；如果拉肚子的，用甘遂半夏汤。怎么判断它是水停在肠间？一个独证是脉伏，需重按；还有就是肠子哗哗地响；另外，还有一个独证是"利反快，虽利，心下续坚满"，其实都可以不用，患者就告诉你肠鸣响，如果用听诊器听一听，气过水的声音也很清楚。

膈间支饮，讲的是典型的左心衰的症状，可以考虑使用木防己汤治疗左心衰。

生姜半夏汤，是阳明中热——栀子豉汤的对方，重用姜汁，这个方是治疗偏寒的烦躁，作用是很有效的。

半夏厚朴汤大家都了解，这里要强调一点，它的生姜是五两，还要记住一条，"日三夜一服"，为什么日三夜一服？反流，睡前要吃药的。

茵陈蒿汤的独证是黄疸兼便秘，如果没有便秘的，用栀子柏皮汤。同时，引出了湿热熏蒸的独证，"但头汗出，身无汗，剂颈而还"，也是栀子豉汤的独证。栀子大黄汤可以治疗酒黄疸，就是喝酒的人酒精性肝炎、酒精性肝硬化，同时，此方也是治疗湿热病的一个基本方，后世很多温病学家在此方或者栀子豉汤基础上进行化裁治疗湿热病。举个例子：我们说的寒性霍乱，可以用理中丸治疗，还有一种霍乱，相当于西医的霍乱病，那是温病，王孟英的代表著作《霍乱论》中就有论及，上吐下泻，半夏泻心汤；有湿热，栀子豉汤，所以，王孟英治疗霍乱的基本结构就是半夏泻心汤合栀子豉汤，吐的太厉害导致转筋的，加木瓜、蚕沙。我给大家讲了栀子豉汤可以治疗湿热病，如果大家还有兴趣，可以翻翻《临证指南医案》或者《温病条辨》，里面有很多化裁。要记住，用栀子豉汤治疗温病，患者是烦躁的。霍乱、烦躁，上吐下泻是很难受的。

阳明中热的承气汤大家都了解。阳明中寒，就是说阳虚也可以形成便秘，它的特点是先干后溏，有两个办法：第一，用五苓散；第二，干姜配大黄。

第七章　太阴抓独

一、脉证提纲

太阴之为病，腹满而吐，食不下，自利益甚，时腹自痛，若下之，必胸下结硬。

【腹满而吐，食不下，此消化吸收不良；自利益甚，或多便溏，时腹自痛者，此小建中汤证。】

"腹满而吐，食不下"——消化不良；"自利益甚"（便溏）——吸收不良；"时腹自痛"——十二指肠球炎、十二指肠球部溃疡。

自利不渴者，属太阴，以其脏有寒故也，当温之，宜服四逆辈。

【自利不渴者，属太阴。

重订697条：大病瘥后，喜唾，久不了了，胸上有寒，当以丸药温之，宜理中丸。

重订508条：少阴病，欲吐不吐，心烦但欲寐，五六日自利而渴者，属少阴也。

重订492条：霍乱，头痛、发热、身疼痛、热多欲饮水者，五苓散主之；寒多不用水者，理中丸主之。此条原有宜服四逆辈，当属少阴方。】

所以，太阴有寒的人用理中丸，干姜抑制腺体分泌，如果患者口渴，一定不能用理中丸，干姜吃了更渴；大便干使用理中丸要加大黄。

伤寒脉浮而缓，手足自温者，系在太阴。

【手足自温者，系在太阴；手足不温，即入少阴。太阴之脉，可浮而缓，缓者桂枝证。】

太阴病可表现为浮缓脉，浮、大、缓、虚，其实就是一个无力的脉。见原文："太阴为病，脉弱"，不管它表现为浮脉、大脉，还是缓脉，太阴病的脉一定是没有力气的脉。外证可以表现为手足自温，或者四肢苦烦热。

寸口脉浮而缓，浮则为风，缓则为痹。痹非中风，四肢苦烦，皮色必黄，瘀热以行。

【太阴寒湿发黄。重订63条：黄疸病，茵陈五苓散主之。】

"太阴寒湿发黄，脉浮而缓，四肢苦烦""虚劳里急，悸，衄，腹中痛，梦失精，四肢痛，手足烦热，咽干口燥，小建中汤主之"。太阴病可以出现四肢烦热，手心汗出是桂枝证，就是这个原因，摸到患者手心烫，手心汗多是桂枝证；如果患者手心烫而不出汗可以用知柏地黄丸；如果手心又湿又冷，是阳虚，所以手心汗多桂枝证是大的原则。

茵陈五苓散，在太阳病篇讲过因为它有白术、茯苓，这种五苓散证的人有脾虚，所以，它可以归在太阳膀胱蓄水，膀胱稳定性差，也可以说它是个太阴病。为什么会膀胱蓄水？因为脾主肌肉，膀胱括约肌的功能减退所致。茵陈蒿汤可能是阳明病，也可能是少阳病，因为它用茵陈退黄。

【太阴在经】

太阴病，脉浮者，可发汗，宜桂枝汤。

【须臾啜热稀粥一升，以助药力，温覆取汗。】

发汗后，身疼痛，脉沉迟者，桂枝加芍药生姜各一两人参三两新加汤主之。

这里就体现脾主肌肉，这是太阴病的一个特点。

二、桂枝加芍药汤、桂枝加大黄汤证

本太阳病，医反下之，因而腹满时痛者，属太阴也，桂枝加芍药汤主之。大实痛者，桂枝加大黄汤主之。

【腹满时痛，加芍药；大实痛者，加大黄，此合阳明腑实法。】

桂枝加芍药汤

桂枝（三两，去皮）　芍药（六两）　甘草（二两，炙）　生姜（三两，切）　大枣（十二枚，擘）。

上五味，以水七升，煮取三升，去滓，温分三服。

桂枝加大黄汤

桂枝（三两，去皮）　大黄（二两）　芍药（六两）　甘草（二两，炙）　生姜（三两，切）　大枣（十二枚，擘）。

上六味，以水七升，煮取三升，去滓，温服一升，日三服。

因太阴病引起的便秘，表现为腹满时痛，用桂枝加芍药汤主之。桂枝加大黄汤证是个实证，因为它已形成了干结的大便，同时它也是个虚证，因为是脾虚之人。脾虚引起的便秘，是很难形成干结大便的，但是如果患者连续几天都没有解大便，就有形成干结大便的，用桂枝加大黄汤主之，一剂桂枝加大黄汤吃了以后，大便出来了，第二剂就是桂枝加芍药汤，不能持续开桂枝加大黄汤，桂枝加芍药汤吃了以后，大便已经很通畅了，之后用小建中汤。

太阴为病，脉弱，其人续自便利，设当行大黄、芍药者，宜减之，以其人胃气弱，易动故也。（下利者先煎芍药三沸）

【可知芍药通便，脾约丸故用之。太阴病脉弱，其人大便通后，续自便利，故设当行大黄、芍药者，宜减之，以其人胃气弱，易动故也，否则多致自利。】

太阴为病，脉弱。脉弱为什么会有便秘？脉搏没有力气，肠道也就没有力气，食物在肠道里面停留时间太久，水分过度吸收，形成便秘，这就是以脉测证，普通的便秘就用桂枝加芍药汤，如果形成了干结的大便，就用桂枝加大黄汤，用完之后马上撤药，不能长期吃，要不会腹泻。我们前面讲脾虚的便秘也可以用大黄配干姜，两者怎么来鉴别？"腹满时痛者，属太阴也"，两个证：腹满和时痛。腹满，肠道蠕动功能减退，用桂枝，它的挥发油推动肠道的运动；时痛，有肌痉挛，由于大便的刺激，相应的肠道是痉挛的，用芍药来解痉。所以，桂枝加芍药汤既能治胀，又能治痛，它就比大黄配干姜好。但是，有的人就是没有便意，可以大黄配干姜。太阴脾虚的人，几天不想解大便，也没有腹部绞痛，用大黄配干姜也没有问题，但是，干姜没有强烈的推动肠蠕动的作用，如果要用干姜配大黄，一定要加人参，否则效果不好。

腹诊九区法，肚脐——补中汤（即近效术附汤）；十二指肠——小建中汤，治十二指肠球炎、十二指肠球部溃疡；整个腹部——理中汤；右下少腹——大建中汤，治肠套叠，绝大部分的肠套叠都发生在这里；升结肠——大黄附子汤；横结肠——附子泻心汤；降结肠——小承气汤；乙状结肠——大承气汤；肛门（魄门）——芍药汤，大体上就是这样的位置，基本上主要的证，一看位置就能判断出来。

三、小建中汤证

虚劳里急【芍药】，悸，衄，腹中痛，梦失精，四肢酸疼【芍药】，手足烦热【桂枝】，咽干口燥，小建中汤主之。

桂枝（三两，去皮）　甘草（二两，炙）　大枣（十二枚，擘）　芍药（六两）　生姜（三两，切）　胶饴（一升）。

上六味，以水七升，煮取三升，去滓，内饴，更上微火消解，温服一升，日三服。呕家不可用建中汤，以甜故也。

前面讲小建中汤证会脉弦，脉弦就会里急，里急用芍药来解痉，所以，脉证治都对应得上，中医理法方药是一贯的，原则上不支持舍脉从证或舍证从脉，如果脉证不合，一定要知道它背后还有未想到的机理。悸、手足烦热用桂枝；四肢酸疼、咽干口燥用芍药；梦失精，是《伤寒论》中一些比较特殊的情况；衄，小建中汤是可以治鼻衄的。前面讲到麻黄汤可以治鼻衄，马上就有学员质疑：感染温热病也会鼻衄，怎么可能都用麻黄汤？当然了，感染温热病导致血管扩张，高动力循环，银翘散和泻白散就可以治鼻衄，不是所有的鼻衄都用麻黄汤治，首先要辨太阳病，不是太阳病怎么会想到麻黄汤呢？小建中汤也可以治衄，麻黄汤与小建中汤，治疗各异，一个外感，一个内伤，是有区别的。

男子黄，小便自利，当与虚劳小建中汤。

小便自利色白，非黄疸，此黄，乃萎黄，多见之贫血者。

黄而小便自利，是不是矛盾的？黄家是没有小便自利的，因为胆红素升高，尿一定是发黄的，所以，小便自利色白，不是黄疸，是萎黄，用养血的小建中汤，或者当归建中汤。

妇人腹中痛，小建中汤主之。

【妇人多气血不足，所致腹痛与小建中汤。是方既补气血，又得桂枝通任脉经血。】

《千金》内补当归建中汤治妇人产后虚羸不足，腹中刺痛不止，吸吸少气，或苦少腹中急，摩痛引腰者，不能食饮。产后一月，日得四五剂为善，令人强壮，宜。

【此兼血虚，去血过多，崩伤内衄不止，加地黄、阿胶，法同黄土汤，此在太阴，彼在少阴。此方又为产后一个月，强壮通用方。】

"妇人腹中痛，小建中汤主之"，因为妇人都气血不足，它治的是气血不足的女性腹痛。假如一个青壮年女性发生了急腹症，不是急腹痛，阑尾炎可以痛、卵巢蒂扭转可以痛、长了肿瘤也可以痛，这是不能用小建中汤的。这里讲的妇人腹中痛，是因为小建中汤既能补气又能养血，加黄芪就补气，加当归就养血。为什么女性容易气血虚？女性每个月都在流血，还要生产，所以容易气血亏虚。气血亏虚的女性如果发生腹痛，可以考虑小建中汤。脾主气血，符合小建中汤的病机。

虚劳里急，诸不足，黄芪建中汤主之。

《千金》疗男女因积冷气滞，或大病后不复常，若四肢沉重，骨肉酸疼，呼吸少气，行动喘乏，胸满气急，腰背强痛，心中虚悸，咽干唇燥，面体少色，或饮食无味，胁肋腹胀，头重不举，多卧少起，甚者积年，轻者百日，渐致瘦弱，五藏气竭，则难可复常，六脉俱不足，虚寒乏气，少腹拘急，羸瘠百病，名曰黄芪建中汤，又有人参二两。

　　桂枝（三两，去皮）　甘草（三两，炙）　大枣（十二枚）　芍药（六两）　生姜（二两）　胶饴（一升）　黄芪（一两半）。

　　上七味，以水七升，煮取三升，去滓，内胶饴，更上微火消解。温服一升，日三服。气短胸满者，加生姜；腹满者，去枣加茯苓一两半。及疗肺虚损不足，补气，加半夏三两。

　　黄芪建中汤证的特点就是中气下陷，头重不举，多卧少起，这也是补中益气汤的原出处。张锡纯在《医学衷中参西录》中讲大气下陷会引起两个症状：第一，呼吸不利，肺气不够；第二，心慌、心悸。大气，又叫宗气，贯心脉而行呼吸，大气下陷引起心慌心悸有出处吗？小建中汤的心悸嘛，只不过张锡纯换了个说法，大气下陷要么表现为寸脉不够，要么就是呼吸短促、心慌心悸，与黄芪建中汤证的"吸吸少气，行动喘乏，胸满气急，腰背强痛，心中虚悸"没区别。

四、大建中汤证

　　心胸中大寒痛，呕不能饮食，腹中寒，上冲皮起，出见有头足，上下痛而不可触近，大建中汤主之。

　　蜀椒（二合，去汗）　干姜（四两）　人参（二两）　胶饴（一升）。

　　上（前）三味，以水四升，煮取二升，去滓，内胶饴一升，微火煎取一升半。分温再服，如一炊顷，可饮粥二升，后更服，当一日食糜，温覆之。

　　大建中汤证，能够治疗肠套叠，"上冲皮起，出见有头足"，也就是西医讲的肠型。"上冲皮起"是它的一个独证，"心胸中大寒痛，呕不能食"，只要上冲皮起，见到肠套叠，这些症状就会出现。患者出现了 5 个症状，其中有 4 个是伴随症状，只要抓住独证，其余 4 个伴随症状就会出现，不过也有例外，举个例子：抓独证（女人），伴随症状（长头发、涂口红、喷香水、着女装），你拿住独证这一条，其余90%都不会错，有没有错的呢？也有男人喜欢这么搞的，这就是独证的特点：独证不是绝对的，但绝大部分都会让你不再需要四诊合参就能够预判出伴随症状，但是，如果遇到解释不了的时候，一定要想到，男人也有喜欢留长头发的。

【太阴肺】

五、甘草干姜汤证

问曰：热在上焦者，因咳为肺痿。肺痿之病，从何得之？师曰：或从汗出，或从呕吐，或从消渴，小便利数，或从便难，又被快药下利，重亡津液，故得之。

曰：寸口脉数，其人咳，口中反有浊唾涎沫者何？师曰：为肺痿之病。若口中辟辟燥，咳即胸中隐隐痛，脉反滑数，此为肺痈，咳唾脓血。脉数虚者为肺痿，数实者为肺痈。

【脉数虚者为肺痿，数实者为肺痈。咳即胸中隐隐痛，此证需考虑肺痈、肺癌等症。】

肺痿吐涎沫而不咳者，其人不渴，必遗尿，小便数。所以然者，以上虚不能制下故也。此为肺中冷，必眩，多涎唾，甘草干姜汤以温之。若服汤已渴者，属消渴。

【干姜可抑制体液分泌。此温太阴肺之主方也。太阴小便数而不渴，若服汤已渴者，属消渴。消渴者，渴而小便数。】

甘草（四两，炙） 干姜（二两）。

上二味，以水三升，煮取一升五合，去滓，分温再服。

这里在讲如何区别肺痿和肺痈，肺痈的特点：第一，脉滑数；第二，咳隐胸痛；第三，口中辟辟燥——口燥，因为有炎症。我们讲阳明病大热、大汗、大渴、脉洪大，有炎症水分丢失就是燥，炎症可以导致痈，损伤肺组织，侵犯神经会痛，有痈就表现为滑数脉，数实而滑。而肺痿是虚脉，肺痿是口中涎沫多，用甘草干姜汤（甘草比重大），干姜能抑制腺体分泌（治疗吐涎沫），干姜证的特点就是不渴、必遗尿、小便数，甘草干姜汤能治疗脾虚导致的遗尿，如果是肾阳虚导致的无效。"所以然者，以上虚不能制下故也。此为肺中冷，必弦，多涎唾，甘草干姜汤以温之。服汤已渴者，属消渴"，多涎唾就是口水多，不止甘草干姜汤可以治，理中丸也可以治，区别都不大。但甘草干姜汤的效果更好，它更直接，单纯的吐涎唾多，直接用干姜就可以抑制腺体分泌。所以，太阴肺病，腺体分泌增加最主要的表现为咯清稀泡沫痰，用姜、辛、味、夏，这是太阴肺病肺阳虚的表现。此外，因为鼻和肺有关系，鼻流清水，患者出门就要准备一包纸，不准备纸不行，那是甘草干姜汤证。举个例子：过敏性鼻炎，很多是太少两感证，用麻黄附子细辛汤，患者有太阳病又有少阴病，用麻黄附子细辛汤以后还是不行，鼻清水还是多加甘草干姜汤，加了甘草干姜汤就觉得有效，就是好不了，因为麻黄附子细辛汤偏温，"急则温之，缓则补之"，需要加地黄，附子配地黄，那就是金匮肾气丸的架构，用后就可以治愈了。甘草干姜汤，不仅治痰多、鼻涕多，还可以治口水多、尿多、白带多、大便多而稀溏，机理都是一样的。大便稀溏如果病在厥阴，就是乌梅丸证，用甘草干姜汤就无效了，首先要辨太阴病，不能失经。

　　夫中寒家，善欠，其人清涕出，发热色和者，善嚏。

　　"夫中寒家，善欠，其人清涕出"说的就是甘草干姜汤；"发热色和者，善嚏"，过敏性鼻炎就打喷嚏，患者可以有发热，所以用细辛。过敏性鼻炎多数是麻黄附子细辛汤，如果清涕很多，加甘草干姜汤。

六、生姜甘草汤证

　　《千金》生姜甘草汤：治肺痿咳唾，涎沫不止，咽燥而渴。

　　【此太阴方，乃温补方，甘草干姜汤乃温散方。太阴三药，人参、

白术、干姜。】

生姜（五两）　人参（二两）　甘草（四两）　大枣（十五枚）。

上四味，以水七升，煮取三升，分温三服。

此方用了生姜、甘草，就没有干姜那么燥了，还加了人参，因为口干，加了干姜会更干。

七、枳术汤证

心下坚，大如盘，边如旋盘，水饮所作，枳术汤主之。

【此太阴阳明合病。太阴阳明，更虚更实，更逆更从。清阳不升，浊阴不降，清浊相干，《黄帝内经》名曰乱气。此枳实、白术攻补兼施，升降同调。后世以补中益气汤重加枳实治脏器下垂，法从此出。】

枳实（七枚）　白术（二两）。

上二味，以水五升，煮取三升。分温三服，腹中奂，即当散也。

【心下坚，大如盘，边如旋盘，此胃中胀满，触诊腹压高，若腹中软，即当散也。】

枳术汤最适合治疗胃下垂。枳实能够增强肌肉的收缩，白术能够促进肌肉细胞的生长，增强肌力，两药一攻一补，就可治疗胃下垂。这是最简单的配伍，如复杂一点，可用补中益气汤加枳实，配伍更全面，比单纯用枳术汤的效果更好。

【太阴虚劳】

八、桂枝加龙骨牡蛎汤证

夫失精家，少腹弦急，阴头寒，目眩（一作目眶痛），发落，脉极虚芤迟，为清谷，亡血，失精。脉得诸芤动微紧，男子失精，女子梦交，桂枝加龙骨牡蛎汤主之。

桂枝加龙骨牡蛎汤方（《小品》云：虚羸浮热汗出者，除桂加白薇、附子各三分，故曰二加龙骨汤。）

【阳虚发热，除桂加白薇、附子，附子得芍药、白薇、龙牡之制，此扶阳法门。桂枝法主心，若天与日，为一日生命之大主；附子法主肾，乃人身立命之根本。桂枝者，生姜助之出表；附子者，干姜助之入里，此皆得后天之助也。】

桂枝　芍药　生姜（各三两）　甘草（二两）　大枣（十二枚）　龙骨　牡蛎（各三两）。

上七味，以水七升，煮取三升，分温三服。

桂枝加龙骨牡蛎汤独证是脉得诸芤动微紧。桂枝加龙骨牡蛎汤，此方单用效果不好。"虚羸浮热汗出者，除桂，加白薇、附子各三分，故曰二加龙骨汤"，讲的是阳虚发热，中医治疗阳虚发热，在《金匮要略》里面有一个代表方，就是二加龙牡汤。为何能治疗阳虚发热？因为附子、生姜、大枣、甘草温阳益气，但此阳虚发热为虚热上浮，要加收敛潜镇的药——芍药、龙骨、牡蛎收敛、潜镇；既然有热，用白薇退其虚热，即二加龙牡汤。此方可以化裁，方中用龙骨、牡蛎潜镇，还可加牛膝引阳气下行；退虚热用白薇，当然还能用牡丹皮，金匮肾气丸即是牡丹皮配附子；阳虚，单纯温阳如果解决不了问题加地黄，边温边补，大体上加减的路子就都出来了。

九、黄芪桂枝五物汤证

问曰：血痹病从何得之？师曰：夫尊荣人骨弱肌肤盛，重因疲劳汗出，卧不时动摇，加被微风，遂得之。但以脉自微涩，在寸口，关上小紧，宜针引阳气，令脉和，紧去则愈。

【尊荣人，多食而少动，体胖而软弱，故骨弱肌肤盛，疲劳汗出，而被微风，故得之。与桂枝汤证之别，乃前者面色薄而形体酸削，此则形体肥胖。其脉微涩，与桂枝汤浮大之脉不同。】

血痹，阴阳俱微，寸口关上微，尺中小紧，外证身体不仁，如风痹状，黄芪桂枝五物汤主之。

【脉微而麻木不仁，此属血痹。风痹者，脉不微。何为血痹？

血虚故也，宜入当归。此方重用生姜，无甘草，一方有人参。】

黄芪（三两） 芍药（三两） 桂枝（三两） 生姜（六两） 大枣（十二枚）。

上五味，以水六升，煮取二升。温服七合，日三服。一方有人参。"尊荣人，骨弱肌肤盛"，就是胖子得血痹，手足麻木。黄芪桂枝五物汤治的最典型的一个病，就是糖尿病的末梢神经炎，糖尿病引起的手足麻木；还治中风（脑血栓）。黄芪桂枝五物汤中桂枝通血脉，黄芪补气可以推动血液的运行，对于已形成的血栓，加点没药、地龙、桃仁之类的药，就是王清任的补阳还五汤。为什么强调是胖子？因为2型糖尿病患者有两种，一种是胖子，一种是瘦子，此方治疗的是2型糖尿病伴末梢神经炎的胖子，胖子需要减肥，瘦子的治法又不同。糖尿病可以引起末梢神经炎，末梢神经炎会导致手脚麻木，连杯子都拿不稳，到最后甚至失去知觉，因为神经受到了破坏。此方还可以治疗化疗引起的神经损伤，但有的人无效，病情久的就无效，与治偏瘫的道理一样，瘫了10年再来吃中药，是不行的，神经都死掉了，所以要早期干预。切记黄芪桂枝五物汤没有甘草，糖尿病要慎用甘草，甘草可能会导致血糖的改变。

十、甘姜苓术汤证

肾着之病，其人身体重，腰中冷，如坐水中，形如水状，反不渴，小便自利，饮食如故，病属下焦。身劳汗出，衣（一作表）里冷湿，久久得之。腰以下冷痛，腹重如带五千钱，甘姜苓术汤主之。

【《难经》云：带脉之为病，腹满，腰溶溶如坐水中。以带脉通太阴经，故与甘姜苓术汤，引经药乃白术，此太阴温化寒饮法。去干姜，加桂枝，为苓桂术甘法，此少阴温化寒饮法。去干姜，加人参，此太阴健脾化饮法。去茯苓，加人参，为理中丸，此太阴寒化纯阳法。】

甘草 白术（各二两） 干姜 茯苓（各四两）。

上四味，以水五升，煮取三升。分温三服，腰中即温。

【重订272条：肝着，其人常欲蹈其胸上，先未苦时，但欲饮热，旋覆花汤主之。他脏（肺、心、脾）未见。】

太阴虚劳还有一证——甘姜苓术汤，《难经》云："带脉之为病，腹满，腰溶溶如坐水中。"太阴虚劳的甘姜苓术汤，第一，能治腰部痛重，这种腰痛不是肾虚，虽说"附子即向腰中求"，但不要见到有寒的腰痛就用附子，总有例外。第二，女性的白带多，包括很多霉菌感染的女性（霉菌就喜欢阴冷潮湿的环境），所以用干姜来温，抑制白带的分泌。《金匮要略》里除了有肾着，还有肝着。

十一、补中汤证

《近效方》术附汤："治风虚头重眩，苦极，不知食味，暖肌补中，益精气。"

白术（二两）　附子（一枚半，炮，去皮）　甘草（一两，炙）。

上三味，剉，每五钱匕，姜五片，枣一枚，水盏半，煎七分，去滓，温服。

治风虚头重眩，患者出现头晕目眩，且饮食不好，用《近效方》术附汤暖肌补中，益精气，说明此方是脾肾共补之方。《近效方》术附汤的关键在剂量：小剂量的白术（二两）和小剂量的附子（一枚半），一定要小，尤其是附子，量一大补性就没有了。我自己在用补中汤的时候，6克白术、3克附子，还可制成丸剂长期服用，有补脾肾的作用，但是，附子如果开成30克就没有补脾的作用了，剂量非常关键。如果白术、附子剂量大了，《伤寒论》："术附并走皮内，逐水气。"大剂量白术、附子是散寒除湿的配伍。术附汤的特点：第一，益精气（既能补肾，又能益气）；第二，小剂量。

【太阴瘀血】

十二、桂枝茯苓丸、土瓜根散证

妇人宿有癥病，经断未及三月，而得漏下不止，胎动在脐上者，为癥痼害。妊娠六月动者，前三月经水利时，胎也。下血者，后断三月衃也。所以血不止者，其癥不去故也。当下其症，桂枝茯苓丸主之。

桂枝　茯苓　牡丹（去心）　桃仁（去皮尖，熬）　芍药（各等分）。

上五味，末之，炼蜜和丸，如兔屎大。每日食前服一丸，不知，加至三丸。

带下经水不利，少腹满痛，经一月再见者，土瓜根散主之。（阴癫肿亦主之）

土瓜根　芍药　桂枝　䗪虫（各三分）。

上四味，杵为散。酒服方寸匕，日三服。

太阴瘀血，第一个是治疗子宫肌瘤的桂枝茯苓丸。

带下经水不利，少腹满痛，讲的是子宫内膜剥脱不全。有一种痛经是子宫内膜剥脱不全的膜性痛经，用桂枝、芍药、土瓜根、䗪虫，没有土瓜根用天花粉，天花粉可以促进子宫内膜的剥脱，还可以加瞿麦，瞿麦也促进子宫内膜的剥脱，这个方治疗膜性痛经（内膜没有完整剥脱，所以一个月内还会来月经）。

【太阴抓独小结】

提纲不再重复讲了，包括消化不良、吸收不良以及十二指肠炎。太阴病的关键——自利不渴，理中汤证的人是自利不渴的，当温之。此外，还有一些太阴病的其他脉证，比如：脉浮、大、缓、虚，就是没有力气的脉，"太阴为病，脉弱"，外证是手足自温，如果手脚冰凉一定要想到可能是少阳、少阴或者厥阴的问题。

茵陈五苓散和茵陈蒿汤的区别：茵陈蒿汤是少阳与阳明合病，

茵陈五苓散是太阴与少阳合病。茵陈五苓散证的人，特别容易发展成慢性肝炎，因为患者脾虚，"见肝之病，知肝传脾"；茵陈蒿汤证的人特别容易发生重症肝炎，转化为大柴胡汤证，发生暴发性肝衰竭，因为它是个实证。

太阴病，因为脾主肌肉，所以，"发汗后，身疼痛，脉沉迟者，桂枝加芍药生姜各一两人参三两新加汤主之"。

太阴便秘有两个方：第一个方是桂枝加芍药汤，第二个方是桂枝加大黄汤。"自利不渴属太阴"，但不是所有的太阴病一定是拉肚子的，还可以便秘，但是条文又告诉你，"其人续自便利，设当行大黄芍药者，宜减之"。

太阴类证主要有小建中汤、理中汤和补中汤。小建中汤可以治疗咽干口燥，所以，一定注意太阴病不是一定要自利不渴的，但理中丸证一定是自利不渴的。交感神经虚性亢进导致咽干口燥。小建中汤证的人消瘦，分解代谢水平增强，合成代谢水平降低，所以他们往往都是消瘦的，同时，由于交感神经虚性亢进，其性冲动的频率很高，但持续时间很短。然而，由于这类人消瘦、面白皮细，所以也会被很多人喜欢，太阴病的人还有一个表现脑袋都很圆。此外，小建中汤证的人毛孔很细。小建中汤证的人容易出现两个问题，第一，时腹自痛，空腹痛、夜间痛、饥饿痛，因为他有十二指肠球炎、十二指肠球部溃疡；第二，容易心悸，容易出现低血糖，到点不吃饭就手脚无力、心慌冒汗，那就是小建中汤证。这些都是小建中汤证的特点，抓独的时候一定要抓住它的核心，中医有些特殊的证不在教科书的大纲里，比如气虚，虽然八纲里有气虚，但气虚里面有些特殊的证，气虚有理中丸证——自利不渴；气虚有小建中汤证——面白皮细，消瘦，脑袋圆，患者饿了就出汗、心悸、腹痛，体力不好，爬几层楼就要喘气，也就是《金匮要略》中讲的"疾行则喘喝"。一旦知道这个人是小建中汤证，他的一堆症状就都出来了，没有必要去一个症状一个症状去抓。小建中汤证的人还有一个特点：易掉头发、龟头冷，即《金匮要略》讲的"阴头寒"。

小建中汤还治疗妇人腹中痛，因为妇人气血两虚，容易肚子痛，为了增强它的补血作用，可以加地黄、阿胶，我们叫"八味建中汤"，其实就是加味当归建中汤。

黄芪建中汤的特点是中气下陷、头重不举、多卧少起，这是补中益气汤的一个原出处。此处切记补肺要加半夏！张锡纯在《医学衷中参西录》中讲大气下陷会引起两个症状，第一，呼吸不利，肺气不够；第二，心慌、心悸。大气，又叫宗气，贯心脉而行呼吸。大气下陷引起心慌心悸有出处吗？小建中汤的心悸，只不过是张锡纯换了个说法，大气下陷要么表现为寸脉不够，要么则呼吸短促、心慌心悸，与黄芪建中汤证的"吸吸少气，行动喘乏，胸满气急，腰背强痛，心中虚悸"没有区别，所以学中医要融会贯通，看任何一本书，注意多联想《伤寒论》和《黄帝内经》。

霍乱，头痛、发热、身疼痛、热多欲饮水者，五苓散主之；寒多不用水者，理中丸主之。五苓散能治胃肠型感冒，不是胃肠型感冒都能用五苓散。

枳术汤，是治疗虚痞、虚实并补的一个方。枳实的好多用法，均从这里脱化而来。所以，用补中益气汤治疗脏器下垂的时候切记加枳实，枳实和补中益气汤是一个独特的配伍。

大建中汤的独证就是肠套叠。

甘草干姜汤，主要能够抑制腺体分泌，治疗太阴病的种种情况，注意甘草的剂量是大于干姜的。"夫中寒家，喜欠，其人清涕出，发热色和者，善嚏"，这一条是典型的太少两感的过敏性鼻炎，用麻黄附子细辛汤，如果鼻水多还可加甘草干姜汤，或再加补药等。

桂枝加龙骨牡蛎汤，用途广泛，它可治疗掉头发，阴头寒；少腹弦急，可以表现为紧脉或弦脉；目眩，除了少阳病，太阴病篇近效术附汤证中也提过脾虚的人也能导致头晕目眩，目眶痛，不见得目眩就是少阳病。脾虚的人如果不午睡，下午继续听课，中气下陷了，他就呈现一个沉思状，其实他是目眩，眼眶不舒服，要压着才行，虚证喜按压，这是它的独证。一旦了解这个独证，看见这个举动就立刻知道该怎么办。如果患者体型正常就可以开近效术附汤，如果患者消瘦则是建中汤证。此外，还有独证，"脉得诸芤动微紧"，动就是一部脉滑动，我们讲"脉滑者当有所去"，阴阳搏，他身体上有另外一个脉与之相搏才会出现动脉，所以会失精、梦交。失精则芤，微为正气亏虚。举个例子：中医有个病叫"鬼交"，患者天天晚上做梦都会梦到和一个女孩儿做爱，但那个女孩其实早就埋在地底下了。摸着他的脉就是芤、动、微、紧。首先是脉微，太阴病脾气虚则脉微，脉微之后，正气亏虚就守不住自己的宅子，人就是个宅子。寒邪就从下部而来，脉就紧，寒邪到了身体里，因为它是阴性的东西，与阳性的脉一相搏则表现为阴阳搏，也就是动脉，阴阳搏一动了之后就会导致梦遗、失精，这种情况反复出现就导致芤脉，所以这个脉，由微而紧，由紧而动，由动而芤。这是阴性病，涉及法术体系，不是我们一般理解的疾病。

虚弱浮热汗出者，除桂加白薇、附子各三分，故曰二加龙骨汤，这是阳虚发热的代表方。

黄芪桂枝五物汤，治疗脑血栓、末梢神经炎。

甘姜苓术汤，尤其能够治疗女性白带、霉菌性阴道炎，还可以治疗腰痛。

补中汤，治风虚头重眩，苦极，不知食味，暖中补肌（暖肌补中），益精气，它的核心和独证是"益精气"，关键是小剂量。脾虚的人容易出现目眶痛、头晕、目眩、头重，所以就喜欢撑着，像一个思考者一样。

太阴瘀血，导致的后果一个是子宫肌瘤（桂枝茯苓丸），一个是膜性痛经（土瓜根散）。

第八章 少阴抓独

一、脉证提纲

少阴之为病，脉微细，但欲寐也。

【少阴禁忌】

少阴病，脉细沉数，病为在里，不可发汗。【细数阴伤。太少两感，其脉沉，可微发汗。重订540条：少阴病，得之二三日，麻黄附子甘草汤微发汗。以二三日无证，故微发汗也。重订541条：水之为病，其脉沉小，属少阴。浮者为风，无水虚胀者为气。水，发其汗即已。脉沉者，宜麻黄附子汤。少阴脉，沉迟微细。】

少阴病，脉微，不可发汗，亡阳故也。阳已虚，尺脉弱涩者，复不可下之。【脉微，不可发汗，亡阳故也，发汗重伤心阳，必惊狂，见太阳病篇。尺脉弱涩者，虽有便秘，不可下之，可与《景岳全书》济川煎。】

少阴病能不能发汗？能，麻黄附子细辛汤、麻黄附子甘草汤都是发汗的，它讲的"不可发汗"是禁用麻黄汤去发汗，单纯用麻黄汤发汗会导致患者出现心悸恍惚。"少阴病，脉微，不可发汗，亡阳故也。阳已虚，尺脉弱涩者，复不可下之"，少阴病可以导致便秘，但不可用下法，下了后会导致患者虚坐努责，就是坐在马桶上起不来，使劲大便都排不出。所有少阴病都不能下吗？大黄附子汤就是下的，但不能频繁使用，下后可用张景岳的济川煎，用补法治少阴便秘。所以，"不可汗，不可下"都是大原则，具体情况需要具体处理。

【便血】

二、黄土汤证

下血，先便后血，此远血也，黄土汤主之。

甘草　干地黄　白术　附子（炮）　阿胶　黄芩（各三两）　灶中黄土（半斤）。

上七味，以水八升，煮取三升，分温二服。

【是方灶中黄土、附子、白术（炮）用刚，温肝、脾、肾之阳；干地黄、阿胶、黄芩用柔，退心、肝、肾之火；甘草和之，灶中黄土、伏龙肝是也，制肝之龙火。

重订191条：心气不足，吐血，衄血，泻心汤主之。主吐血、衄血，泻心汤与黄土汤二方一寒一温。】

第一个少阴便血，它的独证是先便后血，属于远血，用黄土汤。方中白术、附子、甘草、灶心土，都能温阳，针对阳虚出血。回看张仲景的套路，阳虚出血他用地黄、阿胶、黄芩，因为水生木，木生火，只要有出血，"火降血下"，就需要清热，"阳燥而阴静"，注意出血一定要清热，阿胶有养血止血的作用。阳虚的出血要加附子、灶心土等药。同理侯氏黑散，凡是头面少阳病，即是菊花、黄芩证；有寒加干姜、桂枝、细辛。因此，出血就用生地、黄芩、阿胶来凉血止血，血得热则燥，得凉则静，但兼有阳虚，就可加白术、附子、灶心土，所以学张仲景的配伍一定要学他的思路！《中医内科学》一般用白术、附子、灶心土，加藕节、蒲黄炭、茜草等收敛止血的药来温阳止血，但温阳的弊端是血得热则行，用了热药反而增强血液的运行，所以有可能增加出血。反观张仲景的套路，他先用生地、黄芩、阿胶止血，寒证加附子、白术、灶心土，我们称其为"直取其病，随证加减"。如果有热，去附子、白术、灶心土，加黄连、芍药、鸡子黄，没有鸡子黄就用生地，即黄连阿胶汤。因此，张仲景看病的套路就是"直取其病，随证加减"，大方向给定之后是不变的，只是随证变化进行化裁。以前讲课曾经提过，有位老师治疗子宫出血用四逆汤效果也很好，针对的是阳虚型出血，但患者用了以后休克、出现热象，最后又抢救回来，血止住了也很成功，但过程惊心动魄，用黄土汤就不会惊心动魄。

【漏下】

三、胶艾汤、胶姜汤证

师曰：妇人有漏下者，有半产后因续下血都不绝者，有妊娠下血者，假令妊娠腹中痛，为胞阻，胶艾汤主之。

妇人陷经漏下，黑不解，胶姜汤主之（臣亿等校诸本无胶姜汤方，想是妊娠中胶艾汤）。

川芎　阿胶　甘草（各二两）　艾叶　当归（各三两）　芍药（四两）　干地黄（四两）。

上七味，以水五升，清酒三升，合煮，取三升，去滓，内胶，令消尽。温服一升，日三服，不瘥更作。（一方加干姜一两，胡洽治妇人胞动无干姜）

"想是妊娠中胶艾汤"，这是林亿说的话，说明胶姜汤很可能是胶艾汤加炮姜，如果下血就用炮姜。"胡洽治妇人胞动无干姜"，怀孕期间不用干姜，它容易促进小孩的早产，孕期即使有阳虚，一般用艾叶。这个方首先能治妇人阳虚型的胎动，"有妊娠下血者"，这种都比较少见，因为妊娠下血有很多办法，一般加味寿胎丸就可以，除非阳虚很明显的；其次，它特别擅长治"漏下，黑不解"，只不过要加炮姜，四物汤加阿胶、艾叶、炮姜。什么是漏下，黑不解？有的女性月经来了就像污水一样，28天可能有20天都在漏下，黑不解就是它的独证，用胶艾汤，加3克炮姜，治疗女性经期不断，她初始还是月经，到后面就像污水一样、黑色的东西。若按照传统的辨证论治，还要去找舌淡苔白、脉迟、手脚冰凉等。但是，如果这个妇人表现为漏下，而流出来的月经像污水一样，舌淡、苔白、脉迟、手脚冰凉是一定会出现的，大家可以在临床中观察，10个里面9个都是非常典型的阳虚，不必去抓舌淡、苔白、脉迟、手脚冰凉，而要抓独证——月经不干净，出来的像阳春水一样。所以，张仲景的行文方式，他为什么不讲妇人手脚冰凉、短气懒言、舌淡苔白、脉沉迟无力、漏下、黑不解，胶艾汤主之呢？他的条文都在抓独证。

【下利脓血】

四、桃花汤证

少阴病，下利便脓血者，桃花汤主之。

赤石脂（一斤，一半全用，一半筛末）　干姜（一两）　粳米（一升）。

上三味，以水七升，煮米令熟，去滓。温服七合，内赤石脂末，方寸匕，日三服。若一服愈，余勿服。

【《温病条辨》加人参，名人参赤石脂汤，干姜用炮姜，一方以人参易干姜。】

这是阳虚型的、像慢性痢疾一类的疾病，因门诊少见就不赘述了。

【少阴咽痛】

五、苦酒汤证

少阴病，咽中伤，生疮，不能语言，声不出者，苦酒汤主之。

半夏（十四枚，洗，破如枣核）　鸡子（一枚，去黄，内上苦酒着鸡子壳中）。

上二味，内半夏著苦酒中，以鸡子壳置刀环中，安火上，令三沸，去滓，少少含咽之，不瘥，更作三剂。

【此含化方，鸡子去黄，纳苦酒，半夏洗，破如枣核，安火上，令三沸，去滓，即去半夏（生不可服）。蛋清始熟如膏，而半夏溶出少许，过火而熟，少少含咽之。】

此方把鸡子去黄，纳醋加半夏，在火上把它烤煳（因为生半夏不能服，吃了不但刺激嗓子还容易中毒），然后把蛋清弄熟，像猪膏一样，最后拿来含服，类似润喉片，这就是最早的口含剂半夏润喉片。半夏是治疗咽痛的一个专药，所以半夏厚朴汤用它，小半夏汤也用它。我的一个学生自己研究了一个方，治疗风热感冒出现的咽喉痛，就30克半夏、30克连翘两味药，也很有效，针对风热感冒用30克连翘，咽喉痛用30克半夏。在风热感冒中把这两味药凑上去，嗓子不舒服的也很有效，说明取病很重要。"直取其病，随证加减，一病有一方，一方有一药"，比漫无目的地辨证论治快速、便捷。

六、半夏散及汤证

少阴病，咽中痛，半夏散及汤主之。

【此少阴心经病，与四逆汤不同，四逆用干姜温脾，此用半夏温胃；四逆汤用附子温肾，此用桂枝温心，皆用甘草。】

半夏（洗）　桂枝（去皮）　甘草（炙）。

上三味，等分，各别捣筛已，合治之，白饮和，服方寸匕，日三服。若不能服散者，以水一升，煎七沸，内散两方寸匕，更煮三沸，下火，令小冷，少少咽之。半夏有毒，不当散服。

【重订442条：妇人咽中如有炙脔，半夏厚朴汤主之。半夏散及汤为少阴寒化咽痛，半夏厚朴汤为阳明胃反咽中如有炙脔，梅核气或胃食管反流病皆可见。】

阳虚型咽痛用半夏散及汤，它是四逆汤的一个变方，因为半夏散及汤在上焦用桂枝，四逆汤在下焦用附子；半夏散及汤是嗓子，用半夏；四逆汤是脾，用干姜，都用甘草。半夏散及汤走上，四逆汤走下，特点鲜明，腹泻时用干姜，嗓子痛用半夏，一下就把这两个病给分开了。若用中医的象思维来解释，人就像一棵树，尺脉像树的根，所以用根类的附子；而寸脉就像树枝的冠，所以用嫩枝（桂枝），取类比象是有些道理的。

【太少两感——气化】

七、麻黄附子甘草汤证

少阴病，得之二三日，麻黄附子甘草汤，微发汗，以二三日无里证，故微发汗也。

【外感不能发热者，阳虚故也，当用麻黄附子甘草汤，微发其汗，若大汗，必伤阳（所谓亡阳）。此证尤不可与麻黄汤重发汗，慎之慎之。方中麻黄去节，二两，附子助麻黄发汗，甘草制之，以微发汗，不可令大汗淋漓。

较之四逆汤，一用麻黄出表，一用干姜温里。

较之麻黄汤，一用桂枝，表实也；一用附子，里虚也；两方皆用甘草，麻黄附子甘草汤不用杏仁，无证故也。

太少两感，无汗麻黄附子甘草汤，有汗桂枝加附子汤。重订126条：太阳病，发汗，遂漏不止，其人恶风，小便难，四肢微急，难以屈伸者，桂枝加附子汤主之。】

麻黄附子甘草汤

麻黄（二两，去节）　甘草（二两，炙）　附子（一枚，炮，去皮，破八片）。

上三味，以水七升，先煮麻黄一两沸，去上沫，内诸药，煮取三升，去滓，温服一升，日三服。

麻黄附子汤

麻黄（三两）　甘草（二两）　附子（一枚，炮）。

上三味，以水七升，先煮麻黄，去上沫，内诸药，煮取二升半。温服八分，日三服。

少阴病受寒则是太少两感证，即可用麻黄附子甘草汤。太少两感证出现概率比较高，有表证或有太阳病且合并阳虚均为太少两感证。若一个人发烧、感冒、咳嗽，但平日阳虚，用麻黄附子甘草汤，咳嗽再加姜、辛、味；若阳虚之人起荨麻疹，荨麻疹是太阳病，阳虚是少阴病，麻黄附子甘草汤可以治疗冷性荨麻疹；若阳虚之人发生过敏性鼻炎，且多数都有，我们说"阳虚之人常带三分表证"，若其发生过敏性鼻炎，不停地流清涕打喷嚏，那是太阳病，阳虚是少阴病，这还是太少两感证，不胜枚举，若清楚这个套路，很多病均可用麻黄附子甘草汤去治，效如桴鼓。"太少两感证，无汗用麻黄附子甘草汤，有汗用桂枝加附子汤"，桂枝加附子汤治疗漏汗，两者是不一样的。

麻黄附子甘草汤和麻黄附子汤注意区别这两个方，麻黄附子汤是治疗水肿的，所以它用的甘草是生甘草，而麻黄附子甘草汤用的甘草是炙甘草，炙甘草配附子偏补。麻黄附子汤中生甘草佐配麻黄，麻黄不去节、用量三两（150克），麻黄碱在节部含量高，大大增强发汗作用，针对水肿患者且腰以上水肿明显的太阳病，仍是太少两感证，阳虚加附子；而麻黄附子甘草汤中麻黄是二两（100克）。两者区别在于麻黄是否去节、甘草生用炙用、剂量大小。还有一点需要注意，麻黄附子汤的附子不去皮，不去皮因而增强温阳作用，说明麻黄附子汤是一个发表行水的方，它的作用是大大强于麻黄附子甘草汤的，切记注意两个问题，第一，处方的细节变化；第二，为什么麻黄附子甘草汤要与麻黄附子汤区别呢？少阴病的人单用麻黄会心神恍惚，所以要加甘草、附子；比如少阴病的咳嗽你用了小青龙汤，容易出现逆证，"振振欲擗地"——真武汤证，它不是太阴脾虚夹饮，而是少阴肾阳虚夹饮。麻黄附子汤跟麻黄附子甘草汤相比，作用大大增强，但如果发完汗水没了，再用此方，有的患者吃了会心慌。曾经有个学生是少阴病且消瘦，吃几克麻黄就心慌，那为什么给他开20克生麻黄不心慌呢？主要原因在于处方里配了甘草、附子、生地、芍药。此外，还有桂枝、白术、石膏，所以他吃了就不容易心悸，但相应水肿消得慢，因为加了芍药、生地之后，副作用减轻了，但发表行水的作用也减轻了。所以，治疗肾病水肿见效最快的不是麻黄附子汤，而是越婢加术附汤，越婢加术汤再加附子，用 30 克生麻黄，发表行水立竿见影。

八、麻黄附子汤证

水之为病，其脉沉小，属少阴。浮者为风，无水虚胀者为气。水，发其汗即已。脉沉者，宜麻黄附子汤。浮者，宜杏子汤。

水之为病，其脉沉小，属少阴，用麻黄附子汤，大家要注意细节变化，麻黄附子汤和麻黄附子甘草汤的药都一样。

九、麻黄细辛附子汤证

少阴病，始得之，反发热，脉沉者，麻黄附子细辛汤主之。

【少阴外感发热加细辛，参大黄附子汤，一少阴兼太阳之表，用麻黄，一少阴兼阳明之里，用大黄，皆发热。以其腹痛，故大黄附子汤之脉紧。

后世《外科证治全生集》之阳和丸，方用肉桂一两，麻黄五钱，炮姜炭五钱，以姜桂代辛附也。肉桂者，以皮治皮，此取类比象，干姜者，温脾胃，暖肌肉，故治肌表之阴疽一证。】

麻黄（二两，去节）　细辛（二两）　附子（一枚，炮，去皮，破八片）。

上三味，以水一斗，先煮麻黄，减二升，去上沫，内诸药，煮取三升，去滓，温服一升，日三服。

【《伤寒六书》再造散：人参、黄芪、川芎、甘草、熟附子、桂枝、细辛、羌活、防风、煨生姜、芍药，夏日热甚，加黄芩、石膏。此即麻黄细辛附子汤去麻黄，加桂枝、羌活、防风、煨生姜发表，人参、黄芪、川芎补益气血，芍药敛之、甘草和之。用芍药，重订 129 条：

发汗，病不解，反恶寒者，虚故也，芍药甘草附子汤主之。】

少阴病始得之，不应该发热，因为阳虚，但若见发热，用细辛来解热。为什么叫"反发热"？因为脉沉本不该发热，脉浮才发热，发热是因为阳气出表，"太阳之上，寒气治之，中见少阴热化"，少阴的热气出来就发热，太阳寒气治之就恶寒。所以，太阳病恶寒发热，而少阴阳虚，阳气出表不够就应该不发热，西医讲肾上腺素分泌水平降低，脉沉不易发热，但脉沉又有发热的，所以叫"反发热"，用细辛。麻黄附子甘草汤和麻黄细辛附子汤的区别是什么？一个发热，一个不发热。有时候也不见得，比如过敏性鼻炎，我们就喜欢用麻黄附子细辛汤。因为细辛能宣通，用它缓解鼻塞严重的，效果比较明显。所以，《伤寒杂病论》给了一个大方向，告诉你一个基本的鉴别，没有那么教条。麻黄附子细辛汤到后来就是《伤寒六书》的再造散，不用麻黄，因为后人畏麻黄。再造散有个比较简单的记忆办法，在荆防败毒散的基础上加附子、细辛，再合人参。为什么加人参？荆防败毒散加人参叫人参败毒散，在太阴；如果在少阴，再加附子、细辛，也就是再造散的结构，此方效果远远不如麻黄附子细辛汤直接；因为大家不了解麻黄而不敢用它，怕有副作用，其实麻黄真的是一味很安全的药。

十、桂枝去芍药加麻黄细辛附子汤证

师曰：寸口脉迟而涩，迟则为寒，涩为血不足。趺阳脉微而迟，微则为气，迟则为寒。寒气不足，则手足逆冷，手足逆冷，则荣卫不利，荣卫不利，则腹满肠鸣相逐；气转膀胱，荣卫俱劳；阳气不通即身冷，阴气不通即骨疼；阳前通则恶寒，阴前通则痹不仁；阴阳相得，其气乃行，大气一转，其气乃散。实则失气，虚则遗溺，名曰气分。桂枝去芍药加麻黄细辛附子汤主之。

桂枝（三两） 生姜（三两） 甘草（二两） 大枣（十二枚） 麻黄 细辛（各二两） 附子（一枚，炮）。

上七味，以水七升，煮麻黄，去上沫，内诸药，煮取二升。分温三服，当汗出，如虫行皮中，即愈。

【当汗出，如虫行皮中，此逐水气故也。此为水气发表之专方。蜀人扶阳散寒止痛，喜用乌附麻辛桂姜汤（《中医治法与方剂》）：乌头、附子、麻黄、细辛、桂枝、干姜、蜂蜜，即桂枝去芍药加麻黄细辛附子汤、大乌头煎、乌头桂枝汤与四逆汤合方，表里两解法。】

此方为桂枝去芍药汤合上麻、附、辛，它可以治寒证，"迟则为寒""腹满肠鸣相逐""阳气不通即身冷，阴气不通即骨痛"，患者表现为恶寒、手足逆冷、容易排气，并伴有骨关节疼痛，所以要治少阴，用温肾的药。最重要的，"虚则遗溺"，此方可以用来治遗尿。此处遗尿不是尿液分泌多了，而是因为交感神经兴奋不足，膀胱括约肌受神经支配，比如小儿的大脑发育不完善，一有尿意，中枢的冲动传导下来，他就憋不住尿，所以，小孩晚上有尿，如果不叫醒他，就容易尿床。如果他中枢发育完善，到天亮都没有问题。简单地说，就是麻黄这味药在治遗尿，它能闭缩膀胱括约肌，小便出不来，所以前列腺增生的人要小心使用麻黄，注意配伍。为什么用桂枝去芍药汤而不是桂枝汤？为什么必须去芍药呢？芍药可以拮抗麻黄的作用，此外，芍药既可以通大便，又能利尿，真武汤里面就有芍药，一方面兼制附子，一方面利尿，传统文献有芍药利尿的记载，现代药理也证实了芍药利尿的作用，所以，要治遗尿就不适合用芍药了，那就是桂枝去芍药加麻黄细辛附子汤。大家看到很多老中医的医案说得很玄乎，一个说用麻黄汤治疗小儿遗尿，其效若神，另一个说用麻杏石甘汤治疗小儿遗尿效果也立竿见影，还有用小青龙汤治疗小儿遗尿，出神入化的，其实我们看来就是用了麻黄，麻黄就是味取病的药。此方也能治疗痹证。

十一、桂枝芍药知母汤证

诸肢节疼痛，身体尪羸，脚肿如脱，头眩短气，温温欲吐，桂枝芍药知母汤主之。

【多见类风湿病后期，关节肿痛变形，甘草附子汤加芍药、麻黄、防风、生姜、知母。前方在气化，此方在形质。陈修园消水圣愈汤桂枝芍药知母汤方去芍药、白术、防风加大枣。此方即仲景桂甘姜枣麻辛附子汤加知母一味。且知母治肿。出自《神农本草经》。而《金匮要略》治历节风脚肿如脱与麻黄附子并用。主治迥殊。】

桂枝（四两） 芍药（三两） 甘草（二两） 麻黄（二两） 生姜（五两） 白术（五两） 知母（四两） 防风（四两） 附子（二枚，炮）。【白术、生姜重用】

上九味，以水七升，煮取二升，温服七合，日三服。

此方是治疗类风湿性关节炎配伍最完善的一个方，前面提过桂枝去芍药加麻黄附子细辛汤也能治疗类风湿性关节炎，但是桂枝芍药知母汤非常值得大家去研究！方中的防风既能提高细胞免疫，又能抑制体液免疫。所以，玉屏风散的防风提高细胞免疫可防治感冒；过敏煎用防风来抗过敏、抑制体液免疫，这个药选得非常精。方中的知母剂量也很大，桂枝芍药知母汤的配伍非常好。从这个方子里抽出来3个药：知母、附子、甘草，再加生地或熟地，生成一个吴门验方，专门用来撤退激素，实际上还是张仲景的方，不外乎加了个地黄，来自金匮肾气丸，合并起来阴阳并进，既能治疗激素引起的热，又能兼顾撤退激素引起的寒。为什么桂枝芍药知母汤的清热药一定要选知母？知母是一味非常独特的能够提高激素水平的药（能够提高内源性激素的水平治疗激素引起的热），它里面的甾体化合物能够刺激机体分泌激素，所以能够消肿、镇痛，选择栀子、石膏这类的清热药针对性就差了……换个思路，桂枝芍药知母汤还可以用来治肾小球肾炎、肾病综合征（太少两感证），它的配伍显然比麻黄附子甘草汤更完善、更丰富。方中的白术可以升高蛋白，肾病综合征会导致低蛋白血症，白术要重用，如果是肾病综合征，蛋白低了，白术要用到30克、40克、50克（饮片），若用颗粒剂，则需要折算。

如果觉得白术的力量还不够，再加党参、黄芪。那这个方显然加黄芪更好，黄芪走表，发表行水。再加一味防己，《金匮要略》的防己黄芪汤也就套进去了。芍药、知母使得在用麻黄、附子这些药时更安全，前面讲过芍药能够降低麻黄的发表作用，那疗效不是降低了吗？没关系，有桂枝、生姜、防风，这些药可以取代麻黄的作用，所以此方发表行水的作用很强，陈修园化裁之后就创出了消水圣愈汤。桂枝芍药知母汤治疗肾炎、肾病综合征的效果很好，与麻黄附子汤相比，后者适合于急性的肾炎、肾病综合征，它发病机制很简单，如果肾炎、肾病综合征的患者经过前面医生的反复治疗之后再找到你，就可以用桂枝芍药知母汤，因为经过反复治疗之后病机就会复杂一些了。

【太少两感——形质】

十二、阳和汤证

治鹤膝风，贴骨疽，及一切阴疽。如治乳癖乳岩，加土贝五钱。

麻黄（五分）　肉桂（一钱，去皮，研粉）　姜炭（五分）　熟地（一两）　鹿角胶（三钱）　生甘草（一钱）　白芥子（二钱）。

上七味，以水煎服。

【太少两感证：气化：麻黄附子细辛汤；形质：阳和汤；神志：防己地黄汤】

阳和汤治鹤膝风出自《外科证治全生集》。如果你给类风湿性关节炎的患者开桂枝芍药知母汤，吃了一个月，疼痛大缓，然后再吃一年，还是有点痛，治不好，急则温之，缓则补之，换阳和汤，一样是太少两感证，不外乎一个偏温，一个偏补。如果连阳和汤都不起来，就用桂枝芍药知母汤合上金匮肾气丸。这是王洪绪治疗类风湿的经验，也很有效，但见效不快，如果患者关节炎急性发作引起严重的疼痛，要选桂枝芍药知母汤，病情缓解之后，完全可以用阳和汤。

【太少两感——神志】

十三、防己地黄汤证

防己地黄汤治病，如狂状、妄行、独语不休，无寒热，其脉浮。

【此属神志，合此三方（葛根黄芩黄连汤、桂枝去芍药汤、炙甘草汤），少阴心之形气神皆备。防风疏风，有镇痛及镇静安神作用，用于破伤风角弓反张、抽搐痉挛等症，与天南星、白附子、天麻同用，即玉真散；用于安神，即防己地黄汤。】

防己（一分） 桂枝（三分） 防风（三分） 甘草（一分）。

上四味，以酒一杯，渍之一宿，绞取汁。生地黄二斤，㕮咀，蒸之如斗米饭久，以铜器盛其汁，更绞地黄汁，和分再服。

防己地黄汤在太阳病篇讲过，此方治痛经也很好，因为防己、防风都是特殊的镇痛药，桂枝也是解热镇痛药，治疗痛经也有效。我们的通经汤针对月经不通的痛经挺有效。

【少阴心】

十四、桂枝去芍药汤证

太阳病，下之后，脉促胸满者，桂枝去芍药汤主之。若微寒者，桂枝去芍药加附子汤主之。

桂枝去芍药汤

桂枝（三两，去皮） 甘草（二两，炙） 生姜（三两，切） 大枣（十二枚，擘）。

上四味，以水七升，煮取三升，去滓，温服一升。【本云桂枝汤，今去芍药，将息如前法】

桂枝去芍药加附子汤

桂枝（三两，去皮）　甘草（二两，炙）　生姜（三两，切）　大枣（十二枚，擘）　附子（一枚，炮，去皮，破八片）。

上五味，以水七升，煮取三升，去滓，温服一升。【本云桂枝汤，今去芍药，加附子，将息如前法。】

伤寒脉促，手足厥逆，可灸之。

【脉促有寒热两端，寒者，桂枝去芍药加附子汤；热者，葛根黄芩黄连汤证。寒证可灸，针药同理故也。】

桂枝去芍药汤在太阳病篇讲过，它是个少阴病，"心悸脉促"，患者已经出现心律失常了。怕冷，加附子。"伤寒脉促，手足厥逆，可灸之"，灸和用桂枝去芍药加附子汤的区别是一个为内治，一个为外治，只不过是增加一种治疗手段，这里张仲景告诉你"针药同理"，说明针灸和用药治疗的机理是相同的。

十五、葛根汤、葛根黄芩黄连汤证

太阳与阳明合病者，必自下利，葛根汤主之。太阳与阳明合病，不下利，但呕者，葛根加半夏汤主之。

【肠道病毒感染，初起当与葛根汤，误治转入少阴，引发病毒性心肌炎，转葛根黄芩黄连汤证。】

葛根汤

葛根（四两）　麻黄（三两，去节）　桂枝（二两，去皮）　生姜（三两，切）　甘草（二两，炙）　芍药（二两）　大枣（十二枚，擘）。

上七味，以水一斗，先煮麻黄葛根，减二升，去白沫，内诸药，煮取三升，去滓，温服一升，覆取微似汗。余如桂枝法，将息及禁忌，诸汤皆仿此。

葛根加半夏汤

葛根（四两）　麻黄（三两，去节）　甘草（二两，炙）　芍药（二两) 桂枝(二两,去皮) 生姜(二两,切) 半夏(半升,洗) 大枣(十二枚,擘)。

上八味,以水一斗,先煮葛根麻黄,减二升,去白沫,内诸药,煮取三升,去滓,温服一升,覆取微似汗。

太阳病,桂枝证,医反下之,利遂不止,脉促者,表未解也,喘而汗出者,葛根黄芩黄连汤主之。

【肠道病毒感染导致心肌炎,汗出,汗为心之液,心衰者喘,对比桂枝去芍药汤,所谓胸满。脉促,心律失常,二方皆促,而炙甘草汤云脉结代。太阳病,桂枝证,故葛根汤非麻黄汤加葛根,而桂枝汤加麻黄、葛根也。太阳与少阴为表里,陷下即入少阴。此方黄连清心,黄芩清肝,木生火故也,此泻心汤法。葛根、甘草,一则养心,一则托邪外出。后世《太平惠民和剂局方》升麻葛根汤,用升麻、白芍、炙甘草、葛根,治病毒感染,痘疹内陷,法从此出。】

葛根(半斤) 甘草(二两,炙) 黄芩(三两) 黄连(三两)。

上四味,以水八升,先煮葛根,减二升,内诸药,煮取二升,去滓,分温再服。

葛根汤,也涉及少阴病,因为它能够治疗病毒内陷导致的病毒性心肌炎,这都是太阳病讲过的方,葛根芩连汤也是,可以治疗细菌性心内膜炎、病毒性心肌炎。

十六、炙甘草汤证

伤寒脉结代,心动悸,炙甘草汤主之。

【慢性心脏疾病合并上呼吸道感染,此有形质受损之痼疾,外感为新感。心动悸,动则心悸,或自觉心动而悸。】

甘草(四两,炙) 生姜(三两,切) 人参(二两) 桂枝(三两,去皮) 生地黄(一斤) 阿胶(二两) 麦门冬(半升,去心) 麻子仁(半升) 大枣(三十枚,擘)。

上九味,以清酒七升,水八升,先煮八味,取三升,去滓,内胶烊消尽，温服一升，日三服。一名复脉汤。

炙甘草汤证是痼疾，既有心脏疾病，又发生了感冒，就可以用炙甘草汤。炙甘草汤的独证是脉结代，它也叫复脉汤。

【少阴热化】

十七、黄连阿胶汤证

少阴病，得之二三日以上，心中烦，不得卧，黄连阿胶汤主之。

黄连（四两）　黄芩（二两）　芍药（二两）　鸡子黄（二）　枚　阿胶（三两或云三挺）。【《温病条辨》去鸡子黄，加地黄、甘草，名加减黄连阿胶汤】

上五味，以水六升，先煮三物，取二升，去滓；内胶烊尽，小冷；内鸡子黄，搅令相得。温服七合，日三服。

黄连阿胶汤可以加减化裁治疗各种血证，大家可以去听我们的验方课程，比如鼻衄热证的人，加桑白皮、地骨皮走肺；上消化道出血，加代赭石、竹茹降胃气；月经的出血，加茜草……黄连阿胶汤是一个治疗出血非常好的方，因为心主血脉。黄连阿胶汤可以变成黄土汤，不外乎黄土汤里没有用鸡子黄而是用地黄，其实《温病条辨》就告诉你，鸡子黄可以用地黄代！鸡子黄的使用方法：药煎好后，将鸡蛋去蛋清，蛋黄放入煎好的、90～100℃的药里，搅化待温吞服。鸡子黄不能煮，一煮就失效。黄连阿胶汤除了治出血，还治烦躁、失眠，特别适合于治疗大细胞性贫血，即缺乏维生素B_{12}、叶酸等引起的贫血，因为维生素B_{12}能够降低神经系统的兴奋性，缺乏的人就会烦躁、失眠，此外，还会表现为黏膜炎，反映在舌头上就是镜面舌，镜面舌加烦躁、失眠的，就是黄连阿胶汤证。所以，你看到患者的化验单提示大细胞性贫血，黄连阿胶汤就直取其病！阿胶就是以皮治皮，舌头有炎症，舌苔脱落所以就用驴皮，这个治疗大细胞性贫血效果非常直接。（学员问：吴老师，这个方子可以鼻饲给药吗?)吴师答: 这个方子不是特别浓稠,对于插胃管的患者可以鼻饲给药。黄连阿胶汤治疗心火不降的失眠效果很好, "水生木,木生火",再用芍药收敛一下。黄连阿胶汤跟当归建中汤是对方,当归建中汤可以治小细胞缺血,缺铁性贫血;黄连阿胶汤治疗大细胞性贫血,缺乏维生素 B_{12}、叶酸的贫血。

十八、酸枣仁汤证

虚劳虚烦不得眠,酸枣仁汤主之。

【少阴肾,用知母。心火不寐用黄连阿胶汤,肾火不寐用酸枣仁汤,此皆神病。】

酸枣仁(二升) 甘草(一两) 知母(二两) 茯苓(二两) 芎䓖(二两) (深师有生姜二两)。

上五味,以水八升,煮酸枣仁,得六升,内诸药,煮取三升,分温三服。

少阴热化之酸枣仁汤,用酸枣仁、甘草、知母、茯苓、川芎,知母、茯苓和川芎都有镇静镇痛的作用,酸枣仁是两升,要重用,可以用到 60 克。

【少阴热化——百合病】

论曰:百合病者,百脉一宗,悉致其病也。意欲食复不能食,常默默,欲卧不能卧,欲行不能行,饮食或有美时,或有不欲闻食臭时,如寒无寒,如热无热,口苦,小便赤,诸药不能治,得药则剧吐利,如有神灵者,身形如和,其脉微数。每溺时头痛者,六十日乃愈;若溺时头不痛,淅然者,四十日愈;若溺快然,但头眩者,二十日愈。其证或未病而预见,或病四五日而出,或病二十日,或一月微见者,各随证治之。

【其脉微数,因有地黄。防己地黄汤其脉浮,麻黄附子甘草汤其脉沉,头痛用百合强天门,小便不利用地黄填地户。】

主方是百合地黄汤,发汗后用知母,下之后改滑石代赭汤,吐之后加鸡子黄,变成渴用洗方,变成热用百合滑石散。】

少阴热化之百合病,它的独证是溺时头痛,解小便的时候可以头痛、头晕,这是百合病的一个独证。其他的能吃又不能吃,无法形成独证,它是正反两面都有的,这就是个典型的精神症状。

十九、百合地黄汤证

百合病不经吐下发汗,病形如初者,百合地黄汤主之。

百合(七枚,擘) 生地黄汁(一升)。

上以水洗百合,渍一宿,当白沫出,出其水,更以泉水二升,煎取一升,去滓,内地黄汁,煎取一升五合,分温再服。中病,勿更服,大便当如漆。

百合地黄汤是个温病热入营血的特殊方,有快速催醒作用,远远强过我们的清营汤、清宫汤!如果遇见温病热入营血,患者舌质很干、很红,舌苔已经脱落,热入营血导致其津液亏虚,整个人往往处于休克昏迷状态,这种情况下可以直接用百合地黄汤,鼻饲灌下去能快速催醒。如果患者有夹湿加滑石,可以给一点利尿的药。百合地黄汤的剂量大家都很熟悉,一定要重剂量,30 ~ 60 克百合、60 克地黄,它本来是搅汁的,吃完以后大便会黑,这是正常的,是地黄的颜色。其实加一味知母镇静也是无所谓的。

二十、百合滑石散证

百合病,变发热者(一作发寒热),百合滑石散主之。

【滑石退热,小便不利故用滑石。】

百合(一两,炙) 滑石(三两)。

上为散,饮服方寸匕,日三服。当微利者,止服,热则除。

温病热入营血导致神志昏愦,用百合、生地、滑石,还可以加点甘草,滑石配甘草就是六一散,能够让患者快速催醒。如果热入营血，气分热象明显的加石膏、竹叶均可。为什么选竹叶？让他醒嘛，竹叶既能清热，又能清心！这就是我们的验方——加味百合地黄汤，快速催醒。

二十一、百合鸡子汤证

百合病，吐之后者，百合鸡子汤主之。

【鸡子黄，理同黄连阿胶汤。】

百合（七枚，擘） 鸡子黄（一枚）。

上二味，先以水洗百合，渍一宿，当白沫出，去其水，更以泉水二升，煎取一升，去滓，内鸡子黄，搅匀，煎五分，温服。

鸡子黄富含胆固醇，能镇静，所以百合病可以用鸡子黄镇静！与黄连阿胶汤用鸡子黄镇静是一样的。那为什么百合病吐之后要用百合鸡子黄汤，而不用百合地黄汤？地黄也能镇静，但服用地黄容易饱，胃口不舒服，吐了以后就更不舒服，那就用鸡子黄取代地黄，若胃气正常，两味药可以一起用，只要明白它背后的机理，就可以配，能使配伍更精准。是不是百合鸡子黄汤一定要吐过才能用鸡子黄？不见得，这里的吐就是告诉你吐后，伤了患者的胃气，实际上如果患者胃气弱、消化差，就可以把地黄换成鸡子黄！

二十二、百合洗方证

百合病，一月不解，变成渴者，百合洗方主之。

百合（一升）。

上以百合一升，以水一斗，渍之一宿，以洗身。洗已，食煮饼，勿以盐豉也。

百合洗方可以治渴证。这里提示大家百合地黄汤可以外洗，治皮肤皲裂。渴就是干，皮肤干也可以，不一定要口干。冬天有手裂、脚裂的就可以用它煎汤外洗！

二十三、甘麦大枣汤证

妇人脏躁，喜悲伤欲哭，像如神灵所做，数欠伸，甘麦大枣汤主之。

【悲伤欲哭，喜哈欠，精神不振，或善太息。甘草、小麦、大枣，皆养心。浮热汗出者，小麦可与浮小麦。】

甘草（三两）　小麦（一升）　大枣（十枚）。

上三味，以水六升，煮取三升，温分三服。亦补脾气。【亦补脾气，故可治脾气虚之证，可合小建中汤，无饴糖，小麦代之。】

少阴热化之甘麦大枣汤是治抑郁症的，对急性精神创伤效果最好，至于慢性的抑郁症，甘麦大枣汤很多时候无效。何为急性的精神创伤？妇人脏躁，比如说：失恋后茶饭不思，精神创伤太大的，甘麦大枣汤一吃就能缓解，不仅是妇人，男人也可以吃甘麦大枣汤，只是这种症状女性更典型，因为女性容易想不开，而男性的承受力强。

二十四、当归贝母苦参丸证

妊娠，小便难，饮食如故，当归贝母苦参丸主之。

【苦参，治快速性心律失常及失眠，少阴热化专药。此方又治尿路感染之淋证良方，并治阴疮带下。重订270条：《千金》三物黄芩汤：治妇人在草蓐，自发露得风。四肢苦烦热。

重订569条：妊娠有水气，身重，小便不利，洒淅恶寒，起即头眩，葵子茯苓散主之。三方合用，可治男女泌尿生殖器感染。】

当归　贝母　苦参（各四两）。

上三味，末之，炼蜜丸如小豆大。饮服三丸，加至十丸。（男子加滑石半两）

少阴热化证之当归贝母苦参丸，后面有一个加减法，男人小便难加滑石。当归贝母苦参丸治的小便难是泌尿生殖系统疾病，它是一个特异性的治疗泌尿生殖系统疾病的方，比如尿路感染、淋证、阴疮带下……治疗男女泌尿生殖系统的感染都可以。针对男女泌尿生殖系统的感染，在《金匮要略》上有两个方，还有一个是"妊娠有水气，身重，小便不利，淅淅恶寒，起则头眩，葵子茯苓散主之"，用葵子加土茯苓，原方是茯苓，其实治疗泌尿生殖系统感染应该用土茯苓。

比如，古代的青楼里面患有性病的人多，所有的青楼都是必备瓜子的，而且是生瓜子，生瓜子利尿通淋的效果好，炒过以后清热作用就减轻了，本草有记载瓜子治胀腹小便不利。泌尿生殖系统的性病多用葵子茯苓散合当归贝母苦参丸，这是治疗性病的一个基本方，男子加滑石半两，当归、贝母、苦参、滑石、葵子、土茯苓。

二十五、苦参汤证

蚀于下部则咽干，苦参汤洗之。

苦参（一升）。

以水一斗，煎取七升，去滓，熏洗，日三服。

少阴热化证还有个苦参汤，"狐惑，蚀于下部阴器，属少阴，故咽干"，苦参能够治疗特异性的生殖系统炎症。狐惑，包括白塞综合征，可用苦参，苦参是个免疫调节剂。注意，苦参可外用，如果内服，当归贝母苦参丸有一个弊端，它的独证是小便难，以及饮食如故，因为苦参败胃，为了预防其败胃，可以加点苍术稍微反佐一下，避免患者胃口太差。

二十六、赤豆当归散证

病者脉数，无热，微烦，默默但欲卧，汗出。初得之三四日，目赤如鸠眼，七八日，目四眦一本此有黄字黑，若能食者，脓已成也。赤豆当归散主之。

【赤小豆浸泡、发芽、曝干使用，益增清热凉血之功，后世温病用大豆卷，法从此出。】

赤小豆（三升，浸令芽出，曝干）　当归（三两）。

上二味，杵为散，浆水服方寸匕，日三服。

少阴热化之赤豆当归散，治疗狐惑病。赤小豆发芽，温病的豆卷就是从这而来。

【少阴热化夹饮】

二十七、猪苓汤证

少阴病，下利六七日，咳而呕渴，心烦不得眠者，猪苓汤主之。

【此少阴热化夹饮证，方阿胶养少阴心之阴血，猪苓、茯苓、泽泻三泻去水饮，更加滑石利尿。与五苓散一阳虚饮停，一阴虚饮停，一用桂枝配白术，一用阿胶配滑石。此方治少阴热化夹饮之心烦、失眠。其要在黄连阿胶汤少苔，猪苓汤厚苔也。

重订65条：呕吐而病在膈上，后思水者，解，急与之。思水者，猪苓散主之。用猪苓、茯苓、白术。】

猪苓（去皮）　茯苓　泽泻　阿胶　滑石（碎，各一两）。

上五味，以水四升，先煮四味，取二升，去滓，内阿胶烊消，温服七合，日三服。

【此方与黄连阿胶汤有夹饮、不夹饮之别，唯阿胶不变。青龙发表行水，主以麻黄之青。白虎清热透表，主以石膏之白。朱雀泻火安神，主以阿胶之朱。玄武温阳化饮，主以炮附之黑。理中温中散寒，主以干姜之黄。】

少阴热化夹饮证，最常用的——猪苓汤，猪苓汤与黄连阿胶汤的区别是黄连阿胶汤不夹饮，猪苓汤夹饮。如果患者舌苔厚腻，吃了黄连阿胶汤不仅无效，反而会难受，阿胶不消化，黄连阿胶汤证一定要少苔；猪苓汤证，少阴热化夹湿，有苔。举个例子：患者化疗以后出现呕吐可否用猪苓汤？化疗后如果患者的血象低，说明血虚，血虚又兼有呕吐，即猪苓汤证。化疗后，第一是血虚，血象低；第二，胃口不好，不吃东西，有湿；第三，呕吐，血虚夹湿还呕吐，就是个猪苓汤证。也有非血虚的，不可把猪苓汤对应到所有化疗的患者，有的患者化疗后呕吐可能是甘露消毒丹证（舌苔厚腻，呕吐），血象不低。用猪苓汤不能保证有效，因为化疗后还可以引起肝损伤，患者会伴有口苦，猪苓汤合上小柴胡汤即可，渴者去半夏。

脉浮，发热，渴欲饮水，小便不利者，猪苓汤主之。

【脉浮发热，渴欲饮水，小便不利，此夹饮，寒化者，五苓散，热化者，猪苓汤。

重订55条：脉浮、小便不利、微热、消渴者，五苓散主之（即猪苓散）。此证并见咳、呕，与五苓散相仿。】

猪苓汤能够解热，常见于化疗后的患者，化疗以后白细胞、红细胞减少，白细胞一减少就发热（感染会发热，白细胞减少也可以引起发热）；脉浮，同时又芤，因为白细胞一减少脉就芤了；还有消化道的症状，化疗会损伤消化道，出现两大类症状，一个会出现恶心、呕吐、不吃东西、舌苔腻，另一个会出现口苦，说明肝脏受损；猪苓汤证还会出现"心烦不得眠"，化疗后可以引起失眠等，这些都可以考虑用猪苓汤或者化裁去治疗。猪苓汤还可以治下利，与白头翁加甘草阿胶汤相对比，一个湿很重，一个热很重。

二十八、葵子茯苓散证

妊娠有水气，身重，小便不利，洒淅恶寒，起即头眩，葵子茯苓散主之。

【可与猪苓汤合用，又治花柳淋病。葵者，水也，天一生水，花柳日久，伤及先天，不得生育也。《太平惠民和剂局方》石韦散：滑石、葵子、瞿麦、石韦、芍药、甘草、木通、王不留行、当归、白术。瞿麦，瓜蒌瞿麦丸治小便不利。瞿麦、石韦又见之于鳖甲煎丸，以肝硬化多腹水小便不利故也。木通，当归四逆汤用之，通可去闭，治小便不利。】

葵子（一斤）　茯苓（三两）。

上二味，杵为散，饮服方寸匕。日三服，小便利则愈。

葵子茯苓散主要治疗花柳病。

二十九、蒲灰散证

小便不利，蒲灰散主之，滑石白鱼散、茯苓戎盐汤并主之。

蒲灰（七分）　滑石（三分）。

上二味，杵为散，饮服方寸匕，日三服。

少阴热化夹饮之蒲灰散，蒲灰不好找就用蒲黄，蒲黄配滑石就治小便不利、热证有瘀血的。

【少阴寒化——心阳虚】

师曰：夫脉当取太过不及，阳微阴弦，即胸痹而痛，所以然者，责其极虚也。今阳虚知在上焦，所以胸痹、心痛者，以其阴弦故也。

【阳微者，寸脉微，上焦阳虚；阴弦者，关尺弦，痛故也，阳微阴弦，即胸痹而痛。】

什么叫"阳虚知在上焦"？阴阳脉法，阳微指寸脉微，阴弦指关脉弦。为什么弦？因为痛，胸痹心痛。为什么微？因为阳虚，所以张仲景治疗胸痹心痛一般都是用桂枝，配瓜蒌、薤白，此为寒痰闭阻心阳导致的胸痹；还有一种由瘀导致的胸痹，活血化瘀也可治疗胸痹。此外，阴虚也会有胸痹，镇肝熄风汤就可以治疗胸痹，它能扩张外周血管和冠状动脉，它治疗的是肝风内动高血压伴随的胸痹；以及后半夜发作的不稳定型心绞痛的胸痹，那是龙火升腾的胸痹，用戊己丸，也可用乌梅丸，但戊己丸见效最快。

三十、瓜蒌薤白白酒汤证

胸痹之病，喘息咳唾，胸背痛，短气，寸口脉沉而迟，关上小紧数，瓜蒌薤白白酒汤主之。

【寸脉沉，心阳虚；关脉紧，痛故也，寒故也；迟与数，若论

脉搏次数则矛盾，不可能迟数同见；若论脉来势态，即有无缓和之态，则可迟数见于不同脉位。方中白酒助药力。】

　　瓜蒌实（一枚，捣）　薤白（半升）　白酒（七升）。

　　上三味，同煮，取二升，分温再服。

　　为什么用白酒？扩张冠状动脉的药物含的有效成分大都是脂溶性成分，溶于醇，而在水中的溶解度低，所以熬药的时候加点醇，我们能够吃的醇就是酒，这叫"醇水共提"，能够使它脂溶性成分提出率更高。白酒作为溶媒在煎煮的过程中挥发了。

三十一、瓜蒌薤白半夏汤证

　　胸痹不得卧，心痛彻背者，瓜蒌薤白半夏汤主之。

　　【此兼胃寒，与小陷胸汤皆治胸中之病，一寒一温，一用黄连，一用薤白。是以小陷胸汤可治胸痹热中者，瓜蒌薤白半夏汤可治结胸（如西医所谓胃贲门炎）寒中者。此方以半夏治胸痹，胃络通于心故，与《黄帝内经》半夏秫米汤治失眠同理。】

　　瓜蒌实（一枚）　薤白（三两）　半夏（半斤）　白酒（一斗）。

　　上四味，同煮，取四升。温服一升，日三服。【瓜蒌薤白白酒汤、瓜蒌薤白半夏汤皆用酒煎，以助宣通，枳实薤白桂枝汤因有桂枝，故水煎。】

　　瓜蒌薤白半夏汤既可以治疗胸痹，还可以治疗偏寒的胃食管反流病。小陷胸汤正心下，按之痛，那是偏热的；这是治疗偏寒的，把黄连变成了薤白，也要酒水共煎。

三十二、枳实薤白桂枝汤证

　　胸痹，心中痞气，气结在胸，胸满，胁下逆抢心，枳实薤白桂枝汤主之，人参汤亦主之。

　　枳实（四枚）　厚朴（四两）　薤白（半斤）　桂枝（一两）　瓜蒌（一枚，捣）。

上五味，以水五升，先煮枳实、厚朴，取二升，去滓，内诸药，煮数沸，分温三服。

一个是实证，一个是虚证。治疗冠心病要考虑到胃，中医讲胃络通于心。如果患者腹胀，消化道压力增加，大量的血液都走向消化道，容易导致冠状动脉缺血，所以很多人餐后可以诱发冠心病，那就要考虑到胃，加枳实、厚朴，实在不行用瓜蒌、薤白合橘枳姜汤也可。虚证用人参汤来健脾，人参汤就是理中汤重用甘草。

三十三、桂枝生姜枳实汤证

心中痞，诸逆，心悬痛，桂枝生姜枳实汤主之。

桂枝　生姜（各三两）　枳实（五枚）。

上三味，以水六升，煮取三升，分温三服。

此方用桂枝、生姜去配枳实，为什么橘枳姜汤、枳实薤白桂枝汤要以枳实命名呢？枳实能够扩张血管。四逆散用枳实是因为肝气郁结导致血管收缩，外周供血减少，可以表现为手脚冰凉，枳实扩张外周血管后手脚就不凉了，它还能扩张冠状动脉，所以，若遇到胃口不好、腹胀的冠心病患者，第一味药就要选枳实，它是特异性的，当然用陈皮、半夏、生姜、厚朴也没问题，但如果不选枳实，对血管的作用就不强。所以，"一病有一方，一方有一药"！

三十四、桂枝甘草汤证

发汗过多，其人叉手自冒心，心下悸，欲得按者，桂枝甘草汤主之。

【此患者来诊，述其苦时以手按心者；又有容易惊吓，以手按心者。少阴病，脉微，不可发汗，亡阳故也。脉微，不可发汗，亡阳故也，亡阳指心阳虚，发汗重伤心阳，必惊狂。】

桂枝（四两，去皮）　甘草（二两，炙）。

上二味，以水三升，煮取一升，去滓，顿服。【桂枝：甘草=2∶1】

火逆。下之因烧针烦躁者。桂枝甘草龙骨牡蛎汤主之。

【烦躁者加龙骨牡蛎，桂枝减量。桂枝：甘草 =1：2】

桂枝（一两，去皮）　甘草（二两，炙）　牡蛎（二两，熬）　龙骨（二两）

上四味，以水五升，煮取二升半，去滓，温服八合，日三服。

伤寒脉浮，医以火迫劫之，亡阳，必惊狂，卧起不安者，桂枝去芍药加蜀漆牡蛎龙骨救逆汤主之。

【火迫误汗，均伤阳气。亡阳故桂枝汤去芍药，加蜀漆牡蛎龙骨镇其惊。】

桂枝（三两，去皮）　甘草（二两，炙）　生姜（三两，切）　大枣（十二枚，擘）　牡蛎（五两，熬）　蜀漆（三两，洗去腥）　龙骨（四两）。

上七味，以水一斗二升，先煮蜀漆，减二升，内诸药，煮取三升，去滓，温服一升。【本云桂枝汤，今去芍药，加蜀漆牡蛎龙骨。】

这个是脉微的人，心阳虚，叉手自冒心。前面讲过，若烦躁，加龙骨、牡蛎；若惊狂，卧起不安，桂枝去芍药加蜀漆牡蛎龙骨救逆汤，惊狂、卧起不安的脉是"寸口脉动而弱，动则为惊，弱则为悸"。

三十五、桂枝加附子汤证

太阳病，发汗，遂漏不止，其人恶风，小便难，四肢微急，难以屈伸者，桂枝加附子汤主之。

【此本桂枝证，误与麻黄汤发汗，亡阳漏汗。亡阳，汗出伤阳，非阳绝之意。病形象桂枝，因加附子参其间，增桂令汗出。可知附子配桂枝，于无汗者增桂令汗出，漏汗者主桂令汗止，此双向调节。伤寒八九日，风湿相搏，身体痛烦，不能自转侧，不呕、不渴，脉浮虚而涩者，桂枝附子汤主之。此即风湿在表，附子配桂枝，增桂令汗出。】

桂枝（三两，去皮）　芍药（三两）　甘草（三两，炙）　生姜（三两，切）　大枣（十二枚，擘）　附子（一枚，炮，去皮，破八片）。

上六味，以水七升，煮取三升，去滓，温服一升。【本云桂枝汤，今加附子，将息如前法。】

桂枝加附子汤，是桂枝汤证的重症，还是少阴病，少阴寒化漏汗。

三十六、炙甘草汤证

伤寒脉结代、心动悸，炙甘草汤主之。

【脉按之来缓，时一止复来者，名曰结。又脉来动而中止，更来小数，中有还者反动，名曰结，阴也；脉来动而中止，不能自还，因而复动者，名曰代，阴也，得此脉者必难治。】

《外台》炙甘草汤：治肺痿涎唾多，心中温温液液者（方见虚劳中）。【炙甘草汤可以治疗心脏病，还可以治疗肺痿，肺痿指的是什么？肺病及心就是西医讲的肺心病。】

《千金翼》炙甘草汤（一云复脉汤）：治虚劳不足，汗出而闷，脉结悸，行动如常，不出百日，危急者十一日死。

甘草（四两，炙）　生姜（三两，切）　人参（二两）　桂枝（三两，去皮）　生地黄（一斤）　阿胶（二两）　麦门冬（半升，去心）　麻子仁（半升）　大枣（三十枚，擘）。

上九味，以清酒七升，水八升，先煮八味，取三升，去滓，内胶烊消尽，温服一升，日三服。一名复脉汤。【按柯韵伯谓：旧传麻仁者误，当系枣仁。或加柏子仁。】

炙甘草汤证，讲少阴心的器质性疾病。炙甘草汤一定要记住它的量，甘草用四两（200克）、生地用一斤（500克）、大枣用三十枚，用酒水煎，这是炙甘草汤的核心，掌握这几个要点，见效就非常迅速；它的独证是脉结代，西医叫缓慢性心律失常。

【少阴寒化——肾阳虚】

三十七、四逆汤证

少阴病，脉沉者，急温之，宜四逆汤。

脉浮而迟，表热里寒，下利清谷者，四逆汤主之。

大汗，若大下利而厥冷者，四逆汤主之。【大汗亡阳，急温之。】

吐利汗出，发热恶寒，四肢拘急，手足厥冷者，四逆汤主之。【表里同病】

甘草（二两，炙）　干姜（一两半）　附子（一枚，生用，去皮，破八片）。

上三味，以水三升，煮取一升二合，去滓，分温再服。强人可大附子一枚，干姜三两。

少阴寒化的肾阳虚第一证，四逆汤，切记四逆汤的主证，一个重要特点是"急温之"，要把这句话读懂，为什么扶阳的很多医家治病很有效又很无效呢？起初有效，因为它急温之，治到后面七八成却永远收不了口，患者吃了几年还在用附子，怎么办？缓则补之，读完《伤寒论》的四逆汤，再去读《金匮要略》的肾气丸，用完四逆汤，再用肾气丸，那才能够收的住。

下利清谷，因为它有干姜，能够抑制腺体分泌。

四肢拘急，可能是寒性收引，用四逆汤，若四逆汤不见效，说明拘急不是寒性收引引起的，改用芍药甘草附子汤。四逆汤，在门诊用得少，在病房用得多。

三十八、四逆加人参汤证

恶寒，脉微而复利，利止，亡血也，四逆加人参汤主之。

【恶寒，与附子汤同。需知阳气不两离，温阳者，需益气，阳化气故也。此亡血，何以加人参？以下利，体液丢失，血容量不足，容易传入厥阴休克。急用人参，快速恢复血容量，不使传入厥阴故也，此即外感病，急温之治法，非真以人参补血也，有形之血不能速生，无形之气法当速固，益气以固津，不使脱也。】

甘草（二两，炙）　附子（一枚，生，去皮，破八片）　干姜（一两半）　人参（一两）。

上四味，以水三升，煮取一升二合，去滓，分温再服。

谨记"恶寒"指的是其背恶寒，阳虚之人背心发凉，加人参主之，这是太阴病的一个特定病位。此处方还提示了人参配附子，也就是参附汤，我们扶阳时往往只知道用附子，不知道用人参。阳气、阳气，阳和气是两个东西，阳是阳，气是气，气根于阳！比如锅里面煮饭，下面用火一烧，上面就冒气（水蒸气），那就是气，但是下面得用火烧啊！三阴是一个递进关系，到了少阴，如果温阳不见效时，可以考虑补气。所以，大家知道怎么样才能使附子剂量减小吗？用15克附子，不如用9克附子加3克人参，这里给大家讲了三阴的递进关系，参附汤的价值也就出来了。如果考虑得更周全，此方不仅可以加人参，还可以再加地黄，但是加地黄之后见效就不如四逆汤了，四逆汤最大的特点是单刀直入，见效神速，而加了人参、地黄之后，它对于疗效的巩固、持久性和收关，都是四逆汤做不到的。所以，《伤寒论》讲急温之，温完了以后还有手段！

三十九、干姜附子汤证

下之后，复发汗，昼日烦躁不得眠，夜而安静，不呕，不渴，无表证，脉沉微，身无大热者，干姜附子汤主之。

干姜（一两）　附子（一枚，生用，去皮，切八片）。

上二味，以水三升，煮取一升，去滓，顿服。

此处利用干姜的镇静作用，这一证不多，多见茯苓四逆汤证。

四十、天雄散证

天雄散

天雄（三两，炮）　白术（八两）　桂枝（六两）　龙骨（三两）。

上四味，杵为散，酒服半钱匕，日三服，不知，稍增之。

天雄散，用天雄、白术、桂枝、龙骨，这是一个常用方，也是一个典型温肾的方，它是术附汤的一个变方，术附汤合桂枝加龙骨牡蛎汤做成散剂。

四十一、头风摩散证

头风摩散方

大附子（一枚，炮）　盐（等分）。

上二味，为散，沐了，以方寸匕，已摩疢上，令药力行。

头风摩散，头痛可以拿来搽的药，用附子可以搽，治头痛，这是外治法。

四十二、附子粳米汤证

腹中寒气，雷鸣切痛，胸胁逆满，呕吐，附子粳米汤主之。

附子（一枚，炮）　半夏（半升）　甘草（一两）　大枣（十枚）　粳米（半升）。

上五味，以水八升，煮米熟汤成，去滓。温服一升，三日服。

附子配半夏，加甘草、粳米，治疗阳虚的腹痛肠鸣。

四十三、大乌头煎证

腹痛，脉弦而紧，弦则卫气不行，即恶寒；紧则不欲食，邪正相搏，即为寒疝。寒疝绕脐痛，若发则白津出，手足厥冷，其脉沉紧者，大乌头煎主之。

乌头（大者五枚，熬，去皮，不㕮咀）。

上以水三升，煮取一升，去滓，内蜜二升，煎令水气尽，取二升。强人服七合，弱人服五合。不瘥，明日更服，不可一日再服。

【蜜解乌头毒。此方乌头水煎，去药取水，加蜜，煎至水尽，服蜜，此乌头又一法。】

寒疝绕脐痛用大乌头煎，要记住乌头的煎法：加热水，不能加冷水。两个炉烧水，其中一个炉熬药，一个炉烧开水，每次水干了加开水。张仲景加了蜂蜜来减轻大乌头煎乌头的毒副作用。

但我们的用法不同，乌头、附子经常被用来治疗免疫系统疾病，若不见效可以加蜂蜜增强疗效。怎么加？药熬好以后，在药40℃时把优质的蜂蜜调进去，这样处方的效果会大大增强！比如，用麻黄附子甘草汤可以治疗皮疹、湿疹、银屑病、荨麻疹，但有时有效有时无效，或者有效但不能收关，怎么办？加蜂蜜。加蜂蜜的麻黄附子甘草汤，其疗效会强于不加蜂蜜的麻黄附子甘草汤，因为蜂蜜本身有抗炎的作用，它可能和附子有增效作用，我们没有具体的实验研究，但这是多年积累的用药经验。讲皮肤病时，说过润法，大家看有些患者皮肤起屑，明明阳虚，皮肤却还起屑、干燥，这不一定是阴虚，但用温阳法治疗的时候也不一定缓解，加蜂蜜去润，同时温阳，病情就会有好转。可能有人会问，加蜂蜜来润，那可否加生地？生地效果也不好，有的时候会有效，但蜂蜜就是有效，加蜂蜜就是我们的最后一招。如果辨证患者确实是一个麻黄附子甘草汤证，但皮疹就是不好转，一定要加天然的野生蜂蜜；注意市面有很多蜂蜜其实是白糖调出来的糖水，吃了也无效。

《外台》乌头汤治寒疝腹中绞痛，贼风入攻五脏，拘急不得转侧，发作有时，使人阴缩，手足厥逆。

乌头汤治脚气疼痛，不可屈伸。

麻黄　芍药　黄芪（各三两）　甘草（三两，炙）　川乌（五枚，㕮咀，以蜜二升，煎取一升，即出乌头）。

上五味，㕮咀四味，以水三升，煮取一升，去滓，内蜜煎中，更煎之。服七合，不知，尽服之。

门诊经常有患者说他有阴缩，其实很多人的生殖器并没有缩回去，只是自己觉得缩进去了，那是因为他生殖器没有勃起，生殖器短，就很紧张，所以来找医生治疗。这种患者是精神症状，可能和心理暗示有关系，此类情况用乌头汤治疗有效。因为患者阳虚，容易接受阴缩的暗示。曾治过一例类似的病例，患者其实是正常的，但是他就觉得自己的生殖器不行，再缩就没有了，吃完药之后症状就消失了。

四十四、薏苡附子散证

胸痹，缓急者，薏苡附子散主之。

薏苡仁（十五两）　大附子（十枚，炮）。

上二味，杵为散，服方寸匕，日三服。

【此少阴肾阳不足之胸痹重症，不解者，心肌梗死也。

重订213条：病者一身尽痛，发热，日晡所剧者，名风湿。此病伤于汗出当风，或久伤取冷所致也。可与麻黄杏仁薏苡甘草汤。风湿在表，麻杏薏甘汤；寒湿在里，薏苡附子散；寒热错杂，薏苡附子败酱草散。】

薏苡附子散治疗的特点是用附子温肾阳，因为心阳根于肾阳，若用桂枝温心阳不见效，可用附子温肾阳（水生木，木生火），寒性收引，再用薏苡仁来解肌，薏苡仁有解肌、缓急的作用，能够解除肌肉的痉挛，治疗抽筋类似的疾病，并且可以解除冠状动脉平滑肌的痉挛，扩张平滑肌，扩张血管。所以，治疗肾阳虚证的胸痹，可以用薏苡附子散。薏苡附子散中薏苡仁是君药，附子治本是臣药，从命名中就可以了解，张仲景不是治病求本的人，而是治病求标的人。

四十五、薏苡附子败酱散证

肠痈之为病，其身甲错，腹皮急，按之濡如肿状，腹无积聚，身无热，脉数，此为肠内有痈脓，薏苡附子败酱散主之。

【此慢性阑尾炎急性发作。

重订386条：肠痈者，少腹肿痞，按之即痛如淋，小便自调，时时发热，自汗出，复恶寒。其脉迟紧者，脓未成，可下之，当有血。脉洪数者，脓已成，不可下也。大黄牡丹汤主之。此急性阑尾炎。

重订255条：《千金》苇茎汤，治咳有微热烦满，胸中甲错，是为肺痈。二方皆用薏苡仁消痈，一方用苇茎、瓜瓣，一方用败酱除痈热，热沸血瘀用桃仁，寒热错杂用附子。其身（腹部）甲错，肠痈故也，胸中甲错，是为肺痈。身无热而脉数，此寒热错杂之故，脉数为痈，无热为寒，微热烦满者，热故也。此属内痈寒证。然疽属寒证，发于体表，可与后世阳和汤，理本一贯。】

薏苡仁（十分）　附子（二分）　败酱（五分）。

上三味，杵为末，取方寸匕，以水二升，煎减半，顿服。

慢性阑尾炎就是《金匮要略》中讲的肠痈，用薏苡附子败酱散很有效，治疗慢性阑尾炎的急性发作。

四十六、茯苓四逆汤证

发汗后，若下之，病仍不解，烦躁者，茯苓四逆汤主之。

茯苓（四两）　人参（一两）　附子（一枚，生用，去皮，破八片）　甘草（二两，炙）　干姜（一两半）。

上五味，以水五升，煮取三升，去滓，温服七合，日二服。

茯苓有镇静作用，茯苓四逆汤治疗的是烦躁。如果阳虚的人便秘，用温脾汤，也就是茯苓四逆汤去茯苓加大黄；如果患者有发热、疼痛，则不用参、姜、草，用细辛，这就是大黄附子汤。从茯苓四逆汤条文可以看到，发汗讲的是病机，发汗以后，汗伤阳气，患者肾虚，他的阳气进一步受损，而且阳虚之人用麻黄汤发汗后可以导致恍惚怔忡，就会表现为烦躁，这是茯苓四逆汤的独证。茯苓是专药，四逆汤是对证，张仲景称这种情况为病证症结合，病在前、证在后，所以不叫四逆茯苓汤，而叫茯苓四逆汤，就是这个道理。凡是以湿为主引起的烦躁、失眠、心悸的种种变化，从寒湿（茯苓四逆汤），到痰湿（温胆汤），再到湿热（黄连温胆汤），都可以用茯苓60～90克，还可以用到120克，茯苓剂量越大，镇静作用就会越迅速。

四十七、附子汤证

少阴病，得之一二日，口中和，其背恶寒者，当灸之，附子汤主之。

【其背恶寒，为兼太阴脾虚，真武汤去生姜加人参。参附汤从此出，阳化气，阳不离气，主以参附。真武汤、肾气丸、附子汤、瓜蒌瞿麦丸，皆苓术法；苓桂术甘汤、五苓散，此苓桂法。苓桂术甘汤入汤，用甘草（甘草酸）助茯苓溶出，五苓散为散，不用甘草。真武汤、附子汤入汤，用芍药（芍药苷）助茯苓溶出，肾气丸、瓜蒌瞿麦丸为丸，不用芍药。】

附子(二枚,炮,去皮,破八片)　茯苓(三两)　人参(二两)　白术（四两）　芍药（三两）。

上五味，以水八升，煮取三升，去滓，温服一升，日三服。

附子汤，即真武汤去生姜加人参，其背恶寒，是太阴病用人参的特点，也可以灸，针药通理。

少阴病，身体痛，手足寒，骨节痛，脉沉者，附子汤主之。

【身痛与附子汤。身体痛，骨节痛，而手足寒，脉沉者，此阳不达表，人参助之，阳化气，阳不离气故也。

白术附子汤以白术、附子、甘草温之，甘草附子汤加桂枝，桂枝附子汤乃甘草附子汤去白术加姜、枣。

重订198条：伤寒八九日，风湿相搏，身体痛烦，不能自转侧，不呕不渴，脉浮虚而涩者，桂枝附子汤主之。

重订199条：风湿相抟，骨节痛烦，掣痛不得屈伸，近之则痛剧，汗出短气，小便不利，恶风不欲去衣，或身微肿者，甘草附子汤主之。

一脉浮虚而涩，用姜枣和营，一汗出恶风，用白术。

重订591条：《近效》术附汤，治风虚头重眩，苦极，不知食味，暖肌补中，益精气。术附汤无桂枝发表，暖肌补中，益精气。加桂枝发表治身痛，加茯苓、芍药利水亦治身痛，其脉一浮一沉，治之不同也。

重订386条：胁下偏痛，发热，其脉紧弦，此寒也，以温药下之，宜大黄附子汤。

重订542条：水之为病，其脉沉小，属少阴；浮者为风；无水，虚胀者，为气。水，发其汗即已。脉沉者，宜麻黄附子汤。一方发表，一方通里。

重订590条：下之后，复发汗，昼日烦躁，不得眠，夜而安静，不呕不渴，无表证，脉沉微，身无大热者，干姜附子汤主之。此诸附子汤。】

独证是骨节痛；脉沉，脉证合参，脉沉代表肾，所以是骨节痛，平脉辨证，脉和证要合起来。

妇人怀娠六七月，脉弦发热，其胎愈胀，腹痛恶寒者，少腹如扇。所以然者，子脏开故也，当以附子汤温其脏。

【附子汤疑为本方，治羊水过多。多数患者羊水增加缓慢，无明显症状，为慢性羊水过多；若羊水量在数天内迅速增加，出现严重腹胀，为急性羊水过多。此阳虚夹饮，以附子汤温其脏。】

附子汤治疗女性怀孕时羊水过多，羊水过多时温阳化饮，"病痰饮者，当以温药和之"。这里温阳为何不用桂枝用附子？她的痰饮在肚子里面，是生殖系统，所以用附子不用桂枝，而"其背寒如巴掌大"，说明痰饮是在上面。

四十八、真武汤证

少阴病，二三日不已，至四五日，腹痛、小便不利，四肢沉重疼痛，自下利者，此为有水气。其人或咳，或小便利，或下利，或呕者，真武汤主之。

【少阴寒化夹饮，其背恶寒者，去生姜加人参。

重订54条：服桂枝汤，或下之，仍头项强痛、翕翕发热、无汗、心下满微痛，小便不利者。桂枝去桂加茯苓白术汤主之。

心下满微痛，饮入于胃，加茯苓、白术化其饮。发热无汗，去桂枝。此方较真武汤，少附子，多甘草、大枣，姜枣草和营卫也。】

茯苓　芍药　生姜（各三两，切）　白术（二两）　附子（一枚，炮，去皮，破八片）。

上五味，以水八升，煮取三升，去滓，温服七合，日三服。若咳者，加五味子半升，细辛一两，干姜一两；若小便利者，去茯苓；若下利者，去芍药，加干姜二两；若呕者，去附子，加生姜，足前为半斤。

真武汤治疗少阴寒化夹饮证，少阴寒化夹饮证有一个特点是水气，这是它的独证，可以表现为咳，也可以表现为小便不利、下利，还可以表现为呕……用真武汤，其核心就是有水气。真武汤治咳嗽，加五味子、细辛、干姜，这是肾阳虚引起的咳嗽，如果阳虚不明显，单纯是肾虚引起的咳嗽用金水六君煎，当归、熟地也可以加山药，加二陈汤、白芥子等，治疗肾虚性咳嗽。大家一定要记住真武汤的加减法，很多人用真武汤治咳嗽，主要是不会用五味子、细辛、干姜的加减法。我们治咳嗽只知道一个方，治疗虚证的咳嗽，小青龙汤，它治疗的咳嗽是外寒引动伏饮，患者有太阴脾虚，有饮邪。若发表后咳嗽还未痊愈，用苓桂剂，加姜、辛、味、夏、杏，这都是太阴病的咳嗽，如果咳嗽到了少阴，就用真武汤加姜、辛、味，和小柴胡汤是相似的，小柴胡汤治咳也是加姜、辛、味。

太阳病发汗，汗出不解，其人仍发热，心下悸、头眩、身瞤动，振振欲擗地者，真武汤主之。

【发汗动饮，饮邪上冲，心下悸、头眩、身瞤动，振振欲擗地。因于心阳者，苓桂术甘汤，因于肾阳者，真武汤。

重订51条：伤寒，若吐、若下后，心下逆满、气上冲胸、起则头眩、脉沉紧，发汗则动经，身为振振摇者，茯苓桂枝白术甘草汤主之。】

为什么太阳病发汗，汗出不解？患者本身有肾虚，用了麻黄汤发汗，麻黄的兴奋性会导致肾虚的人出现头眩、身瞤动，振振欲擗地者，真武汤主之；还有一种情况，肾虚的咳嗽，医者单纯地用了小青龙汤，也会引起小青龙汤的变证，也可用真武汤去救逆。

四十九、瓜蒌瞿麦丸证

小便不利者，有水气，其人苦渴，瓜蒌瞿麦丸主之。

瓜蒌根（二两）　茯苓　薯蓣（各三两）　附子（一枚，炮）　瞿麦（一两）。

上五味，末之，炼蜜丸梧子大。饮服三丸，日三服，不知，增至七八丸，以小便利，腹中温为知。

瓜蒌瞿麦丸和真武汤能不能鉴别？不能，两者都有渴和小便不利，真武汤有水气，瓜蒌瞿麦丸也有水气。但有一点可以鉴别，瓜蒌瞿麦丸治疗器质性疾病，它治疗肾癌等泌尿生殖系统的肿瘤，而真武汤治疗功能性疾病。瓜蒌瞿麦丸还可治疗泌尿生殖系统特定的一些疾病，比如与形质相关的子宫内膜增生，偏热的或偏寒的都用瓜蒌瞿麦丸，只不过偏热的就用缩经汤，其实是用天花粉和瞿麦来抑制子宫内膜。瓜蒌瞿麦丸治疗肾癌、输尿管癌、子宫内膜增生、子宫内膜癌、葡萄胎、绒毛细胞癌、滋养层细胞癌……都是利用天花粉和瞿麦的抗肿瘤和抗内膜的作用，而方中的附子、山药、茯苓是对证的，如果大家遇见这些病，表现为有热的，不是阳虚，那就不用温阳药，清热可以加紫草，即是缩经汤。所以，这里再次体现了"一病有一方，一方有一药"，瓜蒌瞿麦丸的名字已提示核心是瓜蒌、瞿麦，这两味药的特异性针对生殖系统的形质，附子、茯苓和山药是辨证的，直取其病，随证加减！

五十、八味肾气丸证

虚劳腰痛，少腹拘急，小便不利，八味肾气丸主之。

【腰痛乃附子独证，少腹拘急，寒故也，小便不利，此属少阴，加牛膝、车前子为济生肾气丸，引热下行，封藏真阳。车前子利尿且补肝肾。

四逆汤，急温之，此谓气化。寒解需补，当与肾气丸。酒下助药力，有九制熟地法，从此出。

重订505条：腰以下冷痛，腹重如带五千钱，甘姜苓术汤主之。故腰痛有因太阴寒湿注于带脉者。】

干地黄（八两）　薯蓣（四两）　山茱萸（四两）　泽泻（三两）　茯苓（三两）　牡丹皮（三两）　桂枝　附子（炮，各一两）。

上八味，末之，炼蜜和丸梧子大。酒下十五丸，加至二十五丸，日再服。

【《济生方》肾气丸加牛膝、车前子引入下焦，滋补肝肾，并除湿热客水。如去桂、附，或加杞、菊，或知、柏，或磁石，或石斛，不一而足。

《景岳全书》右归丸：附子、肉桂、熟地黄、山药、山茱萸、菟丝子、鹿角胶、枸杞子、当归、杜仲；左归丸：大怀熟地、山药、山茱萸、枸杞子、川牛膝、菟丝子、鹿胶。此纯补方。】

独证是腰痛，实证也会出现腰痛，比如湿热下注就会出现腰痛，四逆散也会出现腰痛，所以，虽然虚劳独证是腰痛，但也需要鉴别。为什么用牡丹皮配附子？这就是温阳的一个秘密，有很多反佐的方法。为什么用干地黄配附子？方中每一味药都有其道理，明白这些道理才能理解扶阳背后的秘密。所以，你看其他人开300克附子很安全，而你开30克附子，患者吃了以后找你打架，这就是配伍的秘密。从龙36法，有36味药物可以和附子相配，均可减轻附子、乌头的毒副反应，还能增强疗效。看别人的处方看不出来，只看到人家用了300克附子，结果东施效颦，患者吃一个倒一个，因他用药是有窍门的，牡丹皮配附子就是一个窍门，地黄配附子又是一个窍门。有人给自己开6克麻黄，吃了以后心脏蹦跶蹦跶跳得快，而我开20

克麻黄，他吃了以后却不会出现这种反应，这其中就有配伍的诀窍。

问曰：妇人病饮食如故，烦热不得卧，而反倚息者，何也？师曰：此名转胞，不得溺也，以胞系了戾，故致此病，但利小便则愈，宜肾气丸主之。

【转胞，不得溺，实妊娠羊水过多，巨大的子宫向后压迫双侧输尿管，同时大量液体聚集于羊膜腔，孕妇出现少尿，不能平卧。

重订604条：妇人怀娠六七月，脉弦发热，其胎愈胀，腹痛恶寒者，少腹如扇。所以然者，子脏开故也，当以附子汤温其脏。】

转胞，不得溺，讲的是女性妊娠后期，巨大的子宫压迫输尿管，导致小便不利，用肾气丸治疗；羊水过多也可以引起，温用附子汤，补用肾气丸。前面讲过羊水过少时的补和这种情况的补是不一样的，因为肾气丸的特点是在熟地、当归、山药的基础上有三泻，所以肾气丸是治疗肾脏疾病特异性的一个方，用左归丸、右归丸效果就不好，肾气丸不是一个单纯补肾的方，它跟我们理解的单纯补肾有很大区别，而羊水过少的补可以用加味寿胎丸。

崔氏八味丸：治脚气上入，少腹不仁。

脚气，双下肢肿之名，脚气因于寒湿者，在少阴者肾气丸，在厥阴者，可与后世鸡鸣散。脚气是双下肢肿，肿到腹部，可以引起少腹部的不舒服，用肾气丸，其实也可以用鸡鸣散。鸡鸣散证在厥阴，而这是少阴。

男子消渴，小便反多，以饮一斗，小便一斗，肾气丸主之。

消渴，肾气丸可以治疗糖尿病，治疗糖尿病肾病不仅可以用肾气丸，还可以用真武汤，用完真武汤后可以用肾气丸，急则温之，缓则补之。

五十一、当归生姜羊肉汤证

产后腹中疠痛，当归生姜羊肉汤主之，并治腹中寒疝，虚劳不足。

寒疝腹中痛，及胁痛里急者，当归生姜羊肉汤主之。

当归（三两）　生姜（五两）　羊肉（一斤）。

上三味，以水八升，煮取三升，温服七合，日三服。若寒多者，加生姜一斤；痛多而呕者，加橘皮二两、白术一两。加生姜者，亦加水五升，煮取三升二合，服之。【此血肉之品，热化用阿胶，寒化用羊肉。】

当归生姜羊肉汤证，适合女性，有温补的作用，可以治疗腹痛。

【少阴寒化外治法】

五十二、蛇床子散证

妇人阴寒，温阴中坐药，蛇床子散主之。

【此妇人少阴阴寒阴痒、阴疮、带下外治法。

重订562条：蚀于下部则咽干，苦参汤洗之。此少阴热化阴痒、阴疮、带下外治法。】

蛇床子仁。

上一味，末之，以白粉少许，和令相得，如枣大，绵裹纳之，自然温。

少阴寒化外治法，蛇床子散证，妇人少阴证的阴痒、阴疮、带下，都可以用蛇床子。蛇床子还有雄激素样作用，可以治疗妇人的生殖器疾病，妇人的阴寒相当于男子的阴头寒。苦参也能治疗阴痒、阴疮、带下，杀生殖系统的滴虫，它和蛇床子的区别是蛇床子治疗寒证，苦参治疗热证。

五十三、野狼牙汤证

少阴脉滑而数者，阴中即生疮，阴中蚀疮烂者，野狼牙汤洗之。

【尺脉滑数，阴生疮，多见泌尿生殖系统感染、肿瘤等，此外治法。野狼牙，或即仙鹤草。】

狼牙（三两）。

上一味，以水四升，煮取半升，以绵缠筋如茧，浸汤沥阴中，日四遍。

野狼牙一般认为是仙鹤草，治疗泌尿生殖系统感染、泌尿生殖系统肿瘤，用来外治。"少阴脉滑而数"，柴妙饮证。"弦则为泄，数则为热，滑则生疮"，就是尺脉遇见滑者，你首先要问他："你的阴茎是不是烂了？是不是有疳？是不是有疣？是不是长葡萄了？在外面是不是乱找女人了？干了什么坏事啊？"脉证要合参，独证是滑。但是大家要记住，少阴脉滑而数，不一定就是阴中生疮，如果是单纯的脉滑，要看是不是有其他情况，仔细分析一下，女性有可能是怀孕。

五十四、矾石丸证

妇人经水闭不利，脏坚癖不止，中有干血，下白物，矾石丸主之。

【此非少阴，然因同为妇人外治法，故列于此。脏坚癖不止，中有干血，下白物，此西医所谓宫颈癌，后世诸外治法从此出。】

矾石（三分，烧）　杏仁（一分）。

上二味，末之，炼蜜和丸枣核大，内脏中，剧者再内之。

这个条文是描述宫颈癌的，宫颈癌可以用矾石、杏仁外治，塞到患者子宫颈的位置。

矾石汤证：治脚气冲心。

【矾石收敛，外用治脚气，非辨证方。】

矾石。

上一味，以浆水一斗五升，煎三五沸，浸脚良。

矾石还可以治脚气，矾石是一个收敛的药，它可以减少汗腺的分泌，如果你的脚汗多，有脚气可以用白矾洗，不仅可以用白矾洗，还可以再加点抗生素，杀一杀细菌，细菌不繁殖就不臭了。如果你不加抗生素，加中药也可以，用黄连粉（治浸淫疮），黄连粉与白矾一起洗脚，就能治脚气。

五十五、补讲瓜蒌瞿麦丸

瓜蒌瞿麦丸可以治疗肾阳虚导致的口渴。我给大家讲一个病——干燥综合征，瓜蒌瞿麦丸就是一个可以治疗干燥综合征的方。但是大家要记住一点，患者有可能是因为口干、眼干来就诊，你治不好，是因为患者是干燥综合征。在西医学中干燥综合征是不治之症，患者不仅仅是干的问题，他的病是自身免疫病，处理过程比较麻烦。所以不要以为自己是一位名医，患者找你治疗口渴你都治不好，其实这个病很难治，如果确定是干燥综合征，治疗时用附子打断她自身的免疫应答，用天花粉和瞿麦治疗口干的症状，如果不中断患者自身的免疫应答，这个病是不可能根本缓解的，也是治不好的。干燥综合征患者因腺体被破坏而出现干燥症状，腺体被破坏的原因是自身的免疫应答，若要根治干燥综合征，一定要中断其自身的免疫应答，推荐方就是瓜蒌瞿麦丸。天花粉能够治疗干燥的症状，瞿麦是一个活血通经的药，这两味药是专门针对干燥综合征的，但不能从根本上缓解病情，关键药物是附子，附子扶阳，可以抑制体液免疫应答，大家看伏邪的课程就会明白。

瓜蒌瞿麦丸和真武汤有一个区别，瓜蒌瞿麦丸中有山药，真武汤中没有，金匮肾气丸中也有山药，我们讲过治疗羊水过多可用真武汤，之后再用肾气丸。瓜蒌瞿麦丸中有山药，因为它是一个复形质的方，不仅可以温，还可以补。所以，大家用瓜蒌瞿麦丸的时候，还可以在方中加地黄，那就有金匮肾气丸的架构。给大家推荐瓜蒌瞿麦丸治疗干燥综合征，有人会说不见效。为什么？这个病得花一年两年的时间去治，而不是一两剂药能解决的，要彻底中断其免疫应答，极少见有3个月或者半年之内就能把免疫应答中断的，极其罕见。一旦确诊患者是干燥综合征，那么这个病的治疗是3个月一个疗程，一个疗程看疗效，而不是一天一疗程。

【少阴抓独小结】

　　第一个是少阴动血证，其中我们讲了黄土汤，黄土汤从黄连阿胶汤脱化而来，它的独证是远血。从黄土汤中关键要学到张仲景的处方思维，这是少阴动血第一证。

　　少阴动血第二证，妊娠下血。大家知道妊娠下血是要流产，或者要早产。还有一个是漏下，漏下指的是月经走不干净，滴滴答答的，用胶艾汤治疗，从胶艾汤可以学到产前忌温，即便有阳虚的人，在产前原则上是不用干姜的，胡洽治妇人胞动无干姜。如果月经漏下，滴滴答答地像阳春水一样，加一点炮姜，也就是胶姜汤。

　　治疗少阴动血便脓血用桃花汤。

　　第二个是少阴咽痛证，治疗咽痛的一个专药是半夏。苦酒汤，就是专门用半夏来寒化；半夏散及汤治疗少阴阳虚咽痛，它是四逆汤的一个变方，少阴咽痛证讲这两个方。因半夏是咽痛的专药，比如胃食管反流病导致的咽炎，可以用半夏厚朴汤治疗。阳虚型的慢性咽炎，还可用麻黄附子甘草汤加半夏；如果风热感冒咽痛比较明显的怎么办？我学生的一个验方：半夏连翘汤，效果也很好，一吃咽痛就会缓解，就抓住一条：半夏是治疗咽痛的专药。

　　太少两感证，一个是麻黄附子甘草汤，一个是麻黄附子细辛汤。前文说了麻黄附子甘草汤和麻黄附子细辛汤的区别，大家可以体会水病发汗的用药特点。其实还有一个方发汗作用更强——越婢加术附汤，它其实就是麻黄附子甘草汤的加味，它的作用很强，麻黄可以用很大的剂量。麻黄附子细辛汤，此方特点是"反发热"，有发热，但脉沉，所以叫反发热，又因为它宣通作用很强，没有发热的时候也可以用它。但是，治疗肾病时很少用麻黄附子细辛汤，因为细辛含有一点马兜铃酸，它的含量很低，虽然不容易导致肾损伤，但患者已有肾损伤就尽量用麻黄附子甘草汤，不用麻黄附子细辛汤。

　　桂枝去芍药加麻黄细辛附子汤，能够治疗痹症，类风湿性关节炎，还能治遗尿。去芍药因为芍药能利尿，此方是治疗遗尿的一个方，不能用利尿药。所以，后世讲麻黄汤治遗尿，麻杏石甘汤治遗尿，其实是麻黄能治遗尿。

除了麻黄附子甘草汤、桂枝去芍药加麻黄附子细辛汤之外，还有一个治疗类风湿关节炎很好的方——桂枝芍药知母汤，这个方配伍非常完整。从此方抽出来知母、附子、甘草、地黄，组成了我们用来撤退激素的验方——双补丸。桂枝芍药知母汤还可以治肾病，也是太少两感证。如果用桂枝芍药知母汤治疗类风湿关节炎，它是治疗太少两感证偏温的；还有太少两感证偏补的阳和汤治鹤膝风，这是王洪绪的方法，都是太少两感证，一个温、一个补，急则温之，缓则补之，缓解期就用阳和汤。

薏苡附子散，缓急者，扩张冠状动脉，温心阳不见效时加附子温肾阳。

薏苡附子败酱草散，针对慢性阑尾炎的急性发作，阳虚有热，阳虚温阳，有热清热，均是张仲景的思路。

茯苓四逆汤治疗烦躁，如果便秘，把茯苓改成大黄，则是温脾汤了。

阳虚寒化夹饮证，第一个方是附子汤，其背恶寒，可以治疗关节疼痛和羊水过多。慢性羊水过多用肾气丸，急性羊水过多用附子汤，急则温之，缓则补之。

真武汤，治疗阳虚夹饮。真武汤可以治疗咳嗽，还可以救逆，不该用麻黄的时候用了麻黄，出现逆证用真武汤主之。此外，麻黄发表后的救逆不仅可用真武汤，还可用茯苓桂枝甘草大枣汤，消瘦的人用麻黄容易发汗，麻黄碱会导致其神经系统兴奋性增加，脉搏搏动增加，腹主动脉搏动也增加，这种情况就可以用茯苓桂枝甘草大枣汤。它与真武汤的区别，只不过是麻黄发汗后，一个动了心阳，一个动了肾阳而已。

形质病，用瓜蒌瞿麦丸，以瓜蒌、瞿麦来治标，后面有温和补。

若是热证，去附子、山药，加清热利水的药也有效。

八味肾气丸治疗腰痛，腰痛是其独证，但记住是虚证；又可以治疗羊水过多，或者巨大子宫压迫孕妇的输尿管导致少尿，就可以用肾气丸。慢性羊水过多用肾气丸，急性羊水过多用附子汤，急温缓补，大体就是这样的思路；还可以治疗下肢肿，如果用真武汤不见效，可以用肾气丸，如果病不在少阴而在厥阴，用鸡鸣散；最后，肾气丸可以治疗糖尿病肾病。

当归生姜羊肉汤温一温，可以治疗女性的寒疝。

炙甘草汤治疗心脏的器质性疾病。

外治法，妇人阴寒，用蛇床子来外治，杀阴道的滴虫，这些人常常有寒，可把蛇床子外用；如果有热用苦参汤。

少阴脉滑而数者，阴中即生疮，这是平脉辨证，脉证合参，仙鹤草外用。

宫颈癌用矾石丸，都是少阴外用的办法。可以用矾石，再加一点黄连治疗脚气，杀菌、收汗，脚就不臭了。

第九章　厥阴抓独

一、脉证提纲

厥阴病，首先我们讲三段：脉证提纲、六经化生、欲解时，这是抓独的总纲。

厥阴之为病，消渴，气上撞心，心中疼热，饥而不欲食，食则吐蛔，下之利不止。

六经为病，脉证提纲必须倒背如流！这条首先讲"消渴"，渴是厥阴病的一个特点，这种渴有一个独证：后半夜起来喝水，好多老年人就会后半夜起来喝水，这是厥阴病的第一个独证；"气上撞心，心中疼热"可以反映在哪几个病？第一，反流，胃食管反流病可以表现为厥阴病，开宣通痹汤就可以治疗偏阳虚、偏寒湿的胃食管反流病，如果用了不见效就可以用乌梅丸。这种反流可以导致很多情况，如哮喘等。第二，不稳定型心绞痛，是指发生在后半夜的心绞痛，"心中疼热"即不稳定型心绞痛。第三，温病后期有的患者心里面像火烧一样，这就提示预后不好，其实他体温并不高。还有一些老年人，心里也像火烧一样，这就是厥阴病；"饥而不欲食，食则吐蛔"，厥阴病可以吐蛔，用乌梅丸；"下之利不止"，指的是厥阴病可以表现为便溏，长期的便溏腹泻多见于厥阴病；厥阴病还可以表现为便秘，厥阴病的便秘不能用下法，用下法以后利不止。厥阴病的便秘也能下，正常用厥阴下法，乌梅丸去乌梅加大黄，也就是《备急千金要方》的温脾汤，专门用来治厥阴便秘的。腹泻的用乌梅，便秘的用大黄，这就是厥阴病的脉证提纲！

平脉法：东方肝脉，其形何似？师曰：肝者，木也，名厥阴，其脉微弦，濡弱而长，是肝脉也。

手足厥寒，脉细欲绝者，当归四逆汤主之。

【故厥阴之脉：或弦而无力，无力在厥阴，有力是少阳；或微细欲绝，少阴脉细，厥阴欲绝。】

脉证提纲，有证还应该有脉，六经的脉证提纲只有厥阴病没有脉，厥阴病的脉不在脉证提纲里，而在《平脉法》中，前一条是在说厥阴病的脉弦而无力，见到弦而无力的脉，要考虑厥阴病，当然也不见得！弦而无力指的是左手关脉，右手的可能是柴胡桂枝干姜汤证，这是一个；第二个是脉细欲绝，欲绝就是摸不清楚，至数不清。太阴病的脉是没有力气，但是摸着是很清楚的；少阴病的脉是一个微细的脉；而厥阴病的脉是至数不清，我们叫作微细欲绝。所以，它有两个脉，一个是至数不清的，反映阳虚很严重的；另一个是弦而无力的脉。

厥阴病，欲解时，从丑至卯上。

后半夜之病，消渴、瘙痒、失眠、腰痛诸症，不一而足，皆多属厥阴。

从丑至卯上（彩图3），1点到3点是丑时，5点到7点是卯时，也就是后半夜1点到早上七点，这段之间发生的疾病，我们要考虑厥阴病。这段时间发生很多的疾病，比如消渴，有的人后半夜喝水；老年瘙痒，半夜睡着就挠，挠的都是血；小孩后半夜挠屁股，蛲虫证（后半夜蛲虫会从肛门爬出来产卵，所以不能擦完屁股又吃饭的，要洗手，不然就把虫子吃下去啦）；后半夜的失眠；后半夜的腰痛……也不见得一定都是厥阴病，因为1点到7点，与这段时间相重叠的除了厥阴还有少阴、少阳，如果患者晨起口苦，也可能是少阳病，大方向考虑是厥阴病。举一个我父亲的例子，我父亲腰痛，有天早晨我表爷段教授一摸脉，说是四逆散证，吃了四逆散腰就不痛了。什么原因？他说自己快到天亮的时候就睡不着了，越睡腰越痛，左睡不舒服，右睡也不舒服，那是少阳当令，四逆散证。这就是我们讲的六经为病欲解时，它是很灵活的。乌梅丸可以治反流，早上起来口苦可能是晚上躺平了之后，胆汁反流刺激舌根引起的口苦，它可能是厥阴病，也可能是少阳病，小柴胡汤也都可以，不见得要用乌梅丸，有可能用了乌梅丸不见效，因为它是实证，不是虚证，不是那么绝对的，一绝对就出问题。

六经化生（彩图4），男子56岁以后厥阴当令，女子是42岁以后，其42岁以后就是更年期，很容易表现为厥阴病。

【厥阴在经】

二、当归四逆汤证

手足厥寒，脉细欲绝者，当归四逆汤主之。

【此寒入营血，故脉细欲绝。

重订507条：少阴之为病，脉微细，但欲寐也。

重订259条：伤寒，脉弦细，头痛发热者，属少阳。微细之脉属少阴；脉细欲绝者，此厥阴；弦细有力者，此属少阳。当归、大枣养血，因"邪之所凑，其气必虚"。脉细欲绝，营虚在前，受寒邪收引而脉细欲绝，重用大枣。桂枝、细辛散寒通络；芍药、甘草缓急，扩张血管。因脉细欲绝，通草通其脉，法类葱白，白通汤法。】

当归（三两） 桂枝（三两，去皮） 芍药（三两） 细辛（三两） 甘草（二两，炙） 通草（二两） 大枣（二十五枚，擘。一法十二枚）。

上七味，以水八升，煮取三升，去滓，温服一升，日三服。

当归四逆汤证的独证不是手足厥寒，因为如果手足厥寒，阳虚的人都可以出现，为什么会选择当归四逆汤呢？脉细欲绝，才是它的独证！脉细欲绝，说明外周血管高度收缩，就表现为细脉，而且心脏输出量不够，表现为无力，既细又没有力的脉才摸不清楚，至数不清是因为心脏的收缩减退了，所以它有两个特点：一是重用细辛宣通；二是重用大枣（25枚）来养血。此方是单纯的寒入营血，所以表现为脉细欲绝，还有寒湿入营血的。当归四逆汤可以治疗冻疮，因为体温和热量是通过血液到达外周的，所以需要扩张外周血管，用当归四逆汤；还可治疗雷诺综合征，一受凉外周血管高度收缩后，表现为手发青、发紫、发胀，这是自身免疫病经常合并出现的，需要一味强力的扩张外周血管的药物。所以，当归四逆汤的特点是扩张外周血管来治疗这些疾病，此为厥阴在经。

若其人内有久寒者【关元】，宜当归四逆加吴茱萸生姜汤。

当归（三两）　桂枝（三两，去皮）　芍药（三两）　细辛（三两）　甘草（二两，炙）　通草（二两）　大枣（二十五枚，擘）　生姜（半斤）　吴茱萸（二升）。

上九味，以水六升，清酒六升和，煮取五升，去滓，温分五服。（一方，酒水各四升。）

病者手足厥冷，言我不结胸，小腹满，按之痛者，此冷结在膀胱关元也。

第二个独证，"若其人内有久寒者，宜当归四逆加吴茱萸生姜汤"，除了在经，它还有在脏的症状，加厥阴寒化的代表药：吴茱萸。如何辨别内有久寒？"病者手足厥冷，言我不结胸，小腹满，按之痛者，此冷结在膀胱关元也"，就是按患者的关元穴，她会痛，这是第二个独证。内有久寒说的是病机，不是症状！内有久寒的人按关元穴会痛，或者表现为关元穴肌紧张，张力很高（张力很高就叫"小腹满"），按之痛是内有久寒的一个独证。此方需要酒煎，取其宣通的作用。

【厥阴在脏——厥阴错杂】

三、乌梅丸证

伤寒脉微而厥，至七八日肤冷，其人躁，无暂安时者，此为脏厥，非蛔厥也。蛔厥者，其人当吐蛔。今病者静，而复时烦者，此为脏寒。蛔上入其膈，故烦，须臾复止；得食而呕，又烦者，蛔闻食臭出，其人常自吐蛔。蛔厥者，乌梅丸主之。又主久利。

乌梅(三百枚) 细辛(六两) 干姜(十两) 黄连(十六两) 附子(六两,炮,去皮) 当归(四两) 蜀椒(四两,出汗) 桂枝(六两,去皮) 人参(六两) 黄柏(六两)。

上十味,异捣筛,合治之,以苦酒(即酸醋)渍乌梅一宿,去核,蒸之五斗米下,饭熟,捣成泥,和药令相得,内臼中,与蜜杵二千下,丸如梧桐子大,先食,饮服十丸,日三服,稍加至二十丸。禁生冷、滑物、臭食等。

乌梅丸可以治蛔厥,也可以治久利。注意区别蛔厥和脏厥,脏厥也表现为烦躁,但它的烦躁是持续的,而蛔厥的烦躁是阵发性的。小儿蛔虫证就是蛔虫一旦在肠道里发动,他就脸色青白、腹痛、烦躁,一会儿虫不动,他又安静了,反反复复。而脏厥就是厥阴病,阴阳离决之前,烦躁是持续的,突然不烦躁了,那就差不多快死了。休克的患者最后可以出现烦躁,和小儿蛔厥不一样。

问曰:病腹痛有虫,其脉何以别之? 师曰:腹中痛,其脉当沉,若弦,反洪大,故有蛔虫。

蛔厥还有个独证,"腹中痛,其脉当沉",患者突然间发生腹痛,脉沉弦,该用小建中汤;不瘥者,与小柴胡汤。腹痛主里,所以脉沉,弦脉主痛,所以这种沉弦无力的脉应该是小建中汤证,如果不瘥,那辨错了,这个弦脉不是因为痛,而是本身就是个弦脉,是少阳病,小柴胡汤证。"腹中痛,其脉当沉,若弦,反洪大,故有蛔虫",应该是个沉弦的脉,却表现为洪大的脉,是有蛔虫,**洪大脉**是它的独证。一个小孩面色青,纳差,消瘦,因为肚子痛就诊,首先摸脉,他如果不是我们前面讲的沉弦脉,而是一个洪大脉,说明有虫,要打虫。

蛔虫之为病,令人吐涎,心痛发作有时,毒药不止,甘草粉蜜汤主之。

甘草(二两) 粉(一两) 蜜(四两)。

上三味,以水三升,先煮甘草,取二升,去滓,内粉、蜜,搅令和,煎如薄粥，温服一升，瘥即止。

小儿蛔虫证还有一个特点，容易吐口水，它不同于脾虚吐口水，它是**吐酸口水**，以及晚上睡觉枕头都被口水浸湿了，要去摸脉，看有没有虫。所以，如果读懂了《伤寒论》，会了解很多疾病的独特表现。

【乌梅丸与戊己丸】

局方	伤寒论
白芍	乌梅
黄连	黄连、黄柏
吴茱萸	蜀椒、细辛、干姜、附子
治标	人参、当归扶正，慢性病治本
反酸、腹泻	气上冲胸，胸中痛热，下之利不止（反酸、烧心）

对比戊己丸和乌梅丸，戊己丸出自《太平惠民合剂局方》，戊己丸用白芍，乌梅丸用乌梅，都是酸药；戊己丸用黄连，乌梅丸用黄连、黄柏，都是苦药；戊己丸用吴茱萸，乌梅丸用蜀椒、细辛，都是辛药。苦、辛、酸是乌梅丸的基本配伍，不外乎乌梅丸多了扶正的人参、当归，而戊己丸没有。戊己丸是个急则治标的方，见效比乌梅丸更快，它和乌梅丸的适应证相同。乌梅丸能治反流，戊己丸也能治反流；乌梅丸能治疗不稳定型心绞痛，如果一个人告诉你："大夫，我最近胸闷憋气，胸口压榨感，心绞痛犯了。"你要问他："什么时候犯病？"他说："睡到半夜犯。"这种情况的容易猝死，西医叫不稳定型心绞痛，因为后半夜，中医讲厥阴当令，它是个厥阴病，阴阳要离决了，所以容易猝死。什么是劳力性心绞痛？心脏负荷增加时才发生的心绞痛，那现在躺着睡觉都发生心绞痛，这是容易发生心肌梗死导致猝死的。这种患者要马上去医院做检查，而且此类心绞痛是丹参、红花、川芎，甚至速效救心丸都解决不了的，得用乌梅丸或者戊己丸，首选戊己丸治标，见效快，发作时马上让

患者吞下几粒，含上 10 粒，快速缓解心绞痛。这个病用西医是需要放支架的，我们中医能治的，戊己丸几分钟就能缓解他的心绞痛，坚持吃，不稳定型心绞痛就能治好。

【乌梅丸与温脾丸】

乌梅丸	温脾丸
乌梅——利	大黄——秘
黄连，黄柏	黄连，黄柏
蜀椒	吴茱萸 - 深师方用蜀椒，也可同用
干姜，桂枝，附子，细辛	干姜，桂心，附子，细辛
当归	当归
人参补气	麦芽、神曲消导

第二个对比方：乌梅丸和温脾丸，一个用乌梅，一个用大黄，其他没有区别。厥阴病不仅会腹泻，还会便秘，只要是"厥阴之为病，消渴，气上撞心，心中痛热，饥而不欲食，食则吐蛔"，就可以辨为厥阴病，如果大便稀，就用乌梅丸，如果大便解不出来，去乌梅，加大黄，则是温脾丸。温脾丸一个版本用蜀椒（深师方），一个版本用吴茱萸，两味药均可，都是厥阴病的代表药。温脾丸较乌梅丸还多了麦芽、神曲，因为大便不好解的人都消化不良，加点消食的药。便秘的人胃肠道蠕动减退，消化功能降低，加点麦芽、神曲，不加也无妨，如果再胀，可以加点厚朴。便秘的人嗳气味臭（食物不消化的味）。

四、温经汤证

问曰：妇人年五十所，病下利数十日不止，暮即发热，手掌烦热，唇口干燥，少腹里急，腹满，何也？师曰：此病属带下。何以故？曾经半产，瘀血在少腹不去。何以知之？其证唇口干燥，故知之。当以温经汤主之。

吴茱萸（三两）　当归　芎藭　芍药（各二两）　人参　桂

枝　阿胶　牡丹（去心）　生姜　甘草（各二两）　半夏（半升）　麦门冬（一升，去心）。

上十二味，以水一斗，煮取三升，分温三服。亦主妇人少腹寒，久不受胎，兼取崩中去血，或月水来过多，及至期不来。

厥阴寒热错杂的温经汤证，第一个独证，妇人年五十所，大多数女性到 50 岁时已绝经，此时发生的有关生殖系统的疾病，首先可以考虑温经汤，更年期的女性用得最多（女性从 42 岁开始更年期），所以女性 40 岁以后还想要孩子，怀也怀不上，补肾也无效，就可以考虑温经汤；"病下利数十日不止"，这是一个特殊的症状，卵巢癌腹腔转移，刺激子宫直肠窝导致腹泻，这个经常发生，一下利肿瘤就复发；第二个独证，**唇口干燥**；第三个独证是**少腹里急，腹满**。少腹里急，腹满指关元穴压痛、肌紧张。前面讲当归四逆加吴萸生姜汤时，提到关元穴压痛、肌紧张，当归四逆加吴萸生姜汤与温经汤相比，一个以表证为主，一个以里证为主，以里证为主的，就可以开温经汤，治完之后，还有自身免疫病伴手脚冰凉的，改当归四逆加吴萸生姜汤，两个处方是对方，有一个共同的独证就是关元穴压痛、肌紧张。为什么唇口干燥是里证的独证？"此属带下，何以故？曾经半产，瘀血在少腹不去"，如果看见一个唇口干燥的女人，首先要问她有没有流过产，一摸关元穴有压痛就说明流过产。

一个 50 岁左右的老女人来就诊，腹胀、腹泻，还发烧，一看唇口干燥，此人有瘀血；再问有没有流过产？她说流过很多，再摸关元穴有压痛，说明瘀血在少腹不去。腹胀有可能得卵巢癌了；下利有可能是卵巢肿瘤转移到子宫直肠窝，刺激直肠导致腹泻；而且暮即发热（下午 5 点被流产小朋友开始活动），这个病治不治得了？治不了。怎么办？先用温经汤缓解症状，延长生存期。

妇人有漏下者，有半产后因续下血都不绝者，有妊娠下血者，假令妊娠腹中痛，为胞阻，胶艾汤主之。

阳虚性的先兆流产，用胶艾汤，还可以治漏下。

师曰：产妇腹痛，法当以枳实芍药散。假令不愈者，此为腹中有干血着脐下，宜下瘀血汤主之。

曾经半产，瘀血在少腹不去，温经汤主之。

"干血着脐下"，不一定是温经汤，还可以是下瘀血汤，下瘀血汤和温经汤一个是实证，一个是虚证，所以我们问患者流产史，她说流过，有可能是温经汤证或下瘀血汤证。温经汤表现为一个虚证，妇人年五十所，而下瘀血汤证可能是一个青年人。

【瘀血独证】

患者胸满，唇痿舌青，口燥，但欲漱水不欲咽，无寒热，脉微大来迟，腹不满，其人言我满，为有瘀血。

病者如热状，烦满，口干燥而渴，其脉反无热，此为阴伏，是瘀血也，当下之。

【病者如热状，烦满，此即后世《医林改错》所谓灯笼热，虽自觉发热而体温不升。因其体温正常，其脉反无热。瘀血发热，体温有升高，有自觉发热而体温不升者。】

说到瘀血的独证，《金匮要略》中有记载，瘀血有很多种，第一，"胸满，唇痿舌青"，就是唇舌青紫，中医讲的瘀血的症状，胸满是肺气肿、肺心病，患者的呼吸道被重建了，需要活血。第二，"腹不满，其人言我满，为有瘀血"。患者告诉你，"大夫，我肚子胀"，厚朴三物汤、厚朴生姜半夏甘草人参汤开了无效，患者躺床上，摸她的肚子完全是软的，不胀，但是她却说胀，那就是瘀血，得活血。胀是精神症状，有瘀血，这个就是独证；"病者如热状，烦满，口干燥而渴，其脉反无热，此为阴伏，是瘀血也，当下之"，瘀血可以导致《医林改错》中记载的"灯笼热"，即自己觉得很热，体温却正常。什么是脉反无热？体温增加1℃，脉搏增加10次，以前没有体温表，中医一般是摸脉，患者告诉你热，数脉搏才跳70次/分，说明没有发烧，这个热叫作"灯笼热"，里热外凉，用血府逐瘀汤证，这也是一个独证。仍要脉证并治，它的证告诉你发热，平的脉是"反无热"，它是瘀血！清热是无效的。

【厥阴寒化】

五、吴茱萸汤证

干呕，吐涎沫，头痛者，吴茱萸汤主之。

吴茱萸（一升，洗） 人参（三两） 生姜（六两，切） 大枣（十二枚，擘）。

上四味，以水七升，煮取二升，去滓，温服七合，日三服。

【吴茱萸，一可治干呕。二抑制体液分泌，治吐涎沫，抑制体液分泌；如干姜，治太阴自利或咳吐清稀痰涎，方理中汤、小青龙汤；再如半夏，小柴胡渴者去半夏。三治厥阴头痛。寒热错杂者，可与后世《丹溪心法》左金丸：黄连、吴茱萸六一相配，治肝火犯胃吐吞酸，再加芍药名戊己丸，治泻痢。《内科摘要》四神丸：肉豆蔻（煨）、补骨脂（盐炒）、五味子（醋制）、吴茱萸（制）、大枣（去核），治五更泻。】

吴茱萸汤的一个独证是头痛，其特点为患者喜欢吐涎沫，前面讲过吐涎沫有很多证：小儿蛔虫证、小青龙汤证、理中丸证等，但吐的涎沫都不一样。吴茱萸汤，第一，可以治干呕；第二，抑制腺体分泌；第三，治头痛。

六、大建中汤证

心胸中大寒痛，呕不能饮食，腹中寒，上冲皮起，出见有头足，上下痛而不可触近，大建中汤主之。

蜀椒（二合，去汗） 干姜（四两） 人参（二两） 胶饴（一升）。

上四味，以水四升，煮取二升，去滓，内胶饴一升，微火煎取

一升半。分温再服，如一炊顷，可饮粥二升，后更服，当一日食糜，
温覆之。

【吴茱萸汤用吴茱萸配生姜，大建中汤用蜀椒配干姜，皆用人参，
一用大枣，一用胶饴缓之。二方皆厥阴寒中，然一方头痛、胸满、烦躁，
一方腹痛（上冲皮起，出见有头足，上下痛而不可触近），其病高
下有别。二方皆呕，大建中汤大便不出，吴茱萸汤可见下利。】

大建中汤的独证是"上冲皮起，出见有头足"，就是西医讲肠
套叠形成的肠型，**肠型**就是它的独证，大建中汤就治肠套叠，缓解
其急性症状，它容易形成肠道坏死，小儿多见肠套叠。

七、通脉四逆汤证

下利清谷，里寒外热，汗出而厥者，通脉四逆汤主之。

甘草（二两，炙）　附子（大者一枚，生用，去皮，破八片）　干
姜（三两，强人可四两）。

上三味，以水三升，煮取一升二合，去滓，分温再服，其脉即
出者愈。面色赤者，加葱九茎；腹中痛者，去葱，加芍药二两；呕者，
加生姜二两；咽痛者，去芍药，加桔梗一两；利止脉不出者，去桔梗，
加人参二两。病皆与方相应者，乃服之。

厥阴寒化证除了吴茱萸汤、大建中汤，还有通脉四逆汤，此方
用得很少，涉及中医的急症，治休克的，门诊少见不再赘述。厥阴
寒化的本证就是通脉四逆汤，相当于少阴病的四逆汤，它才是厥阴
病的代表。另外，还有一些很少见的证，比如蜘蛛散证，治疝气，
临床都用得少。

【厥阴热化】

八、白头翁汤、白头翁加甘草阿胶汤证

热利下重者，白头翁汤主之。

白头翁（二两） 黄柏（三两） 黄连（三两） 秦皮（三两）。

上四味，以水七升，煮取二升，去滓，温服一升；不愈，更服一升。

产后下利虚极，白头翁加甘草阿胶汤主之。

白头翁（二两） 黄连 柏皮 秦皮（各三两） 甘草（二两） 阿胶（二两）。

上六味，以水七升，煮取二升半，内胶，令消尽，分温三服。

【产后亡血，加甘草、阿胶，又治久利伤阴。

久利伤阳者，《太平惠民和剂局方》真人养脏汤：肉桂、甘草、白芍、当归、木香、人参、白术、肉豆蔻、诃子、罂粟壳。此芍药汤去槟榔、大黄、黄芩、黄连，加人参、白术、肉豆蔻、诃子、罂粟壳。】

白头翁汤能够治疗痢疾，厥阴病的热痢，其特点是里急后重。

白头翁加甘草阿胶汤治久利，病机在产后，因为亡血。白头翁加甘草阿胶汤的独证是芤脉，只要白头翁汤证见芤脉，即是白头翁加甘草阿胶汤证，而且这种人容易表现为《中医内科学》讲的虚坐努责，虚坐努责就是总有肛门刺激征，但在马桶上坐半天却啥也没有。所以，白头翁加甘草阿胶汤证，一个独证是**芤脉**，还有一个独证是**虚坐努责**。

九、鸡屎白散证

转筋之为病，其人臂脚直，脉上下行，微弦，转筋入腹者，鸡屎白散主之。

鸡屎白。

上一味，为散，取方寸匕，以水六合和，温服。

【鸡屎白，苦、咸、寒，功类牛黄，治黄疸、鼓胀积聚、筋脉挛急。蚕沙代。】

鸡屎白基本不用，如果患者腿抽筋，没有鸡屎白，蚕沙、木瓜代替也可，若找一个相近的动物药，就用蚕沙。王孟英有个蚕矢汤治霍乱转筋，用的是蚕沙。

【厥阴瘀血】

十、大黄䗪虫丸证

五劳虚极，羸瘦，腹满不能饮食，食伤，忧伤，饮伤，房室伤，饥伤，劳伤，经络营卫气伤，内有干血，肌肤甲错，两目黯黑。缓中补虚，大黄䗪虫丸主之。

大黄（十分，蒸）　黄芩（二两）　甘草（三两）　桃仁（一升）杏仁（一升）　芍药（四两）　干地黄（十两）　干漆（一两）　虻虫（一升）　水蛭（百枚）　蛴螬（一升）　䗪虫（半升）。

上十二味，末之，炼蜜和丸小豆大，酒饮服五丸，日三服。

前面讲了厥阴的在经、寒热错杂、寒化热化，接下来讲厥阴的瘀血。"肌肤甲错，两目黯黑"是大黄䗪虫丸的两个独证，两目黯黑，就像晚上不睡觉的"熊猫眼"；让患者把裤子撩起来，可以看到腿上的皮肤像鱼鳞、蛇皮一样即是肌肤甲错，用大黄䗪虫丸主之。为什么说大黄䗪虫丸是厥阴病的方？黄芩、甘草、芍药是黄芩汤，在血分，黄芩汤入了血其实就是肝硬化，一急性发作就是黄芩汤证，缓解期又是大黄䗪虫丸证。大黄䗪虫丸的重中之重，首先，它用的是熟大黄，主要用来活血而非通大便；第二，地黄十两（300克），大剂量的生地有活血的作用，剂量是核心，这是大黄䗪虫丸的核心配伍！

十一、鳖甲煎丸证

病疟，以月一日发，当以十五日愈；设不瘥，当月尽解；如其不瘥，当云何？师曰：此结为癥瘕，名曰疟母，急治之，宜鳖甲煎丸。

鳖甲（十二分，炙）　乌扇（三分，烧）　黄芩（三分）　柴胡（六分）　鼠妇（三分，熬）　干姜（三分）　大黄（三分）　芍药（五分）　桂枝（三分）　葶苈（一分，熬）　石韦（三分，去毛）　厚朴（三分）　牡丹（五分，去心）　瞿麦（二分）　紫葳（三分）　半夏（一分）　人参（一分）　䗪虫（五分，熬）　阿胶（三分，炙）　蜂窠（四分，熬）　赤硝（十二分）　蜣螂（六分，熬）　桃仁（二分）。

上二十三味为末，取煅灶下灰一斗，清酒一斛五斗，浸灰，候酒尽一半，着鳖甲于中，煮令泛烂如胶漆，绞取汁，内诸药，煎为丸，如梧子大。空心服七丸，日三服。《千金方》鳖甲片十二片，又有海藻三分，大戟一分，䗪虫五分，无鼠妇、赤硝二味，以鳖甲和诸药为丸。

第二个瘀血证，鳖甲煎丸也是厥阴瘀血的方，柴胡、黄芩、半夏、人参，这是小柴胡汤；桂枝、芍药、干姜，这是柴胡桂枝干姜汤；大黄、厚朴、赤硝，下法，肝硬化的患者往往伴有门脉高压，容易出现肠道菌群的转移，发生自发性腹膜炎，自发性腹膜炎就与腹压增高有关系，用厚朴、大黄来降低腹压，如果腹胀的厉害，还可以再加30克大腹皮；射干，是疏肝利咽的药，我们一般知道它利咽，不知道它疏肝，所以甘露消毒丹用它；蜂房是入少阴经治阳痿的药，肝硬化的人生殖器会萎缩；鳖甲、鼠妇、紫葳、䗪虫、桃仁、蜣螂，都是活血药；阿胶、石韦，肝硬化的患者会有脾亢，脾功能亢进导致三系降低，贫血用阿胶，石韦能够升高白细胞；葶苈子，能够关闭水通道蛋白，防止形成腹水；瞿麦，肝硬化会导致男性女性化，雄激素水平低，导致女性的内膜增生，瞿麦也是一个提高雄激素、拮抗雌激素的药物；牡丹皮，一味凉血止血的药。所以，大家看鳖甲煎丸，它的配伍基本上用西医就可以说得比较清楚，这样就知道如何加减了，若患者不合并脾亢，阿胶可以不用；如果没有白细胞减少，石韦可以不用；早期肝硬化可以没有男性女性化的，蜂房可以不用；甚至早期肝硬化，葶苈子都可以不用；如果患者有腹水，葶苈子就要重用；如果蛋白低了，人参不够，再加30克白术和苍术；没有腹胀的，可以不用厚朴，腹胀的厉害可以再加30克大腹皮。所以，如果懂一点西医，这个处方应该是更好懂的，它就是套路。

【阴阳毒】

十二、升麻鳖甲汤、升麻鳖甲去雄黄蜀椒汤证

阳毒之为病，面赤斑斑如锦纹，咽喉痛，唾脓血，五日可治，七日不可治，升麻鳖甲汤主之。

阴毒之为病，面目青，身痛如被杖，咽喉痛，五日可治，七日不可治，升麻鳖甲汤去雄黄蜀椒主之。

【面目青，身痛如被杖，多见之于多发性骨髓瘤，转出少阳则咽喉痛。此方升麻配鳖甲，鳖甲软坚养阴，除伏邪之根，升麻托邪外出，此治厥阴伏邪之药，转出者，随证加减。后世青蒿鳖甲汤，治伏邪转出少阳。】

升麻鳖甲汤

升麻（二两） 当归（一两） 蜀椒（炒去汗，一两） 甘草（二两） 鳖甲（手指大一片，炙） 雄黄（半两，研）。

上六味，以水四升，煮取一升，顿服之。老少再服，取汗。《肘后方》《千金方》：阳毒用升麻汤，无鳖甲，有桂；阴毒用甘草汤，无雄黄。

厥阴病还有一个，阴阳毒，对于这两个证，第一，咽喉痛是其急性发作的一个独证。第二，阳毒的独证是面赤斑斑如锦纹。所以，如果一个患者坐下来满脸通红，说明是一个阳证，至于这个阳证是真的还是假的，是虚火还是实火，要另外分析。第三，阴证，"阴毒之为病，面目青，身痛如被杖"，阴毒的人，他容易出现疼痛，去风湿免疫科看看，大部分都是寒证，容易出现疼痛。记住一点，辨别寒证的一个最简单、最直接的办法是远远看一个人，如果这个人的面部呈青灰色，那他一定阳虚。因为面部的颜色取决于面部毛细血管的血液循环，毛细血管丰富，颜色就比较红，同时也取决于皮肤，如果皮肤薄，毛细血管的颜色就容易透出来。比如，由于受雌激素

的控制，使得女性的皮肤代谢快，所以她的皮肤很薄，不过现在有的厚了，传统的女人是皮薄的，那皮下的毛细血管就可以很好地透过皮肤。因此，雌激素水平高的人，她是"面若桃花"。若面色发青灰，是因为皮下毛细血管里面的静脉血含量增加。静脉血含量增加是因为心脏的输出量降低，心脏搏动的频率降低，使得血液通过毛细血管网的时间延长。心脏搏动的频率降低也就是中医讲的迟脉，不到60次/分；心脏收缩的力量降低就出现微脉，没有力气，脉沉迟无力，就是少阴病的脉。所以，一个人面呈青灰色一定是阳虚的，100个人里面九十几个都阳虚。《黄帝内经》讲生气通天，生气通于天气。什么叫天气？"阳气者，若天与日，失其所，则折寿而不彰。故天运当以日光明"，生气通于天的阳气，如果一个人面如青灰，则缺乏阳气，"云多、光少"，也叫"生气少，死气多"，命不长。来自阴毒这条面若青灰阳虚的人容易发生痛症和自身免疫病。当然，这两条不是在讲普通的阳虚和普通的热证，第一条讲的更像红斑狼疮，第二条更像多发性骨髓瘤，从西医的病上可以找到相对应的，但与整个热证和阳虚证的特点是有共性的。所以，这条非常重要，我们称之为"阴证七条"，《伤寒论》里面有7条来辨别阳证与阴证，吃透这7条，基本上就会判断阴证了。扶阳首先要能够识别阴证，阴证都识别不了，怎么去扶阳？万一患者的四肢厥冷是个白虎汤证，热休克了，还给人家用大剂量的附子，那不把人家给扶死了吗？

"阳毒之为病，面赤斑斑如锦纹"，如果是狼疮，它有几个独证：第一，面赤斑斑如锦纹，蝶形红斑。第二，内眦红，内眦靠下面眼袋处，可以看见一条红线，此人易得自身免疫病，"目赤如鸠眼"。第三，头发像枯草一样容易断，西医叫"狼疮发"，狼疮患者的头发又黄、又脆、又细，这种人雌激素水平都高，面若桃花，红颜。看她面若桃花，但不见得活得久；因为红颜，她雌激素水平高，皮肤很嫩，反而容易发生自身免疫性疾病和肿瘤。

第十章　瘥后劳复

《伤寒论》的最后一篇劳复，即六经之后的最后一篇，讲病好后如何处理一些遗留症状。

【太阳劳复】

病人脏无他病，时发热，自汗出，而不愈者，此卫气不和也。先其时发汗则愈，宜桂枝汤。

这一条说的是有的人感染以后会形成持续的发热，这个持续发热不是一直发，而是每天定点发热，多见于小儿。小朋友感染急性肺炎后，家长找医生，"哎呀，我这孩子没事老发烧，一天烧一两次，也消瘦，不吃东西。"这就是个桂枝汤证。感染好了以后，体温调节中枢还未恢复，因为感染之后，体温调定点要提高，感染好了以后，体温调定点就要回去；人体是个自稳态，但有的人感染好了之后，他的体温调定点没有回到正常，所以会表现为"时发热自汗出"，要"先其时发汗则愈，宜桂枝汤"把体温调定点调至36.5℃。为什么小儿多见？因为小儿的中枢神经系统发育不是很健全，成人也有，但是非常少。

【少阳劳复】

伤寒瘥以后，更发热，小柴胡汤主之。脉浮者，以汗解之，脉沉实（一作紧）者，以下解之。【此外邪未尽】

此外邪未尽，就是说伤寒好了以后，若再次发热，用小柴胡汤，如果是个浮脉的发热，说明表证没彻底解，用汗解之；如果是沉脉的发热，说明大便又秘了，下之。

【阳明劳复】

伤寒解后，虚赢少气，气逆欲吐，竹叶石膏汤主之。【太阴阳明同病】

竹叶（二把） 石膏（一斤） 半夏（半升，洗） 麦门冬（一斤，去心） 人参（二两） 甘草（二两，炙） 粳米（半斤）。

上七味，以水一斗，煮取六升，去滓，内粳米，煮米熟，汤成去米，温服一升，日三服。

【持续炎症缓解：①竹叶：维生素（吸收障碍）。②石膏：余热。③麦门冬：体液。④人参：免疫（抑制免疫）。⑤半夏：和胃（一致胃肠蠕动）。⑥甘草：激素（促进食欲）。⑦粳米：能量（米汤）】

感染以后，交感神经系统兴奋，抑制消化道的功能，出现阳明、太阴同病，用竹叶石膏汤，这是余热未清的。还有一种阳明太阴同病，"发汗后，腹胀满，厚朴生姜半夏甘草人参汤主之"，出现单纯的消化功能有障碍，这两方可以合。竹叶石膏汤的竹叶能够补充 B 族维生素，所以口疮、舌头溃疡用大剂量的竹叶，30 克；余热加石膏；持续的发热导致体液丢失，用麦门冬；免疫功能受到抑制，用人参；抑制胃肠道蠕动，用半夏；再来点皮质激素（甘草）促进食欲；最后加一点粳米（我们称糯米，普通的大米亦可）补充能量，但粳米不好消化，用它熬出来的米汤。

吐利发汗，脉平小烦者，以新虚，不胜谷气故也。

【脉平为解，进食后小烦者，新虚不胜谷气故也，当与糜粥自养，反此劳复，枳实栀子豉汤主之。

重订 693 条：阳明病，初欲食，小便反不利，大便自调，其人骨节痛，翕翕如有热状，奄然发狂，濈然汗出而解者，此水不胜谷气，与汗共并，脉紧则愈。

重订 694 条：大病瘥后劳复者，枳实栀子豉汤主之。】

枳实（炙，三枚） 栀子（擘，十四个） 豉（绵裹，一升）。

上三味，以清浆水七升，空煮取四升，纳枳实、栀子，煮取二升，下豉，更煮五六沸，去滓，温分再服，覆令微似汗。若有宿食者，纳大黄如博棋子五六枚，服之愈。

脉数小烦，那是又发热了，白虎汤证。脉不数小烦，说明新虚不胜谷气。何为新虚不胜谷气？感冒好后喝两顿稀饭养养胃，不可大鱼大肉，那些肉都是尸体。如何判断是新虚还是病没好？烦，如果要化热传阳明，脉应该数，而脉平兼烦就是新虚不胜谷气。所以，脉证并治是张仲景的写作特点，明白了其写作特点，就知道条文的背后要说什么。比如，如果用麻黄汤发完汗以后，患者表现为脉数烦躁，传阳明了，首先考虑的应该是麻黄杏仁石膏甘草汤；如果用麻黄汤发汗以后，体温退了，脉搏也正常，患者烦躁，不舒服，问他"干吗去了？"他说："我觉得吃了这个麻黄汤挺好的，然后又和两个朋友喝酒去了，还吃了很多牛肉和猪肉。"他就属于新虚不胜谷气，就会烦。枳实栀子豉汤专治新虚不胜谷气。若出现宿食用大黄下一下，枳实栀子豉汤加几克大黄。

患者脉已解，而日暮微烦，以病新瘥，人强与谷，脾胃气尚弱，不能消谷，故令微烦，损谷则愈。

【日暮微烦，病在阳明，需糜粥自养，不可强食。强食则复，枳实栀子豉汤主之。】

就是在讲前面的"脉平而烦"，这是对它的注解。日暮微烦是因为在阳明经。

【太阴劳复】

大病瘥后，喜唾，久不了了，胸上有寒，当以丸药温之，宜理中丸。

【脾虚外感后喜唾。脾虚之人，中风桂枝汤，传入阳明为白虎加人参汤，表解热退为寒化理中丸证，夹饮者从腰以下有水气，牡蛎泽泻散。】

重订100条：妇人吐涎沫，医反下之，心下即痞，当先治其吐涎沫，小青龙汤主之。

病好以后老是吐清口水的，用理中丸。感冒或伤寒伤了脾，导致交感神经兴奋。本身就脾虚的人，如果感冒好了以后，导致脾虚加重，出现爱吐口水，用理中丸，干姜抑制腺体分泌。

【少阴劳复】

虚劳诸不足，风气百疾，薯蓣丸主之。

【麻黄附子甘草汤与麻黄附子细辛汤皆属气化，此方复形质，阳虚之人，外感愈后，以此收工，乃不反复发作】

薯蓣（三十分）　当归　桂枝　神曲　干地黄　豆黄卷（各十分）　甘草（二十八分）　人参（七分）　芎䓖　芍药　白术　麦门冬　杏仁（各六分）　柴胡　桔梗　茯苓（各五分）　阿胶（七分）　干姜（三分）　白蔹（二分）　防风（六分）　大枣（百枚，为膏）。

上二十一味，末之，炼蜜和丸，如弹子大，空腹酒服一丸，一百丸为剂。

如果孩子容易反复感冒，康复后要长期吃薯蓣丸，"一百丸为剂"，一天吃一粒，吃100天，以改变他容易感冒的特点。用我们的验方——加味桂枝汤也有效，桂枝汤合玉屏风散加山药、鸡血藤、松节。松节就是松树的疙瘩，油松的瘤，我们叫油松节。它的效果比薯蓣丸还快，就治疗免疫功能低下的人频繁感冒。薯蓣丸要吃100天，这个方不用100天，一般两周或一个月就能基本纠正他的体质。

附录一　课后答疑

1. 学生问：吴老师，泌尿系统肿瘤除了瓜蒌瞿麦丸还有方可以治疗吗？

吴师答：有的，除了瓜蒌瞿麦丸治疗肿瘤，猪苓汤也可以治疗肿瘤。猪苓汤证多用于治疗膀胱癌，它就是有热，多见于腑证。瓜蒌瞿麦丸常用来治疗肾癌，是一个脏证。膀胱结石能引起尿频、尿急、尿痛，大家都知道用八正散，或者柴胡汤、柴妙饮等，这都是实证。肾结石的患者，往往是阳虚的，可以用真武汤这类的处方。因为腑多实证，脏多虚证。听到肾结石这个诊断，就知道这个人八九成是肾阳虚，但是肾结石掉到膀胱之后就可以刺激尿道，引起损伤、发炎，就会出现热象，热象没关系，真武汤加清热的药，我们叫本寒标热，加葵子可以，还可以加好多清热的药，石韦散里头的药物都可以加进去。如果不会加，真武汤与石韦散一起吃，因为石头由肾到输尿管到膀胱，从尿路出去，它会撞击尿道，可以引起黏膜的损伤、发炎，就有热了，有热清热，有寒散寒，两个一起用。

2. 学生问：老师，对于内证、外证与表证、里证怎么理解？

吴师答：内外不等于表里。六经都有外证，我们一般讲的太阳病的外证是表证，太阳病的内外和表里是对应的，因为太阳病比较特殊，后面的外证和内证就不对应了。比如，太阴病有外证，但不等于是表证，它没有表证的，太阴病的外证是肌肉酸痛，脾主肌肉，所谓外证，就是躯体外面的症状；所谓内证，就是躯体里面的症状。大家知道有胸腔、腹腔、颅腔，还有盆腔，发生在里面的症状就是我们的内证，发生在外面的就是外证。所以，明白这个道理，你就知道为什么膀胱咳要用五苓散，膀胱括约肌功能减退，用白术健脾。再比如有个肌肉瘤的患者，我问学生怎么辨证？学生说参苓白术散。我说对了，脾主肌肉，你想的参苓白术散大方向对了，但是这个人因为有胳膊疼痛，能不能够开桂枝新加汤？能，比参苓白术散更对证，"发汗后，身疼痛"，参苓白术散还在治皮，而桂枝新加汤已经治肌，就治到外证去了。骨肉瘤，或者发于平滑肌的肿瘤，80%~90%都表现为脾虚，你能够开出参苓白术散，说明合格了，如果你知道"发汗后，身疼痛，脉沉迟者，桂枝加芍药生姜各一两人参三两新加汤主之"，你就明白原来脾主肌肉有外证，你的水平又高了一步。

3. **学生问**：老师，白虎汤的热厥怎么理解呢？

吴师答：热厥，有的伤寒医家把它解释为里热外寒，说热深厥亦深，就是体温严重高的时候，反而会导致四肢冰凉，而且高热越严重四肢冰凉就越严重。热厥，在临床最多见的就是休克，感染所导致的休克，外周血液灌流减少，但是患者胸腹大热。大家如果去ICU或者感染科，就会见到这类患者，胸腹大热但手脚冰凉，血压急速地下降，那是休克了。按照《金匮要略》的说法这种情况下要用白虎汤，或白虎加参汤。但是，在原书中见于厥阴病篇，这又影响了大家的理解，白虎加人参汤是厥阴病吗？王叔和把《伤寒论》整理后，就剩下《金匮玉函经》，而林亿在整理《金匮玉函经》的时候发现《伤寒论》的条文是重复的，《金匮玉函经》是残缺不全的，那么在整理剩下的条文时就做了类证鉴别，把表现为同一类症状的条文放在一篇，把"厥"都放在厥阴病篇，他的目的是为了让你去比较厥阴病的厥、阳明病的厥和少阳病的厥有什么区别，但是这样整理有的地方就会影响到大家的理解，如："少阴病，四逆……四逆散主之"，柴胡、芍药、枳实、甘草就是个少阳病的方，但是为什么搁在少阴病篇？因为手脚冰凉是少阴病阳虚的一个典型特点，这里是跟四逆散做类证鉴别。

4. **学生问**：吴老师，厚朴麻黄汤中没用芍药，它与小青龙汤有什么区别？

吴师答：厚朴麻黄汤与小青龙汤有相似之处，也有不同之处。第一，厚朴麻黄汤加了厚朴，增强了麻黄的平喘作用，而且拮抗麻黄导致便秘的作用；第二，厚朴麻黄汤有石膏，能够防止化热，而小青龙汤是化热加石膏，所以很多人用小青龙汤和厚朴麻黄汤来治疗慢性支气管炎，他们发现厚朴麻黄汤的效果优于小青龙汤，因为小青龙汤的辨证要求比厚朴麻黄汤严格得多，厚朴麻黄汤原文说"咳而脉浮者，厚朴麻黄汤主之"，它的辨证非常简单，就是外感引发的慢性支气管炎、肺气肿的急性发作。厚朴麻黄汤还有一个小青龙汤没有的药——浮小麦，虽然没有芍药，但是浮小麦就能缓急。其实两个方都可以，但还是有点区别。明白了小青龙汤的"心下有水气"，就明白它的或然证，比如，"若噎者，去麻黄，加附子一枚"，说明小青龙汤能够治噎膈，也就是食管癌。为什么要去麻黄？因为食管癌没有表证，食管癌患者吐出来的清稀痰涎和一般患者咳出来的痰是看不出区别的，只不过一个是痰液，一个是胃液，肉眼无法区分，这就说明有留饮。所以小青龙汤去麻黄加附子，就可以治疗食管癌，能够缓解症状。能不能够彻底治愈？不行，它还是偏气化，能够短期缓解症状，如果要复形质，小青龙去麻黄加附子汤是不够的。

5. 学生问： 吴老师，侯氏黑散中菊花怎么选择？

吴师答： 白菊花、黄菊花、野菊花都可以，原则上选择白菊花，也可以选择黄菊花、野菊花。哪种情况选择野菊花？头面热度很重的时候，可以选择野菊花，野菊花清热解毒的作用强。如果没有桔梗、防风，可不可以不用？热象不重不需要火郁发之，就可以不用；桂枝、细辛、人参、白术、茯苓、干姜，是不是都要用？也不一定，这几味药都是可以加减的，但是大家在加减时，要抓住核心：第一，在头面，菊花配黄芩，最好加牡蛎潜降，菊花、黄芩一定不能少；第二，患者有虚寒，加人参、白术、干姜（理中丸的架子），加桂枝、细辛、茯苓都可以。虚寒，用人参、白术是基本，"见肝之病，知肝传脾"，后面的药都可以加减；然后，要考虑得全面一些，"体阴而用阳"，加当归、川芎养肝血，这是张仲景的基本思路；如果热象比较重，火郁发之，加桔梗、防风。

为什么大家觉得经方不能加减？因为不懂它的结构，一加减就无效了。一旦明白了侯氏黑散的结构，其实你想怎么加减都可以，要开牡蛎，但药房说没有，没有牡蛎可以用桔梗、防风火郁发之，僵蚕也可以代替桔梗、防风、牡蛎；风痰上扰用矾石，如果患者脑部有肿瘤，还可以用天南星、胆南星来代，如果怕胆南星用多了太凉，那胆南星和制南星可以一起用，剂量的分配不外乎根据寒与热的比例，还可以将干姜加量来拮抗大剂量胆南星的寒；侯氏黑散中用茯苓，但茯苓治疗脑部肿瘤效果不好，那就换成大剂量的土茯苓60克。经方一定能加减，这句话是张仲景说的，小柴胡汤有很多加减法，还告诉你"思过半矣"，说明经方是可以加减的，其实懂了它的结构就可以加减。

6. 学生问：吴老师，附子需不需要先煎？

吴师答：其实附子制透了是不需要先煎的，但是，为什么说要先煎呢？因为很多的附子是没有制透的。附子制透了后掰开，里面晶莹剔透，不见粉，只要见粉，它就不透。附子什么时候不容易制透？如果是两三片附子粘在一起，就有可能没透，没透它就见粉，里面含的乌头碱就多，如果不先煎会中毒。所以，我们都让患者先煎，因为无法控制药材质量。实际上30克以下的附子制透了是不需要先煎的。

7. 学生问：肝癌兼糖尿病的患者，用白虎加人参汤会不会使肝癌转移？

吴师答：既然是肝癌，首先想到这个人有没有少阳病。白虎汤可以治糖尿病，没有说糖尿病只能用白虎汤。五苓散可以治糖尿病、真武汤可以治糖尿病，糖尿病的坏疽，真武汤就很有效；黄芪桂枝五物汤可以治糖尿病、干姜黄芩黄连人参汤也可以治糖尿病……糖尿病要用白虎汤，一定要见到大脉。四逆散也可以治糖尿病，糖尿病常常会合并胆囊炎，四逆散能够治疗的就是胆道疾病，芍药有强烈的利胆作用，糖尿病合并胆道疾病的人，比如胆囊炎、胆结石，用四逆散降糖就有效，因为他是个少阳病。不能见着糖尿病就开白虎加人参汤，那个会出问题的，糖尿病还有阳虚型的，糖尿病坏疽到后来都要用真武汤治，四逆汤也可以。如果真武汤证的糖尿病患者，再给他用大剂量的石膏，他就更冷了。

8. 学生问：吴老师，《伤寒论》书中说到"除中"，能否讲一下？

吴师答：随着疾病的进展，患者的食欲会减退，所以到了疾病晚期，患者是不想吃东西的，但是有一部分患者会突然之间想吃东西，这有两种情况，一个是疾病缓解，患者就表现为想吃东西，但是，如果没有见到病情有缓解，而患者突然精神来了想吃东西，这就是除中，患者容易死掉。因为这是他内分泌系统调动机体的最后一次兴奋，往往是濒死的表现，我们中医叫作"除中"，和回光返照的本质一样。这个我们没放在阳明病讲，是放在厥阴病讲的，它还是处在急性、严重疾病的终末期的表现。

9. 学生问：吴老师，您在前面讲到白虎汤加桂枝可治疗骨节疼痛，但桂枝解肌治疗的是肌肉酸痛，为什么选择加桂枝不加附子呢？

吴师答：桂枝解肌是它的特点，它的解热镇痛作用也是肯定的。为什么白虎汤里面是加桂枝？即便是治疗骨关节的疼痛，也是在桂枝的基础上加附子，大家看张仲景治疗骨关节疼痛的方子，都是在桂枝的基础上加附子，说明它还有一个基本的关系存在，我们讲三阴是递进关系。但是，白虎汤加附子也是一个办法，但不用来治疗类风湿，我们用来撤退激素。激素不是热吗？用了激素之后患者舌红苔黄，长痘，但撤激素的时候，激素又在减少，说明又有寒，我们的办法就是用知母配附子、甘草，也就构成了验方双补丸。用并济饮来撤激素，地黄配附子促进内源性激素的分泌，甘草是外源性的皮质激素，知母能够提高激素的水平。所以，这个方其实是个阴阳并进的方，就是从白虎加桂枝汤或者桂枝芍药知母汤化裁而来，这个方撤激素很管用，因为很多疾病西医是需要用激素的，如何让激素能够平稳地撤下来，是西医很头痛的一个事情。

我觉得还有一个思路可以回答这个问题，就是桂枝的热和附子的热不一样，其实石膏、知母配附子的也很多，《金匮要略》中就有知母配附子、石膏配附子，但是我们讲的温疟它是一个热性的风湿性关节炎，它是风湿热，而不是风寒湿，大家说的桂枝通血脉、解热镇痛和出表的作用，可能是一个比较好的配伍，如果对一个单纯的热证选用附子，可能是有问题的。讲到这里再给大家补充一点，还有一味药可以通经，大剂量的生地，60克生地就有通经作用，大黄䗪虫丸就是重用生地。白虎加桂枝汤加生地，这个疗效就提高了。就和我们讲的桂枝茯苓丸加熟地一样，桂枝茯苓丸一加60克熟地就可以治疗一些桂枝茯苓丸用了不见效的子宫肌瘤。

学员问：吴老师，对于这个问题，我将自己的一点点心得分享汇报一下，在临床中，我发现不管是关节的发炎或是肌肉的发炎，软组织都会有积液或是有一些肿胀，那加桂枝以后它可能会把这些积液快速吸收掉。我还看到有关治肝八法里面讲用桂枝或肉桂去暖肝，后来想想，激素所造成的东西或者肌肉紧张发热以后造成的乳酸堆积，利用桂枝的效果让它带到肝脏去代谢掉，同样可以达到解除疼痛的效果。

吴师答：谢谢！我的体会，桂枝与附子有一大区别，我们书上说附子温通十二经，有寒性的，附子作用很强。而桂枝本身是有通经作用的，或者说是宣通，得有瘀血的、局部气血不流畅的，桂枝作用很强。比如痛经，我们有个验方叫通经汤，有的人吃了之后不见效，怎么办？她是有气血凝滞的人，加桂枝去通，对于这种患者，附子效果就不好，这也是桂枝的一个特殊功能。痹证，"留而不去谓之痹"，是不是考虑到这个原因首选桂枝？还有一点，用石膏、知母，寒性收引，更容易导致局部气血不能宣通，有可能是这个原因，但我觉得这个解释还是有值得商榷的地方。

10. 学生问：吴老师，瘀热怎么解释？

吴师答：瘀热，中医又叫"热盛血瘀"，因为是热病，热病可以引起"热盛血瘀"。西医怎么解释？西医认为炎症可以激活凝血系统，导致高凝状态，这个就是瘀热。那瘀热怎么办？你要提高茵陈蒿汤的疗效怎么办？加50克赤芍，赤芍活血又利胆。所以，《伤寒论》一定要明理，这样《伤寒论》的方才可以随便化裁。只要黄疸是热性的，就重用赤芍，栀子柏皮汤一样可以加赤芍，它都是套路。那茵陈五苓散重用赤芍效果好吗？不好，它没太多热的。

11. 学生问：老师请教一下，听之前讲座说附子可以导致肿瘤长大，那灸和用附子同样的道理会不会让肿瘤变大？

吴师答：有可能，肿瘤的生长需要阳气，但是"病痰饮者，当以温药和之"，肿瘤的治疗也是需要用附子的，附子配上半夏、南星、土贝母……就不会导致肿瘤增长了，关键在于配伍，配得不好是可以促进肿瘤生长的，配得好是可以抑制肿瘤的。复方三生饮治癌症，那是因为有半夏、南星在里面，配上附子效果更好。举个例子：有位医生，他的爱人得了子宫肌瘤，他一看舌质淡、苔白，首先想到了阳虚，开了真武汤，吃了两三个月，肌瘤就长大了。为什么？子宫肌瘤，它是个太阴病，应该用桂枝茯苓丸，如果兼少阴，应该去补，而不是去温。附子如果用得不好，肌瘤或者肿瘤就会越长越大，但如果配伍好了，反佐一些药物，它可能不小，但起码不会越吃越大的。

12. 学生问：吴老师，我在读《吴述伤寒杂病论研究》时对于标本中气还是不好理解，能否再给讲一讲？

吴师答：标本中气究竟在说什么？给大家举三个科室就明白了，一个科室是风湿免疫科，风湿免疫科的病大部分都辨在太阳经和少阴经，少阴是内分泌紊乱；太阳是免疫应答，由于内分泌紊乱导致免疫应答，从而出现风湿免疫的症状，要么去缓解免疫应答带来的症状，要么就去治它后面内分泌的紊乱，主要就是激素的问题。发出来的症状我们叫太阳，后面导致免疫活化的内分泌紊乱，我们称之为少阴。这是太阳、少阴为表里。第二个是感染科，感染科是处理炎症的，炎症是为了清除病原微生物，如果炎症太严重，患者会死，如果炎症持续，不能清除病原微生物，最后也可能会死。所以，感染科就是在白虎汤和人参里面去化裁，要控制炎症反应就用白虎汤，要提高免疫应答就用人参，人参用多了，免疫应答太强，如果气虚，免疫应答又不够，感染科最常见的证就在阳明和太阴。比如低蛋白血症合并感染，患者既有低蛋白血症，又表现为明显的大热、大渴、大汗、脉洪大的全身炎症反应综合征，西医的办法是输蛋白同时给抗生素，中医也有办法，白虎加人参汤。第三个是肝病科，肝硬化，当炎症急性活跃，它就到了少阳，口苦、纳呆、不吃东西、肝功出现异常，甘露消毒丹证；炎症一退，肝功恢复正常，又是一个肝硬化，鳖甲煎丸证；反反复复在功能和形质之间出入，实际上它就是少阳和厥阴的关系。

我们举了免疫科、感染科、肝病科3个例子，大家能够理解标本中气了吗？免疫科，要么就用免疫抑制剂，要么就用激素；感染科，要么用抗生素，要么输丙种球蛋白，一个杀菌，一个提高免疫；肝病科，要么恢复肝功，要么抗肝硬化，它对抗肝纤维化现在还没有找到好的办法，那就是我们中医的少阳和厥阴。中医和西医其实是通的。

附录二 彩图

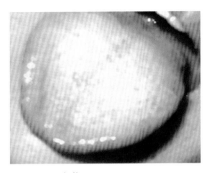

白苔，DBIL/IBIL=1.89

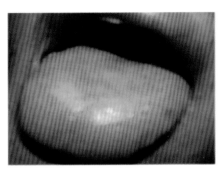

黄苔，DBIL/IBIL=0.42 不伴细菌感染

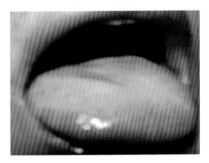

黄苔，DBIL/IBIL=2.61 伴细菌感染

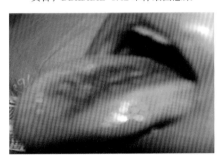

黑苔，DBIL/IBIL=1.52 伴尿路感染

彩图 1 湿瘀化热患者舌象图

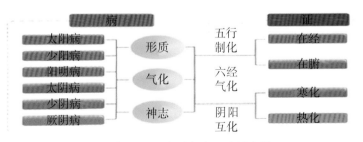

彩图 2 六经病证归一法示意图

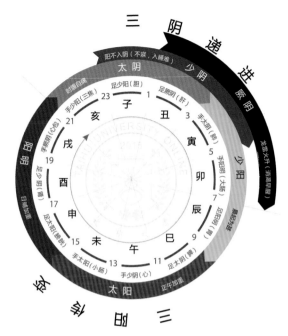

彩图3 六经欲解时示意图

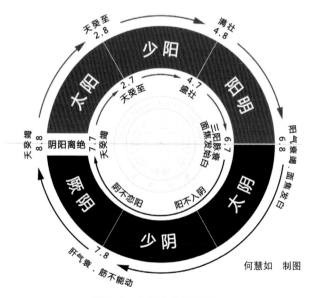

彩图4 六经化生示意图

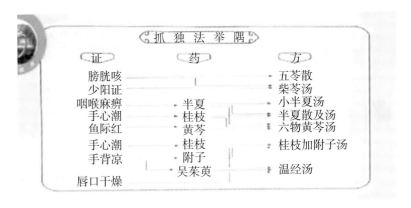

彩图 5　抓独法举隅示意图

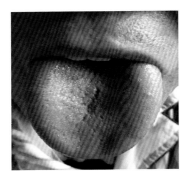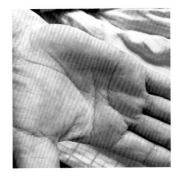

彩图 6　黄疸患者舌象、手象图

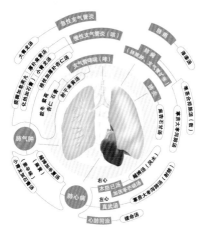

彩图 7　肺病论治图解

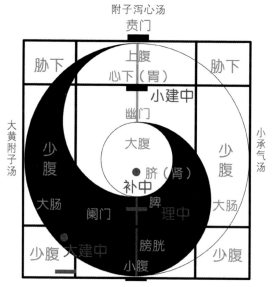

彩图 8　腹诊九区法示意图

致　谢

本书在众多师友的大力协助下，将太湖课程"中医诊断学·抓独法"和"伤寒抓独法"进行文字整理，集结成书，若与课程视频有不符之处，请以一路健康 App 的课程为准。如内容有纰漏，欢迎大家邮件指正：417917237@qq.com

在此感谢《吴述诊法研究·抓独法》文字整理小组的志愿者为本书付梓所做的贡献。

文字录入及校对：贾鲁栋、成艳丽、龙莎、王玉、崔亚新、吴梦雪、曹能祥、李毓秋、李扬滔、尹芳。

统筹校对：贾鲁栋。